中国口腔医学文化

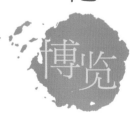

博览

2016

总顾问/张震康

顾　问/邱蔚六　王大章　樊明文　王兴

主　编/赵铱民　李世俊

人民卫生出版社

图书在版编目（CIP）数据

中国口腔医学文化博览 2016/ 赵铱民，李世俊主编 . —北京：人民卫生出版社，2016

ISBN 978-7-117-21876-4

I.①中… II.①赵… ②李… III.①口腔科学 – 文化学 – 中国 IV.①R78

中国版本图书馆 CIP 数据核字（2016）第 012769 号

| 人卫社官网 | www.pmph.com | 出版物查询，在线购书 |
| 人卫医学网 | www.ipmph.com | 医学考试辅导，医学数据库服务，医学教育资源，大众健康资讯 |

中国口腔医学文化博览 2016

主　　编：赵铱民　李世俊
出版发行：人民卫生出版社（中继线 010-59780011）
地　　址：北京市朝阳区潘家园南里 19 号
邮　　编：100021
E - mail：pmph @ pmph.com
购书热线：010-59787592　010-59787584　010-65264830
印　　刷：北京铭成印刷有限公司
经　　销：新华书店
开　　本：710×1000　1/16　印张：17　插页：4
字　　数：296 千字
版　　次：2016 年 3 月第 1 版　2016 年 3 月第 1 版第 1 次印刷
标准书号：ISBN 978-7-117-21876-4/R · 21877
定　　价：86.00 元
打击盗版举报电话：010-59787491　E-mail：WQ @ pmph.com
（凡属印装质量问题请与本社市场营销中心联系退换）

3

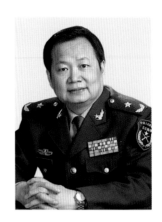

主编介绍 | 赵铱民

男,1956 年 10 月出生,现任第四军医大学口腔医院教授、主任医师、博士生导师。少将军衔,军事口腔医学国家重点实验室主任,口腔临床医学国家重点学科学术带头人。兼任世界军事齿科学会主席、国际颌面修复学学会荣誉主席、中华口腔医学会副会长、大阪齿科大学名誉教授、美国 UCLA 大学客座教授、全军口腔医学专业委员会主任委员、陕西省口腔医学会会长、国务院学位委员会口腔医学学科评议组专家等职务。

从事口腔修复学医疗、教学及科研工作 30 余年,在口腔修复固位研究和颌面赝复研究领域取得系列创新性成果:建立了颌面赝复体智能化仿真设计和快速制作技术;建立了颌骨缺损修复及功能重建的系列诊疗技术与方法,发展了口腔修复磁附着固位技术并建立了种植磁附着体技术,引领我国颌面修复跻身国际先进行列。

承担国家自然科学基金重点项目、国家"十一五"科技支撑计划、军队重点项目等科研课题22项;获国家科技进步一等奖1项(第一完成人)、国家二等奖2项,军队科技进步一等奖2项;授权国家发明专利3项;发表论文257篇,SCI收录53篇;独著《颌面赝复学》(上、下卷)系列专著3部;主编"十二五"规划教材《口腔修复学》(第7版)。培养博士研究生34名、硕士研究生39名。先后获得全国先进科技工作者、全军"十五"重大科技贡献奖、军队院校育才金奖、总后科技银星,并荣立一等功1次。

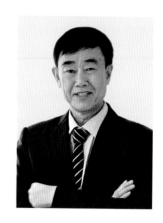

主编介绍 | 李世俊

男,1943 年 10 月出生,高级经济师。现为北京天使智慧科技有限公司董事长、总裁。1962 年入伍,1979 年转业到云南化工配件厂任办公室秘书、副主任;1984 年任昆明市深圳窗口企业深圳云兴股份有限总公司总经理,1992 年任建设部中国广顺房地产业开发公司副总经理和深圳广顺实业股份有限公司总经理,1996 年辞职自主创业,曾创办北京时代天使生物科技有限公司、上海时代天使实业有限公司、香港天使口腔中国 (集团) 公司、南宁天使口腔医院,并担任首任董事长。

我国最早系统研究古为今用、军为民用、洋为中用企业管理理论企业家之一。主要论著有:《孙子兵法与企业管理》(获全国通俗政治理论读物二等奖、第二届社科全国优秀畅销书)、《三国演义与经营谋略》(第二作者,获全国企业管理理论著作二等奖、全国社科优秀畅销书)、《东周列国与企业外交》(获全国商业史优秀论著二等奖)、《特区企业管理八论》等。先后担任《2009 牙科博览》、《2010 牙科博览》、《2011 牙科博览》执行主编。曾被聘为南开大学、中山大学客座教授，复旦大学特约研究员。曾任中国商业史学会副会长、中国企业管理协会、中国企业家协会、中国商业文化研究会常务理事。1992 年参与发起、组建中国牙防基金会，并任第一、二届副理事长，曾主持北京、天津等 22 个城市中小学生窝沟封闭防龋工作，获全国牙病防治指导组授予的《世纪牙防贡献奖》。

序 | 赞"中国口腔医学文化博览2016"编辑出版

王 兴

自2009年始,由"天使口腔"李世俊先生倡议,并与赵铱民、傅民魁、樊明文等教授共同主编、出版的"牙科博览",已经发行了3版。

2014年4月,李世俊先生邀请张震康教授、邱蔚六院士、王大章教授、赵铱民教授以及人民卫生出版社等口腔医学界与出版界的20多位专家,在上海就"牙科博览"今后的编辑、出版、发行等事宜进行了一次非常有意义的研讨。大家对这本公益性出版物的编辑出版给予了高度评价,并进一步探讨了今后"牙科博览"的编辑宗旨和名称。就将其继续办成一本科普性质的读物还是弘扬中国口腔医学文化的读物进行了深入的讨论。大家似乎更希望、并看重这本读物能够对中国口腔医学的优秀文化,对中国口腔医学界代表性人物为发展中国口腔医学所经历的奋斗历程、所做出的贡献、所展现的精神风貌起到弘扬的作用。事实上我国口腔医学的专业刊物、专著已经不少,我国的专业水平已与发达国家先进水平接轨,我国的物质生活水平也得到极大改善。但缺乏一本更具人文价值的读物。我们的先辈们在他们的奋斗历程中,究竟为我们留下了什么样的精神遗产? 我们需要什么样的精神传承？身处伟大的变革时代的中国口腔医学界的同仁，为发展中国口腔医学肩负着怎样的历史使命？需要怎样的人文素养？这些都是值得我们去探讨、去发掘的宝贵财富。这也应该是这本读物由原来的《牙科博览》更名为《中国口腔医学文化博览》的理由，也是这本读物的真实价值所在。

在很长一段历史时期内，贫穷、口腔健康观念的极其落后，人们对口腔医学的忽视、轻视，使得中国口腔医学事业的起步、发展，经历了今天的年轻人无法想象的艰难与曲折。一代又一代中国口腔人克服种种困难，开创与发展中国的口腔医学，才有了今天中国口腔医学的经验与辉煌。我希望读者在阅读这本"博览"的时候，能够更多地了解中国口腔医学的发展历史，体会一代又一代中国口腔人为我国口腔医学发展所做出的贡献、所呈现的精神风貌，进而传承与发扬这种可贵的奋斗精神、奉献精神，为进一步发展中国口腔医学，提高中国民众的口腔健康水平做出自己应有的贡献！

现在展现在我们面前的《中国口腔医学文化博览 2016》,五篇 33 个章节洋洋 20 余万字,包含了 8 则有关中国口腔医学文物纪事,9 位中国口腔医学名医专家的人物纪事,记述了当代中国民营口腔的兴起与发展,并就中国口腔医学人文理论进行了探讨。内容可谓丰富多彩、生动活泼,集知识性、趣味性为一体。我感谢编者们的辛勤奉献,付出的心血! 我相信这一篇篇生动的纪事文学样的描述和故事,一定会引起读者的阅读兴趣,进而引起心灵深处的共鸣。中国口腔医学界需要这类弘扬正能量、弘扬正确的人文价值观的读物,在物欲横流的社会大潮中,中国口腔人需要正确的人文价值观!

值此《中国口腔医学文化博览 2016》即将出版发行之际,我谨代表中华口腔医学会表示衷心的祝贺! 祝愿它为弘扬中国口腔医学优秀文化,传播正确的中国口腔医学价值观作出更大贡献!

目录

第一篇　中国口腔医学文物纪事

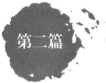

第二篇　中国口腔医学名医纪事

第三篇　当代中国民营口腔的兴起与发展

中国口腔医学文化

博览

2016

第一篇　中国口腔医学文物纪事

第一章　从古代医典看中医对口腔医学的贡献

贺国俊

作者简介：贺国俊，1979年入伍，先后在解放军汽车第七十九团、第四军医大学学员队、西安政治学院、第四军医大学口腔医院工作学习，历任排长、副指导员、政治干事、政治协理员、政治部副主任等职，曾上青藏线向西藏运送物资，赴四川参加汶川抗震救灾。参与第四军医大学口腔医院院史馆及口腔医学博物馆建设，现为该馆工作人员。

一、《口齿类要》

第四军医大学口腔医学博物馆展出了《口齿类要》明、清两个线装版本。明版专著书面相对大些，字体也较大，纸张发黄有斑印，字迹清晰度不够；清版虽小却字迹清晰，从纸张到印刷都比明版精致。

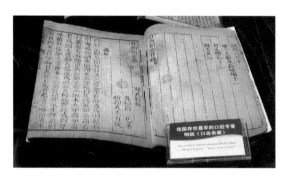

明版《口齿类要》古籍

《口齿类要》撰于 1529 年，是中国现存清代以前唯一的以口齿病症为主兼及五官疾病的医著。本书在治疗方面多介绍内服药物辨证施治。全书共分 12 门，以辨证论治原则记述口、齿、唇、舌、喉等科，包括茧唇、口疮、齿痛、口舌肿痛、喉痹、喉痛、骨鲠、误吞水蛭、诸虫入耳、蛇入七窍、虫咬伤、男女体气即腋臭等病证的病因、证候和治疗。多数病证附有验案。卷末列处方 69 首。所有方药亦为内服药物。本书收入《薛氏医案》，另有单行本及日本刻本。人民卫生出版社已出版排印本。

因为我国当时的闭关锁国政策、严格的师徒式传承，以及中医式的治疗方法，使《口齿类要》及其作者薛己不被国外所知。而 200 年后，法国军医皮埃尔·福查德却凭借 1728 年编著出版的《牙外科医生：牙齿的治疗》一书，创立了现代口腔医学学科，被称为"世界牙科之父"。

但这丝毫也不能否定《口齿类要》一书的历史地位。薛己在书中鲜明地阐述了对口齿病症的临床认识。

病因病机："齿者肾之标，口者肾之窍。诸经多有会于口者，齿牙是也"。而诸经之中手足阳明经、足少阴肾经与之关系最大。其病位主要在于脾、胃、大肠与肾。其病因则或由外邪，或内生湿热，或情志内郁，或诸经有错杂之邪。

辨证治疗：湿热甚者，承气汤下之；轻者用清胃散调之。大肠热而龈肿痛溃烂者，清胃散治之，重则清胃丸清之。六郁痛者，越鞠丸解之。中气虚者，补中益气汤补之。思虑伤脾者，归脾汤调之。肾经虚热，齿不固密，或疼痛者，六味丸补之。肾经虚寒，脾胃虚弱，牙痛或不固者，还少丹补之；重则八味丸补之。肾经风热风毒，牙痛或牙龈肿痛者，独活散。大寒犯脑者，血芷散。风寒入脑者，羌活附子汤。提出了牙齿肿痛的 10 种辨证分型。

薛己（1487—1559 年），中国明代医学家，字新甫，号立斋，吴郡（今江苏苏州市）人。家为世医，其父薛铠为太医院医士。薛己自幼继承家训，从其父而学医业，是一位临床大家。于内、外、妇、儿、口齿、骨伤诸科无不擅长，且在学术上能旁通诸家。正德元年（1506 年）补为太医院院士。正德十三年（1518 年）兴王朱祐杬进京朝拜，明武宗特派薛己至湖广安陆州（今钟祥市）入兴王府。正德十六年（1521 年），随嘉靖皇帝（明世宗朱厚熜，朱祐杬之子）入京。在嘉靖年（1522—1566 年）出任太医院使期间，他于嘉靖七年（1528 年），以凉瓜（苦瓜）、山药等配伍入药，辅以玉竹、葛根煎之，治疗皇太后蒋氏消渴之症，收到奇效。帝大悦，为其母加尊号慈仁。

薛己治学极为刻苦，论著甚多，除自著的《外科枢要》《内科摘要》《女科撮要》《疠疡机要》《正体类要》《口齿类要》之外，还有许多校订书。其校订书的特点,选注名著,附以己见,如他校订有《妇人良方大全》《小儿药证直诀》《明医杂著》《外科精要》等数十种。这些校本中不少附有医案,以临床验证来说理法方药依据。学术思想受张元素、李杲、钱乙等影响最大。薛己以外科见长。

二、《外科正宗》

《外科正宗》系明代医学家陈实功编著的一本外科专著,成书于1617年。该书于道光乙巳年(1845年)镌,为宝翰楼藏版,共六册,竖排线装,纸张发黄,记载了颌骨炎症疾病、颌面部肿瘤、颞下颌关节脱位整复术等口腔疾病治疗方法。

《外科正宗》全书分两大部分。第一部分,总论外科疾患的病源、诊断与治疗;第二部分,论外科各种常见疾病一百多种,首论病因病理,次叙临床表现,继之详论治法,并附以典型病例。书中绘有插图三十余帧,描述各种重要疮肿的部位和形状,最后又介绍了炼取诸药法。在中医外科书中,该书向以"列症最详,论治最精"著称,备受后世推崇,是一本中医外科理论和临床实践价值颇高的中医外科专著。

《外科正宗》的主要贡献:

1. 在学术思想上,兼顾内外,较重外治,强调"开户逐贼"、"使毒外出为第一",常用刀、针、药清除坏死组织,以扩创引流;在护理上主张加强营养,反对无原则禁忌。在当时外科普遍重视内治的气氛中,他的这些主张,具有革新倾向。

2. 载方丰富,采集自唐至明的外科外敷内服方药之大成。

3. 创造和记叙了当时多种外科先进技术,如截肢、鼻息肉摘除、气管缝合、下颌脱臼整复术、咽喉部异物剔除术,以及用枯痔散、枯痔钉、挂线法治疗痔疮等方法。

4. 记载多种肿瘤,其中对乳癌的描述和预后判断,全面具体,切合实际。所创立和荣散坚丸、阿魏化坚膏,能缓和恶性肿瘤"失荣"患者症状,延长其存活期。

编撰者陈实功(公元1555—1636年),字毓仁,号若虚,南通(今江苏)人。幼年即开始学医,对《素问》《难经》均有研读,且特别注意其中外科的钻研,常喜用外科手术治病,日久而术益精,后以其所积累的四十年医学经验,著成《外科正宗》。

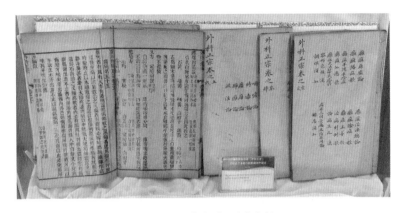

清代陈实功《外科正宗》古籍

三、《金匮要略论注》

《金匮要略论注》，清代著名医学家徐彬编著，于光绪巳卯年（1879 年）重镌，为扫叶山房藏版。共六册，封面边角稍显破旧。全书为竖排线装版，纸张发黄。书中记载有"小儿疳虫蚀齿方"等口腔疾病中医治疗方法。

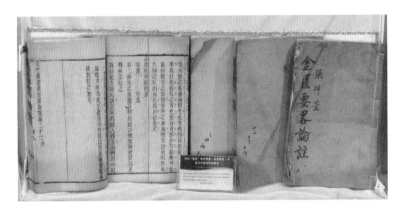

张仲景《金匮要略论注》书籍

《金匮要略论注》是学习和研究《金匮要略》的重要参考著作之一。其学术思想和注释特点主要有七个方面：先注后论，间以眉批，方法别具一格；援引《内经》，溯本探源，阐发张仲景奥旨；博采众长，兼收并蓄，释疑解惑补阙；前后联系，融会贯通，析理透彻入微；注重鉴别，区分异同，辨证精益求精；解析方药,紧扣病机,义理昭然若揭;敢于质疑,直陈己见,而非人云亦云。

徐彬,字忠可,清代秀水(今浙江省嘉兴市)人。师从李士材、喻嘉言,尊《伤寒论》《金匮要略》为医中"六经"。1667年编撰《伤寒方论》一卷(也作《伤寒一百十三方发明》),1671年编撰《金匮要略论注》二十五卷、《伤寒图说》、《注许氏伤寒百证歌》等,潜心探析张仲景思想深义。

张仲景(约公元150—154年~约公元215—219年),名机,字仲景,汉族,东汉南阳涅阳县(今河南省邓州市穰东镇)人,被后人尊称为"医圣"。

张仲景广泛收集医方,写出了传世巨著《伤寒杂病论》,成为中医四大经典著作之一,可惜已经散佚。晋代太医王叔和根据自己搜寻到《伤寒杂病论》伤寒部分的轶文整理成《伤寒论》。宋代王洙、林亿、孙奇等人偶然发现《伤寒杂病论》残简,便将关于杂病部分整理成册,更名为《金匮要略》刊行于世。

在《金匮要略》中,张仲景首次记载了用砷剂治疗牙齿的方法,而且据《后汉书·艺文志》记载,他还撰著了我国最早的口腔专著《口齿论》一卷,可惜早已亡佚,不详其内容。另外,还撰著有《辨伤寒》十卷、《评病药方》一卷、《疗妇人方》二卷、《五藏论》一卷,可惜也都早已散失不存。然而仅一部《伤寒杂病论》的杰出贡献,也足以使张仲景成为海内外景仰的世界医学伟人。

第二章　林则博士书桌
——见证中国口腔医学百年历史

付天星

作者简介:付天星:男,四川大学华西口腔医院,口腔医学史博士,《口腔医学史》《中国口腔医学教育史》副主编。

　　四川大学口腔医学院中国口腔医学博物馆中,一张楠木本色的老办公桌静静伫立,沧桑的身影,诉说着中国口腔医学的百年风云变幻。

　　1917 年,它走进了华西协合大学牙科系系主任的办公室,在那里它见证了中国高等牙医学教育之初创;见证了中国现代口腔医学的发展、兴盛;见证了口腔医学发展史每一个转折的瞬间……它在抗日战争时期炮火中幸免于难,在特殊年代的破四旧时期它被王翰章教授以破衣物蔽之束于废旧仓库逃过一劫,历经磨难,终存于中国口腔医学博物馆,示与世人,见证历史。

　　"林则博士推广牙医教育之宏绩,敝国人士每饭不忘"(于右任先生题)。1917 年,加拿大牙医学博士——艾西理·渥华德·林则在这张办公桌上开始了他华西协合大学牙科系首任系主任的任职,和他的同伴唐茂森、吉士道等一起,致力于中国高等牙医学教育。在之后的 33 年里,林则博士致力于创建和发展中国口腔医学事业,以高起点的国际水准办学,提出选英才、高标准、严要求、淘汰制的办学理念,坚持口腔医学教育是培养医学家,而不是匠人。1919 年牙科系正式扩建为华西协合大学牙学院,发展成为国内外著名的口腔医学高等学府,华西口腔成为中国现代口腔医学的发源地和人才培养的摇篮,林则博士亦成为了中国现代口腔医学的奠基人。

　　在这张办公桌前,一个个中国口腔医学史上烁烁生辉的名字闪现于眼前,中国第一个牙医学博士黄天启、北京大学口腔医学院的创始人毛燮均博士、第四军医大学的创始人陈华博士、武汉大学口腔医学院的创始人夏良才博士、中国整形医院创始人宋儒耀博士、中国第一位女牙医学博士张琼仙……,他们都曾在它的面前站立，走向全国各地，把口腔医学的种子洒满了祖国山河，扎根发芽，茁壮成长，促进了今日中国口腔医学的蓬勃发展。

　　它是林则博士教育思想形成与发展的最忠实的观众，林则博士最早提出西方牙医学教育存在局限性，尤其将牙医学与整个医学体系割离开来是极不合理的制度。他所创办的华西协合大学牙学院，在办学的理念与学科思想上强调口腔疾病与全身疾病的紧密关系，力图扩展专业学科内容，将牙医学扩展为口腔医学。20世纪40年代，林则博士撰写文章指出：中国高等牙医学教育方针和课程设置站在西方牙医学教育的前面，这里要求学生学习与医学院学生相等的基础生物学和医学课程，如牙学院学生学化学，与化学系学生一起上课，学内科学等医学临床课程也要与医学院学生一起上课，课时相同，考试要求亦相同。要求学生在接受与医学院学生相等的基础训练后，再进行牙科学各专业课程。不像西方一般牙医学院偏重技术，而我们这里是要学生认识口腔卫生的重要及其与全身的关系。这个新的教育计划奠定了一个高的标准。用当时最新的科学技术不断提高学生的医学基础理论和专业技能，培养的学生首先是医学家，然后才是专科医生，而不是匠人。林则博士在阐述专业学科思想时反复指出：口腔医学并非单纯的牙医学，而是关于牙齿与口腔其他相关组织之间关系的大医学的一部分。1919年华西协合大学牙学院成立后，1928年林则博士将成都市区内的牙症医院迁入华西坝华西协合大学校区内，更名为华西协合大学口腔病院，英文 Stomatological Clinic, WCUU，这是中国现代口腔医学史中首次使用"口腔"一词命名于医疗机构。1942年，华西协合大学牙医学研究室更名为口腔病研究室，林则博士和邹海帆博士先后任主任。林则博士在与国际先进牙医学教育接轨的同时，开创性地建立了华西口腔病院、口腔病研究室等，使华西协合大学牙医学的医疗、教学、科学研究从一开始就有别于欧美的牙科学教育体系，主要是加大了基础课程、基础医学课程与医学临床课程的范围，形成全新的口腔医学教育体系，为培养高素质口腔临床医生打下坚实的学科基础。至于为什么林则博士没有将华西协合大学牙学院称为口腔医学院，可能与能便捷地同欧美牙医学教育交流有关，这方面值得深入研究。林则博士扩展牙医学成为口腔医学的人才培养理念影响着他的学生们，正如他所说的："这项工作站在西方牙医学教育的前沿，提示了一个全新的教育计划，成为一个示范中心……"。林则博士超前的口腔医学教育思想，为中国牙医学向口腔医学的转变指明了方向，奠定了理论基础。

　　岁月如梭，转瞬已是百年，这张办公桌在美丽的华西坝，静静地伫立在中国口腔医学博物馆,向一代又一代的口腔人陈述前辈创业的艰辛,见证着中国口腔医学百年辉煌。

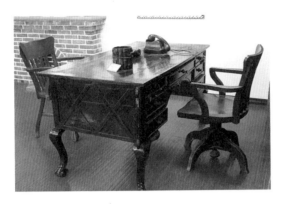

林则博士书桌

第三章 一张见证历史的毕业证书
——揭开国立牙医教育尘封的过往

钟法权

作者简介：钟法权，现任第四军医大学军事预防医学院政治委员，大校军衔。中国作家协会会员，鲁迅文学院第二十一届高研班学员。主要作品有小说集《情书撰写人》《行走的声音》，长篇报告文学《那一年，这一生》《废墟上的阳光》《陈独秀江津晚歌》。其中，《行走的声音》《大雪满天的日子》等文学作品连获总后勤部第三到十二届军事文学奖；《那一年、这一生》《陈独秀江津晚歌》荣获第十一、十二届全军文艺优秀作品文学类一等奖，并获第五届"徐迟"报告文学奖。

　　第四军医大学口腔医学博物馆中，珍藏着一张原第四军医大学口腔医学院周敬行教授宝贵的毕业证书。这张签署并加盖有蒋中正大印的"国立牙科专科学毕业证书"，历经特殊年代，艰难地保留下来实属不易，时任国民政府行政院院长和国立中央大学校长兼国立牙科专科学校校长的蒋介石先生在中华民国三十三年七月（1945 年）签发。这张见证历史的毕业证书，顺理成章地向人们揭开了国立牙医教育尘封的过往，吸引众多参观者驻足。

一、中国国立牙医专科教育开山之人

　　牙医，在我的印象中，多是走村串巷挑牙虫的江湖郎中。到第四军医大学工作后，有幸结识大学口腔医院众多知名专家，方对中国牙科医学起源与发展有了一个基本全面的了解，才对牙科、牙医、牙学有了肃然起敬的崇高认识。

　　从古至今，在中国流传着这样一句俗话："牙痛不是病，痛起来真要命。"当出现牙痛的时候，有条件的人上医院找医生看牙，而不少人则会采用一些民间的小验方来解一时之痛。伴随着中国牙科医学的诞生，牙科医生的普及，牙齿的保健、治疗才真正走上了正轨。这一显著变化，自然要归功于牙科医学教育。1935年中央大学医学院（现南京大学医学院）成立了牙医专科专校，从而结束了中国几千年牙医在民间未入"正统"的历史，结束了近代以来中国依存于教会培养牙医的困窘时代。

其实，牙科医学研究在世界先进发达国家的历史也不长。规范的口腔医学教育起源于1840年美国的巴尔的摩牙学院。随后，英国、法国、德国相继开办了牙科学院，日本则是亚洲最早开办牙科教育的国家。由此，中国的牙科教育不可避免地受到欧美和日本的影响。20世纪20年代末，中华民国教育部收到了南京特别市政府教育局顾树森局长签署的转呈日大齿科医学士吴巍位等拟创立齿科医学专校函件。当时，这一国办牙科学校的第一个动议，因种种原因并未获得批准。到了20世纪30年代，先后当过清华大学校长、武汉大学教授的罗家伦被国民政府委任为中央大学校长，他以历史学家和教育家的视野与情怀，从中国社会生活现状中深刻认识到：国人急需牙医，国家亟需牙科，中央大学也需要牙科学充实学科发展；他认为作为国民政府的中央大学，有责任兴办牙科教育，也有能力办好牙科教育；他在南京中华门外为中央大学新征的2700亩地中，为牙科预留了发展空间。罗家伦感到天赐良机，于是向国民政府和蒋介石进谏陈情，提出了在中央大学开办牙医专科学校的想法。

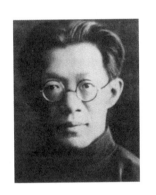

罗家伦

成大事者需要超前眼光，需要天赐机遇，更需要历史巧合。当时，身为国民政府军事委员会委员长、行政院院长的蒋介石，正因口腔健康状况较差，频繁遭受牙疾之苦。牙痛时，他多从上海临时约请外籍牙医诊治，十分不便，故对建设牙科的重要性和紧迫性认识较为充分，而且蒋介石对罗家伦既赏识又信任，对罗家伦的要求和建议，理所当然地要比别人更加重视。因而，罗家伦创办牙医专科学校的想法自然而然得到了蒋介石的赞同。

开设牙科专科学校虽然得到了支持，但在实际过程中并不是一帆风顺。首先在审批上，因为涉及部门多、程序杂，中央大学提出开办方案，经中华民国教育部同意后还需国民政府行政院其他有关部门批准，土地、编制、经费、人事关关都得过，遇到交叉管理的还得来回沟通。经不懈努力，由罗家伦提议的在中央大学内创办牙医专科学校计划,通过各部门反复磋商,于 1935 年 6 月 7 日获准实施。7 月 29 日,中华民国教育部又奉国民政府行政院 3966 号训令最终明确开办各项事宜:对牙医专科学校开办费、所需设备采购、经费预算、专科学校称谓等一一作出指示。遵从训令,罗家伦兼任国立牙医专科学校校长,并从美国邀聘著名牙科留美博士黄子濂担任主任,主持学校日常工作。

至此,中国政府出资创办的第一所牙医专科专校——国立牙医专科学校,在南京四牌楼中央大学校址内正式成立。1935 年 9 月 6 日,"国立中央大学附属国立牙医专科学校"石质校章启用,其中两个"国立"的冠名揭示了牙医专科专校与中央大学的微妙关系,这种称谓在国家的办校史上独一无二。

国立牙医专科学校的建立,结束了在中国只有私人且大多为外国人兴办牙医教育的历史,中国政府的口腔医学教育开始鸣笛起航!诸如丁鸿才等的一批学子有幸成为牙医专科学校第一届学生,为中国牙医培养奠定了人才基础。

二、国立牙医专科学校三任校长

1943 年是中国人民抗日战争由相峙进入反攻的前夜。这一年也是中央大学牙医专科学校从沦陷区南京迁入四川成都华西的第 7 个年头。在这一年,中央大学及牙医专科学校迎来了更高级别的兼任校长,他就是时任国民政府行政院院长的蒋介石。他的兼任,成为牙医专科学校第三任兼校长。

身为国民政府行政院院长的蒋介石,为什么要兼任牙医专科学校校长呢?难道是中央大学和牙医专科学校校长位置特殊重要,还是他本人特别垂青该校校长的头衔。沿着历史的轨迹,寻找封存已久的往事,不难发现,中央大学牙医专科

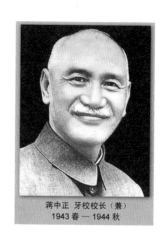

蒋中正 牙校校长（兼）
1943 春 — 1944 秋

蒋介石

学校从建校之初,所任校长就非同一般。第一任兼院长罗家伦,先后担任过清华大学校长等职务,是 20 世纪 30 年代著名的教育家,被国民政府委任为国立中央大学校长。同时,罗家伦从 1935 年 7 月至 1941 年 8 月,成为首位兼

任牙医专科学校校长。在罗家伦任校长期间,牙医专科学校经历了白手起家和迁校成都等重大事项。1941年秋,接替罗家伦任中央大校校长的顾孟馀,又像罗家伦一样兼任牙医专科学校校长。顾孟馀同样有着不凡的经历,他先后任北京大学教授、系主任、教务长,后为广东大学校长。1926年,当选为国民党中央执行委员、政治委员会委员、秘书长、中宣部长,并出任国民政府委员、秘书长、中宣部长、铁道部长、交通部长、中央大学校长等重要职务。1949年迁居香港,1969年去台湾省,任国民党总统府资政。1943年春,顾孟馀在卸任前,先后向国民党中央政府推荐了两名牙医专科学校校长人选,因种种原因而未能成功上任。在不得已的情况下,身为行政院长、对牙医专科学校有着特殊感情的蒋介石亲自兼任了中央大学牙医专科学校校长。蒋介石从1943年春一直兼任到1944年秋,时间虽然只有一年半,但有两届牙医专科学校毕业生的毕业证书的校长签章为蒋中正。

中央大学牙科专科学校并不仅因蒋介石兼任院长而荣耀,学校的荣耀与光辉还在于他为中国牙科医学培育了一个个精英人才。

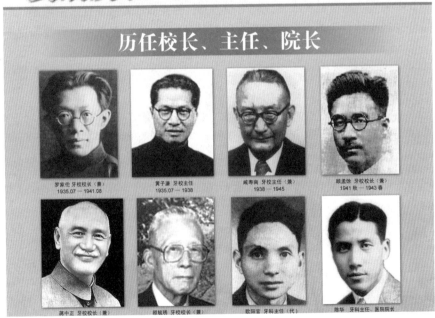

早期的院长、主任

三、"牙科校长"蒋介石

蒋介石先生与牙科的情缘,被大众特别是中国口腔医学界所津津乐道。

一直有传言,年轻时代的蒋介石长期生活于都市的十里洋场,他从日本东京振武学堂毕业归国后,曾一度混迹于上海交易所,几经沉浮。习染既久,头发牙齿脱落可见一斑。其实,蒋介石患的是牙周病。一般而论,牙周病易防难治。掉牙,对于患牙周病严重者而言是常事——"少则一组,多则一口"。为了正常的交往和生活,蒋介石不得不多次专程到成都华西协合大学牙学院,请当时最权威的口腔修复专家美国吉士道博士给他做假牙,并携夫人与吉士道博士及夫人合影致谢。1949年赴台前夕,蒋介石先生带着儿子蒋经国和十几名侍卫,再次到华西协合大学口腔医院,做他在大陆的最后一副全口假牙。临床治疗和修复由美国吉士道博士和徐乐全教授两人进行操作,技工制作则由高级技工邓真明完成,仅义齿的打磨抛光就花了两个多小时。

人才,古今中外立业之本,蒋介石先生历来重视人才培养。中华民国时期,蒋介石先生先后担任了很多所大学的校长,除了赫赫有名的黄埔军校,他还是国立中央大学的校长。不过,很少有人知道,蒋介石还曾经兼任过中国第一所国立牙科学校——中央大学牙科专科学校的校长,这即便放在世界政治史上

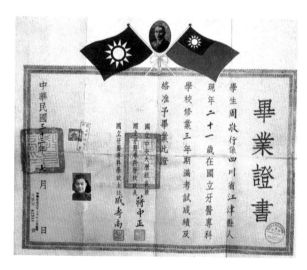

周敬行毕业证书

恐怕也是空前的！这所牙科学校于 1950 年改建为中国人民解放军第五军医大学牙科学院，现为第四军医大学口腔医学院。

国立牙科学校的第一届毕业生、现 87 岁高龄的第四军医大学口腔医学院周敬行教授，历经特殊年代，艰难地保留了由中央大学校长兼牙科专科学校校长、第四任院长蒋介石签署并加盖有"蒋中正"大印的毕业证，正是它，为世人揭开了这一段尘封的历史——前国民党总裁、南京国民政府主席蒋介石先生曾任过该校校长！

［本章引自赵铱民、李世俊主编的《牙科博览》(人民卫生出版社 2009 年出版)中第四篇第二章的内容］

第四章 中央人民政府卫生部、教育部两个文件

——牙医学向口腔医学转变的里程碑

张震康

作者简介:张震康,我国著名的口腔颌面外科教授、北京大学口腔医学院名誉院长、院务委员会主任委员。原卫生部口腔计算机应用工程技术研究中心主任。口腔颌面外科研究室主任。中华口腔医学会名誉会长、中国信息学会口腔计算机学会名誉理事长、中国牙病防治基金会名誉理事长、首届国家临床重点专科建设项目管理委员会专家顾问组成员等。

中华人民共和国教育部档案馆,保存有两份关系我国牙医学和口腔医学的文件,一份是 1950 年 7 月 24 日由部长李德全、副部长贺诚等签署并盖有公章的"中央人民政府卫生部卫教字第 240 号批复:你院第八次院务委员会议议决将牙医学系改称口腔医学系,本部同意准予备案。此致北大医学院。"一份是 1950 年 8 月 10 日由部长马叙伦、副部长钱俊瑞等签署并盖有公章的"中央人民政府教育部高字第 625 号批复:北京大学医学院:7 月 31 日第 822 号呈悉。你院牙医学系改称口腔医学系事准予备案。"

回顾我国口腔医学的历史,可以这样认为:中央人民政府的这两份文件,可谓中国乃至世界的牙医学向口

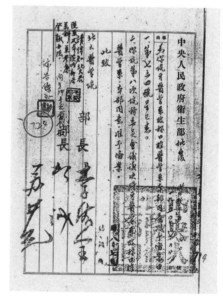

中央人民政府卫生部批复文件

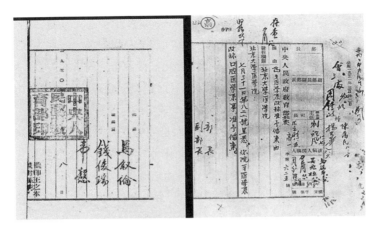

中央人民政府教育部批复文件

腔医学转变的一个里程碑,是中国的牙医学实现了医学史上的一次质的飞跃。

1949 年新中国成立后,百废待兴,从旧中国走过来的知识分子被长期禁锢的思想和智慧奔涌而出,憧憬着医学科学灿烂的未来。在医学文献里我们查到毛燮均教授在 1949 年和 1950 年发表的两篇著文《中国今后的牙医教育》[1]和《牙医教育谈片》[2]。文章中闪烁着一种金子般的思想——"革新牙医教育是发展牙科为口腔医学专门"。

毛燮均教授是新中国成立后,北京大学医学院首任牙医学系主任。他内心中充满对新中国的热爱和高涨的政治热情(毛教授时任北京市人大代表)[3],以及对牙医学教育的无限热爱,力主把牙医学系更名为口腔医学系并于 1950 年 7 月向上级提出更名的申请报告。①在接到牙医学系毛燮均主任的报告后,1950 年 7 月 13 日,北京大学医学院第八次院务委员会议议决通过了牙医学系"为求符合实际起见,拟改称口腔医学系"的申请报告,并呈报中央人民政府卫生部。②1950 年 7 月 24 日由部长李德全、副部长贺诚等签署并盖有中央人民政府卫生部公章的批复如下:"你院第八次院务委员会议议决将牙医学系改称口腔医学系,本部同意准予备案。此致北大医学院。"③1950 年 7 月 31 日由北大医学院胡传揆院长盖章的第 822 号发文:"本学院牙医学系为求名符其实起见,经将该学系改称口腔医学系,业经呈章中央人民政府卫生部。核准在案。除分别通知外,望请查照为荷。此致北京大学文、理、法、工学院、农科大学、北大医院各系科。经会(牙科)呈报,特请学校备案,谨呈教育部。"④1950 年 8 月 10 日由部长马叙伦、副部长钱俊瑞等签署并盖有中央人民政府教育部公章的高字第 625 号批复如下:北京大学医学院:7 月 31 日第

822 号呈悉。你院牙医学系改称口腔医学系事准予备案。接着,北大医学院刊登了如下通讯:"每种科学的发展所经的过程大都一样。内容由简而繁,范围由小而大,牙科医学也是如此。经过近代一百余年的研究和发展,将牙科医学扩成为口腔医学,它的内容不仅是牙齿,而是口腔全部。它的范围由口腔而联系到人身全体。……该系有进一步扩大成口腔医学院的计划。"

刊登在北大医学院的这篇通讯,显然是毛燮均教授撰写的。他对即将诞生的口腔医学研究、教学和诊治内容明确表明"不仅仅是牙齿而是口腔全部",一语点破:他把口腔医学教育的范围说得简洁明达,"是由口腔而联系到人身全体"。二个全字,一个"口腔全体"一个"人身全体"。真是言简意赅。最后预言"该系有进一步扩大成口腔医学院的计划"。

60 年前的观点掷地有声,60 年前的预言正确惊人。而今,我国的口腔医学能引起包括美、日等发达国家在内的世界同行的关注,我国的多位口腔专家在国外能获得前所未有的称赞,这一切绝不是一种偶然,而是受益于我国口腔医学界先驱们的成熟睿智和新中国成立后中央政府的政令推动下的"牙医学向口腔医学的体制创新"。

(本章根据 2009 年北京大学口腔医学院编写的《毛燮均教授的口腔医学教育思想研讨》中,张震康教授"毛燮均教授的口腔医学教育思想及其现实意义"一文中的"牙医学更名为口腔医院是牙医学史上的一次飞跃"整理)

[1] 毛燮均.中国今后的牙医教育.中华医学杂志,1949,35(7):311-315

[2] 毛燮均.牙医教育谈片.中华新医学报,1950,1(3):199-208

[3] 彭瑞聪教授访谈录 2009 年 4 月 22 日

第五章　布仑马克教授与中国口腔医学博物馆的情缘
——中外口腔医学文化交流的缩影

赵铱民

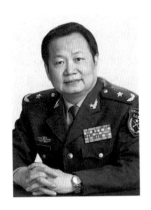

作者简介：赵铱民，第四军医大学口腔医院教授、博士生导师。少将军衔，军事口腔医学国家重点实验室主任，口腔临床医学国家重点学科学术带头人。兼任世界军事齿科学会主席、国际颌面修复学学会荣誉主席、中华口腔医学会副会长、大阪齿科大学名誉教授、美国 UCLA 大学客座教授、全军口腔医学专业委员会主任委员。

一、我与布老的最后一面

2014 年 12 月 22 日，我突然接到布仑马克(Brånemark)教授夫人的来信，告诉我布仑马克教授(以下简称布老)因全身多器官衰竭于当地时间 12 月 20 日午间在瑞典哥特堡辞世。尽管我知道布老长期患有神经系统疾病，并

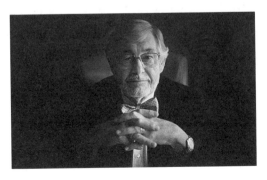

布仑马克教授

日渐加重。回想,2014年8月见面时已是身体虚弱、一脸病容,但这么快布老就离开了我们,却是没有想到的。

2014年8月,我应邀赴瑞典哥特堡参加布仑马克教授85岁寿辰暨结婚10周年纪念活动。阔别2年的布老,长期的病痛折磨已经使他不能站起来,甚至不能说出完整的句子,但是见到远道赶来祝寿的朋友却激动异常,十分欣喜,他紧紧地握着我和李德华教授的手,抚摸我们的肩膀,叫我"my dear brother",反复地说着"欢迎……欢迎,想念你们,想念……"。这次聚会是布老夫人和友人为布老组织的一次民间寿庆纪念活动,以瑞典的朋友为主,只邀请了10位国外的代表,我有幸成为其中的一员。寿庆活动在哥特堡最著名的餐厅举行,两百余名来宾使餐厅座无虚席。他的几位弟子和友人依次在会上做了深情的讲演,追怀布老为种植牙事业的发展做出的巨大贡献,追怀布老伟大的人格魅力。作为在仪式上发表讲话的唯一外国人,我代表中国的口腔医生、中国的患者向布老表达了生日祝福,表达了中国人民对布老的热爱、敬仰和感激,感激他创造的种植牙技术带给无数人新的生活,带给无数人健康和吃的享受。在我的讲演中,向大家介绍了布老与我,与中国口腔医学博物馆的情缘,并介绍了我在新建的口腔综合大楼中扩建口腔医学博物馆,并在博物馆中建设一个独立的Brånemark教授纪念厅,作为对布老和他所建立的种植牙技术的永久纪念的计划。在大家的热烈掌声中,我代表中华口腔医学会、代表第四军医大学和博物馆向布老和夫人赠送了一幅由苏绣大师制作的布老和夫人10年前的结婚纪念合影。这份来自东方的精美绝伦的礼物引起了布老和夫人以及所有来宾的赞美和惊叹,它代表了中国人民对布老的深情和感激。布老和夫人久久地摩挲、凝望着这幅记载着他们最美好的黄金时光的艺术珍品,陷入了深深的回忆和幸福之中,布老禁不住流下了眼泪。在第2天到达机场准备返回时,我们收到了布老让夫人发来的邮件:"感谢你们送给我一生中最为珍贵、最为难忘、最为喜爱,也最想得到的礼物,谢谢你们,谢谢中国的友人们。"布老的喜悦给了我无限的安慰和鼓励。在庆祝活动的现场,我写下了这样一首诗:

> 万里飞来庆寿翁,哥城狂欢酒花红。
> 弟子名家尊师礼,弦管杯斛颂丰功。
> 半世卧薪磨杵力,始有奇勋业称雄。
> 一樽寿酒年年醉,愿祈布老百年风。

我和我的同事及世界口腔学界的友人们,都在心中真诚地祈祷、期待着布老能战胜病魔、重新恢复健康,能为布老再祝 90 岁、95 岁、100 岁的寿辰。没想到这次见面竟成与布老的永诀。

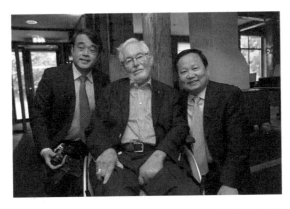

Brånemark 教授 85 岁寿辰上,与赵铱民教授(右)李德华教授(左)的合影

二、布老与中国口腔博物馆的情缘

　　夜难成寐,我翻开记录着这些年我与布老交往的笔记本,开始回溯我与布老的交往。与布老的相识,始于中国口腔医学博物馆的建设,2008 年,在我开始筹划扩建中国口腔医学博物馆的时候,我有一个清晰的、强烈的愿望,希望将当代最伟大的口腔医生的业绩收入馆中。毫无疑问,布老和他的种植牙技术就成为我的首选目标。收藏布老关于种植牙研究的有关文物,把它作为当代最伟大口腔科学珍宝收入我们的博物馆,永远的保存并供人们参观纪念,将是一件多么有意义的事情。为了实现这个目标,我几乎动员了自己的各种社会关系,通过布老的学生、同事和朋友,及方方面面的友人,向布老表达我的意愿,希望得到他的支持。遗憾的是,大家带给我的只是失望。在我几乎要放弃这个愿望的时候,偶尔从报纸上看到的一个中国小男孩儿,因坚持不懈而获得了百余个国外元首签名的小故事激励了我,我想再亲自试试,我决定给布老写10 封信,如果 10 封信都没有回复的话我再放弃。于是,我给布老写出了第一封信,报告了中国第一批赴瑞典学习种植牙技术的专家们的成长和进步,我几乎没敢奢望这封信能够得到回复,没有想到的是,7 天之后布老给我回信了,尽管回信只有短短的三行字,但是这对我来说却是一个巨大的惊喜和鼓励。

从此,我开始了与布老近6年的交往。我们谈种植牙、谈赝复体、谈医学史、谈医学科学的规律和自然法则……,经过2年多的交往,我与布老竟成为无话不谈的忘年之交。他对我的称呼也由过去的"Doctor Zhao"变为"Dear my brother"。我想这是布老给予我,一个中国医生最大的信赖和深厚的友情。

2010年,在我们扩大后的博物馆准备重新开馆的时候,我向布老提出希望收藏他关于种植牙研究的一部分文物作为博物馆永久的收藏品,并邀请布老来西安参加开馆仪式,布老欣然同意,并愉快地接受了我的邀请,开始准备来西安的访问行程,遗憾的是,就在临行前一个星期,布老的腰疾加重,医生禁止他做远途旅行,因此十分遗憾地放弃了这项他期待已久地计划,而改由他的夫人——Babaro女士替他飞往西安参加开馆仪式。布老在接受我们的邀请后即将他珍藏的与种植体研究相关的文物和手术器械、专著、生活用品,包括他那标志性的讲演礼服和领结等总计150余件,分两批赠送给我校的中国口腔医学博物馆,成为中国口腔医学博物馆馆藏中的现代珍品。我们的博物馆也因为收藏了布老赠送的文物而成为世界上唯一收藏种植体研究历史的博物馆,从而声名大振、享誉世界,许多国际同行纷纷为此专程赶来西安观看布老关于种植牙研究的文物,并以此汲取精神和力量。

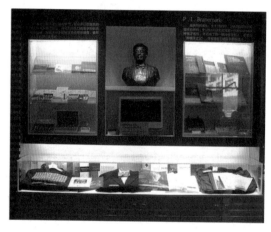

第四军医大学中国口腔医学博物馆布仑马克教授捐赠品展示区

三、我与布老的第一次交流

2012年5月3日是布老83岁的寿辰,为了表达我们对布老的敬仰和感激,我和我的同事李德华教授、友人刘雯女士一行飞往瑞典哥特堡,专程为布老祝寿。走进客厅,我就看见坐在轮椅上的布老,他一身黑色正装,精神矍铄,皓发如银,红润的脸上布满了慈祥的笑容,他使劲地从轮椅上站了起来,向我伸出双手,"亲爱的兄弟,我们终于见面了",紧紧地握住了我的手,这就是那位被称为欧洲皇帝的布仑马克教授吗? 这就是那位改写了口腔医学历史的世界人师吗? 一瞬间,我心中的不安、忐忑和拘谨一起烟消云散,就如同见到了久别的恩师和相熟的兄弟。就这样,我开始了与布老的第一次面对面地接触。布老一家着正装为我们举行了隆重的家庭欢迎会,布老还以他们家族的最高礼仪——摩顶礼迎接了我这位来自中国的素未谋面的客人。布老夫人告诉我,在全世界口腔界享受过这样礼仪的不超过 10 个人,我想这是先生给予我,也是给予中国人民的巨大信任和友情。我郑重地向布老发了我校聘请布老担任名誉教授的聘书,他庄重地将聘书举在胸前,认真地说:"我珍重这份荣誉,还要努力地为学校工作"。李德华教授向布老汇报了我们医院在种植修复领域所取得的成绩和完成的许多精美的病例,布老露出了欣慰地微笑,不断地夸奖 "wonderful,wonderful,perfect",他指着一张张完成的病例照片对我们说:"这才是我想要的,我想要每一个人都有好牙齿"。我们将一尊中国雕塑大师为布老精心制作的铜雕像作为生日礼物赠送给了布老,他非常喜欢这尊铜像,他说:"虽然在瑞典几个地方都有我的雕像,但是只有这尊最像我,我也最喜欢。"当天晚上,布老一家在哥德堡古斯塔夫国王会见小布什的同一房间举行了隆重的家宴,欢迎来自中国的客人。席间我代表中国口腔医生向布老提出一个请求,希望布老能给中国的口腔医生们题词,布老欣然同意,用颤抖的手在我们准备好的信笺上写下了"Listen to your patient and be responsible"的话语。"倾听患者的心声,负起自己的责任",是布老留给中国医生的期望和

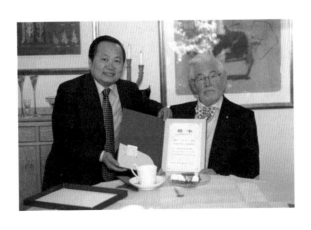

要求。当宴会进入尾声的时候，布老站起身大声说："我宣布一个决定，我决定把我和我的研究所收藏的有关种植牙研究的全部文物永久地、无偿地、全部地捐献给在西安的中国口腔医学博物馆，让你们永久地保存，让它们继续发挥作用"。当时我们三人被这一决定惊呆了，我们几乎不敢相信自己的耳朵，尽管这正是我们长久的、甚至不敢想象的期盼，居然在这一刻实现了。我知道，这是布老对我们一份厚重的信任，一种深深地期望，一种永远地托付！说不清是激动、惊喜还是感动，泪水竟涌上我的眼眶，跌落在地毯上，没有语言能够表达我对先生这种厚重信任、深厚情谊的感激。

在与布老夫妇的交流中，我们谈论起种植牙技术在世界上产生的影响，应该当之无愧地得到诺贝尔医学奖。此时，我们才得知，布老在创建骨结合理论后，曾得到过诺贝尔奖提名，因当时对此理论的认识不统一，使得布老与诺贝尔奖擦肩而过。我对布老说，评价一个科学家的贡献不仅仅是奖项，更是他的成就对人类进步和健康所起的作用。在世界人民的心中，您早已是诺贝尔奖获奖者。即席我写下一首小诗：

人生有幸多有憾，时运摩肩一步难。
诺奖有价情无价，君名由"齿"驻人间。

并将这首诗大意用英文翻译给布老听，布老露出了十分欣慰的微笑，大声对我说："我同意你们观点。"

四、布老是一名伟大的科学家，一位当代最伟大的口腔医生

布老——一名伟大的医学科学家。他原是一位骨科医生，20世纪50年代，他在进行微循环研究中，偶然发现了插入骨头内进行观察的观察窗镜筒在经过一定时间后不能再拔出，与骨质牢固地结合在一起的现象，沿着这一现象寻根溯源，他进行了10余年的研究，最终破解了骨结合的秘密。在当时的医学界，对体内异物的主导理论是"异物排斥"，而布老却以大量的研究证实了骨与钛金属的结合，创建了骨结合理论，从而实现了重大的理论突破，为日后的金属体人体植入奠定了理论基础，由此产生了种植牙等多种相关植入技术。这一贡献为口腔医学带来了革命，而且它的意义远远超越了口腔医学领域。这不就是今天我们努力倡导的转化医学吗？布老是它的先驱。

布老是当代最伟大的口腔医生。他心系患者，慈怀大爱。在他创造了种植牙技术之后，他用种植牙专利产生的收益在巴西包鲁建立了一所种植修复中心，主要帮助那些有需要而没有能力进行口腔治疗和义肢安装的贫困患者。退休之后，布老长年居住在巴西，在他那里的诊所中义务为巴西穷人服务。50年中，他的足迹走过了五大洲、四大洋，把创新的种植牙技术带给了无数的口腔医生，让这项技术走向世界，走向了每一个国家，他又把对患者深沉的爱和高度的责任心带给了每一个需要的患者。

一代宗师走了，他就这样永远地离开了我们。临终前，他要求不举行纪念活动，不举办公开葬礼，让他静静地回归自然。布老用他探索的一生、奉献的一生留给我们的不仅是造福人类的"第三副牙齿"，一项全新的技术体系，一项革命性的理念，还有不懈追求的创新精神，一个医者高尚的大医精神，这是他留给我们，留给这个世界的巨大的精神财富，它必将激励着我们，新一代的中国医生，不断地求索、创造，不断历练我们的医术医技，不断升华我们的精神境界，去更好地完成布老未竟的事业，我想这是布老给予我们和所有怀念他的人最大的期望。

冬日的长安午夜，寒气逼人，我久久地徘徊在校园里，仰望深沉的夜空，追忆与布老交往的那些时日，吟得两首小诗。

其一：

天陨大星举世惊，齿界同悲泪染襟。
半纪求索创奇术，百世恩惠泽万民。
厚德精业薄名禄，大爱慈怀满杏林。
恩师远去魂魄在，只取银刀写祭文。

其二：

天结齿缘得识君，神交相知忘年情。
常怀恩师摩顶礼，永忆春风化雨恩。

我想让我的小诗作为布老送行的纸钱，伴随布老同行；让我的小诗，作为追忆布老的祭文，永远颂扬布老的英名。

第六章 第四军医大学口腔医学 博物馆远古动物头骨化石

贺国俊

作者简介：贺国俊，1979年入伍，先后在解放军汽车第七十九团、第四军医大学学员队、西安政治学院、第四军医大学口腔医院工作学习，历任排长、副指导员、政治干事、政治协理员、政治部副主任等职，曾上青藏线向西藏运送物资，赴四川参加汶川抗震救灾。参与第四军医大学口腔医院院史馆及口腔医学博物馆建设，现为该馆工作人员。

坐落于西安第四军医大学口腔医学院内的中国口腔医学博物馆，收藏有从2000万年前的动物头骨化石到当今世界上最先进研究成果的展品4500多件，展品时间跨度大、数量多，完整、系统地展现了中外口腔医学发展史。

该馆遵循唯物发展观，将万物之灵的人类与其他千奇百怪的动物一道，在纵横考察地球生灵的衍化中，用比较解剖学的方法，解释食性对动物牙齿和颌骨的影响，以及种群的发展。可以说，吃什么、怎么吃决定着动物的生存质量和发展趋势。从大量的动物头骨及牙齿化石或标本中可以看出，自然气候及食物环境决定着动物的生存进化，而动物的食性又决定了牙齿及其颞下颌关节的生长及发育。

肉食类动物以尖牙为主，是嵌入型关节，适于下颌的铰链式运动，如狮子等进食肉类时，用尖牙将肉撕碎，关节作垂直移动，开闭口力量非常大。

草食类动物以磨牙为主，没有上切牙，只有下切牙，是冠向反突形关节，适于下颌的侧向运动，如牦牛、鹿等，进食时用舌头卷住草、叶，再用下切牙将草割断，用磨牙将其磨碎，关节作水平移动。

人类及灵长类属杂食类动物，切牙、尖牙、前磨牙、磨牙都有，关节为冠向凹凸形并有关节盘，可多方向运动而不受限。

口腔医学博物馆藏有远古动物头骨及牙颌化石几十件。其中,有 2300 万年前的四角兽(塞摩兽)、1200 万年前的铲齿象、530 万年前的大唇犀、500 万年前的巨鬣狗、300 万年前的三趾马、100 万年前的剑齿虎等古动物头骨化石。这些远古动物随着自然环境的改变、食物数量的减少、觅食功能的弱化而逐渐灭绝。

口腔医学博物馆收藏并首先展示包括远古动物头骨化石在内的动物头颅及牙颌系统是其突出的特色之一。

一、四角兽(塞摩兽)头骨化石

四角兽(塞摩兽)头骨化石,长 69cm、宽 42cm、高 46cm,整体呈乳白石膏色,间隙区有褐黄干土相连。头有四角成两对:两个 5cm 长的小角为一对朝前,两个 25cm 长的大角为一对朝后;两对角均为倒八字形长于眼窝、耳窝之上。嘴细长,上颌有 12 颗磨牙但无上切牙,下颌有 11 颗磨牙,前端有 6 颗下切牙,齿周已经玉化。该兽种距今已有 2300 万年,头骨化石保存基本完整。

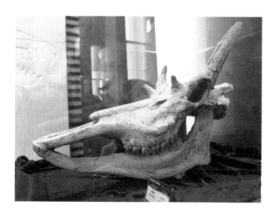

四角兽(塞摩兽)头骨化石

四角兽(塞摩兽),属蹄目长颈鹿科,头有两长两短四个角,因此得名四角兽,是草食类动物。它生活在中世纪欧洲、亚洲、非洲开阔的草原上。这是个颈脖较短的长颈鹿,口鼻部很长,嘴呈圆形,整个头颅细长,便于伸进树丛采食。臼齿齿冠很高,适合侧边咀嚼,与牛羊相似。

二、铲齿象头骨化石

铲齿象头骨化石,长 77cm、宽 44cm、高 47cm,整体呈乳白石膏色,间隙区有褐黄干土相连。上颌前端伸出两颗30cm门齿,下颌长有两片23cm板齿,齿冠已玉化;上、下颌隐约各有 10 颗磨牙。这是一头幼年铲齿象的头骨,而成年头骨化石则重达 150 多千克。

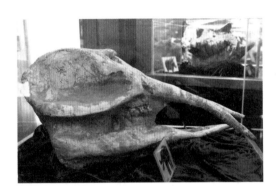

铲齿象头骨化石

铲齿象(Platybelodon),生存于距今 1500 万~1200 万年前的中新世到上新世的亚欧大陆及非洲,是地球上一种十分特化的象类,属食草类动物。它下颌极度拉长,其前端并排长着一对扁平的下门齿,形状恰似一个大铲子,故得名铲齿象。铲齿象生活在河湖边,用铲齿切断并铲起浅水中的植物,再靠长鼻子帮助把食物推入嘴中。

在亚洲、北美洲、欧洲和非洲都发现了铲齿象类的化石。根据它们之间形态的差异,科学家又把它们分成板齿象、铲齿象和锯铲齿象三大类。板齿象的铲板较短而宽,上门齿比铲板短,而铲齿象的铲板长而窄,上门齿长于下门齿。在中国宁夏的同心县发现了世界第一具完整的板齿象骨架化石。其牙齿磨损程度表明,它利用下面的暴牙剥去树皮,并可能使用了尖锐的门牙形成"铲"的边缘,就像一个现代的镰刀,抓住树枝并用下齿将其从树上切断。

本博物馆收藏的是板齿象。

最新的铲齿象研究显示,铲齿象的外貌和习性可能并不像原来想象的那样。铲齿象可能长有和今天象一样的狭长鼻子,并不一定是侧扁的。这样铲齿象可能以下颌和鼻子配合拉扯植物进食,而不是靠下颌铲取水生植物。这样就能解释铲齿象为什么可以在当时比较干旱的西北地区生活。

铲齿象在中新世时游荡于亚洲、非洲和北美。它们只是嵌齿象科大家族的一个属类,这个大家族的成员普遍具有改进的、不同风格的下门牙。铲齿象属独有 15 个种类。密歇根大学的脊椎动物古生物学家威廉·桑德斯表示,铲齿象达到了"下门牙发展阶段的顶点"。铲齿象极为平坦的下门牙表明,"它们选择了特定范围的植物作为食物",这是至关重要的,因为"在第三纪中新世的大部分时期,同一个地区往往有 3~5 个甚至更多属类的长鼻目动物共同生活并争夺食物。"

著名古生物学家亨利·费尔菲尔德·奥斯本在 1932 年的一篇论文和 4 年后的著作《长鼻目》中提出,铲齿象就像一个水中的清道夫。在书中,奥斯本还引述了同时代另一位生物学家阿列克谢·波瑞斯科(AlexeiBorissiak)的观点。阿列克谢认为,铲齿象"没有象鼻",但它能够在水中"用它强健的上颌攫取食物"。阿列克谢推断,铲齿象的鼻口看起来有点像河马,虽然更加长一些。

三、大唇犀头骨化石

大唇犀头骨化石,长 58cm、宽 23cm、高 23cm,整体呈土黄色,上下颌紧闭。上颌微露 9 颗磨牙,下颌微露 10 颗磨牙;两颗下门齿像小叉微微翘起。该兽种距今 1000 万 ~530 万年。

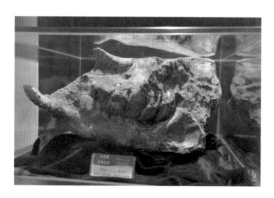

大唇犀头骨化石

从 2007 年起,时任第四军医大学口腔医学院院长的赵铱民少将,就着手收集包括远古动物头骨化石在内的有关口腔医学标本物件,由此,还在各地发展了一批"眼线"。2008年的一天晚上,河南南阳有个医生给他打电话,说他们那儿发现了恐龙头骨化石。凌晨4点多,性急的赵院长率领颌面外科雷德林主任、综合科陈永进主任连夜开车赶往河南。到达约定地点后,一个农民用拖拉机拉来了化石,他们上前来回察看,觉得不是恐龙化石,心生遗憾,不由得打起退堂鼓。但这位农民不愿再折腾,恳请赵院长买下,经过一番讨价还价,最终成交。返院后,经专家鉴定为大唇犀头骨化石,价值是成交价的好几倍。这个大唇犀头骨化石也成了口腔医学博物馆最先收藏的远古动物头骨化石。

大唇犀(Chilotherium)是犀牛的祖先,属食草类动物。它们生存于中新世的中国蒙古,属于奇蹄类的角型亚目(Ceratomorpha)中的犀总科(Rhinocerotoidea)。大唇犀的下唇比上唇大,下颌骨粗壮成铲子状。上腭没有门齿,下腭的门齿宽大,并且向上弯。头部比现今的犀牛稍大,头颅骨没有角。大唇犀矮小,四肢粗短,每肢有三趾,生活于沼泽地带。

大唇犀头骨短,鼻骨长而弱。前臼齿比后臼齿小并向前急速递减,第二臼齿明显地大。臼齿具有粗大的前刺和反前刺,是大唇犀牙齿的最明显特征。它属于奇蹄类,足的中轴通过中趾。使其能够更加快速地奔跑以逃离危险的食肉动物。

大唇犀在中新世的亚欧大陆一度非常繁盛,甚至成为当时数量最多的草原植食动物,我国甘肃、宁夏、陕西、山西等省都有发现,中国发现的大唇犀物种包括哈氏大唇犀、维氏大唇犀等。但在晚中新世大唇犀突然衰落直至灭绝,其原因至今不明,其灭亡也代表着无角犀类的最终灭绝。

四、巨鬣狗头骨化石

巨鬣狗头骨化石,长42cm、宽26cm、高24cm,整体呈乳白石膏色,间隙区有褐黄干土相连。大嘴张开,露出上颌14颗、下颌10颗尖牙。其中上下颌前端各有两颗5cm长的大犬牙,像四颗大钢钉,牙齿均已玉化。该兽种距今1200万~500万年,头骨保存基本完整。

巨鬣狗(Dinocrocutagigantea),严格按拉丁文翻译,应该叫巨霸鬣狗。主要生活在中新世晚期到上新世早期的欧亚大陆及北非,其前肢较后肢微长,头部类似犬,体型也类似犬,但实际上是猫型亚目(Feliformia)的一员,和灵猫的关系很近,属食肉类动物。目前它们的化石仅仅发现于欧亚大陆及北非,尤

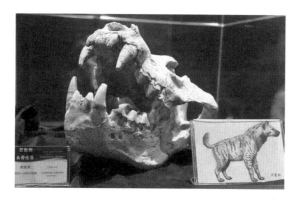

巨鬣狗头骨化石

其是在中国的山西、陕西、宁夏、河北等地区,都发现过相当丰富的巨鬣狗类动物化石和遗迹,而甘肃和政地区发现的巨鬣狗更是被业界格外关注。

自然界中,捕食动物常常迫使被捕食者变得硕大无比,以抵挡捕食者的进攻,从而导致食草动物个体逐渐增大。反过来,食草动物个体的增大也同时会促进捕食者的体形变大。如此往复,自然界仿佛有一只无形的手在推动着很多食肉类和食草类动物向着超大体型的方向发展。

巨鬣狗是古生物学家舒尔塞在 1903 年根据中国一些产地不明的头骨建立的鬣狗新种。虽然生存年代短暂,只局限于晚中新世的中国西北,但它们是最庞大的鬣狗。巨鬣狗的体重在 400kg 以上,体长(含尾)3m 左右,肩高 130cm 左右,相当于一只成年棕熊的重量,这样大的食肉动物在任何时代都是不常见的,其体形庞大甚至超过现今非洲雄狮,称其为巨鬣狗恰如其分。

巨鬣狗拥有强大、粗壮的上下颌及前臼齿,可轻易咬碎猎物的骨骼。其捕食对象为古麟、萨莫兽、山西兽、利齿猪、大唇犀等大型动物。其强大的捕猎能力使其曾一度成为霸主,处于生物链的最顶端。

五、三趾马头骨化石

三趾马头骨化石,长 57cm、宽 14cm、高 18cm。头骨被硬黄土包裹,被清出的头骨部分呈骨白色。下颌骨前端稍有缺失,显示上颌骨长于下颌骨;上下颌紧闭,黄土间微微显露 16 颗磨牙。该兽种距今 1500 万 ~300 万年。

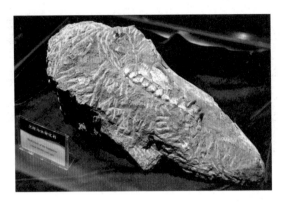

三趾马头骨化石

三趾马(Hipparion)，是在中新世至更新世分布极为广泛的一类已绝灭的马，属食草类动物。分布于美洲、欧亚大陆和非洲，是马科进化谱系中的一个旁支，并不是现生马的直系祖先。三趾马的主要特征是具有三趾，其中中趾较粗而着地。从晚中新世直至早更新世末或中更新世初期，中国的广大区域内有它生存的印迹。

广义的三趾马至少还包括北美的祖三趾马(Cormohipparion)、新三趾马(Neohipparion)和矮三趾马(Nannippus)。旧大陆的三趾马过去多认为都属于狭义的三趾马而分成若干亚属，但有人认为它们也应该分成若干属，例如长鼻三趾马(Proboscidipparion)、柱齿三趾马(Stylohipparion)等。

三趾马的体型一般比现生马小，小的如驴，大者如马。头部上颊齿有孤立的原尖和极多的窝内细褶，成为三趾马和一切其他马类的区别。颊齿高冠，棱柱形，前臼齿已臼齿化。上颊齿珐琅质褶皱强烈，白垩质丰富，原尖孤立，圆柱形。下臼齿有两个突起，形成一个纵长的双柱形。门齿有凹坑。头骨上的眶前窝在大多数种类中都很发育(现生马没有)。

最早的三趾马发现于北美中新世，距今约1500万年的地层中，在距今1200万年前后，至少有一支通过白令陆桥进入旧大陆，曾经繁盛一时。

中国三趾马化石丰富，在甘肃省和政县、广河县和东乡县发掘较多，多发掘于红黏土层。21世纪初，在西安东部的白鹿原附近发现过疑似三趾马的古生物化石。2012年8月，在陕西省西安市蓝田县汤峪河道内发现了距今1000万年的犀牛、羚羊、三趾马和原始鹿等哺乳动物化石群，年代为新生代第三纪中新世早期。此次发现极有可能恢复三趾马这一史前动物原型，对研究哺乳动物的进化和地球气候的演变过程具有较高价值。

六、剑齿虎头骨化石

剑齿虎头骨化石，长 35cm、宽 20cm、高 18cm，整体呈乳白石膏色，间隙区有褐黄干土相连。嘴张成咬合状，上颌两颗 10cm 长的犬牙像两把弯刀，这弯刀间还有 6 颗小尖牙，弯刀后各有 3 颗大尖牙；下颌共有 14 颗尖牙，前端两侧犬牙稍大，与上颌弯刀形大犬牙咬合，利于快速杀死猎物。该兽种距今已有 1300 万 ~100 万年。

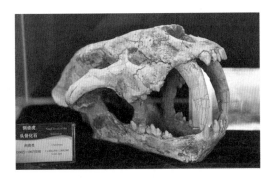

剑齿虎头骨化石

剑齿虎（Machairodus），又名短剑剑齿虎，是大型猫科动物进化中的一个旁支，属食肉类动物。它生存于晚中新世到上新世末更新世初的亚欧非及北美少数地区，中新世时期在中国西部如甘肃一带也曾广泛分布过，与进化中的人类祖先共同度过了近 300 万年的时间。因长着一对和其他猫科动物相比较长的犬齿而得名，其捕猎对象是大型的食草动物，如野牛、鹿、三趾马等，是"兽中之王"。

剑齿虎体型巨大，体长 2.7m，肩高可达 1.25m，重 200~400kg，与现代非洲狮相当。其脑室膨大，有敏锐的神经控制系统；头部上吻部发达，且头圆、面短、颧骨扩张，上下颌具有强而有力的肌肉附着；牙齿齿列缩短，门齿和犬齿发达，以利穿刺和撕裂猎物，臼齿为切尖形片状，上下形成裂齿用来切断食物；舌面有较厚的角质钩状突起，用来舔刮猎物骨骼上的肌肉。四肢强壮灵活，末端形成利爪以利打斗捕猎。

剑齿虎的标志是拥有一对锋利如军刀般的上犬齿，嘴巴可张开至 120 度，使得那一对颀长利牙能够刺穿猎物。肩部与颈部之间有强大的肌肉牵拉，不但能够撑起它那巨大沉重的头部,也可产生强劲的向下刺戳力。从横侧面看,剑齿虎的利齿略呈弧形,以增加咬合强度,也可减少刺咬猎物皮肉的阻力。沿利齿后侧周缘所形成牛排刀似的锯齿状,使其更容易切割猎物身上的皮肉。

剑齿虎前肢强壮,尾巴短小,奔跑速度并不快而且不擅于在奔跑中急速转弯,由此它惯用伏击偷袭捕捉速度不快的大型哺乳动物,例如野牛。最新研究表明,剑齿虎捕杀野牛等大型猎物时,如果横向撕咬厚实的皮肉,一对上犬齿由于受力不当而容易折断,故它首先用强劲的四肢将猎物摔倒,然后看准猎物柔软薄弱的咽喉,用锋利的一对上犬齿刺穿,连同颈动脉咬断,使猎物迅速流血过多死亡,再慢慢尽情啖咬进食。

剑齿虎生长于气候寒冷的第四纪冰川时期,大型食草动物靠长毛和厚皮抵御严寒,因而它们行动迟缓、笨拙,容易被捕杀。但随着冰期结束,气候转暖,出现了植物生长旺季,随之食植物的动物大量繁殖,但那些耐寒冷的大型食草动物因不能适应气候变化,只有向北迁移,可北极圈中却无充足的草原,便因饥饿纷纷死亡。以捕食它们为生的剑齿虎也失去了食源,再想回过头来捕杀小动物或马、鹿等大动物,身体已像恐龙那样定型了,既不敏捷,又无奔跑速度,同时由于我们祖先的狩猎技术有了极大提高,发明了火箭,利用火攻,在与它争夺猎物中往往取胜,甚至连它也被杀掉成为猎物。于是,世界之大却没有它的立足之地,只能随着大型厚皮动物的灭绝而灭绝。

七、后猫头骨化石

后猫头骨化石,长 16.5cm、宽 11cm、高 10cm,整体呈乳白石膏色,间隙区有褐黄干土相连。上颌两颗犬牙 3cm 长,犬牙两侧各有 2 颗尖齿,犬牙之间还有 6 颗小尖牙;下颌也有 2 颗犬牙,长 2.5cm,犬牙两侧各有 3 颗尖牙,犬牙之间有 4 颗小尖牙,与上颌咬合紧密;下颌下还有 2cm 厚的褐黄干土包裹以利头骨摆放。该兽种距今已有 900 万 ~600 万年。该头骨化石为武威市委、市政府捐赠。

后猫(Metailurus),是曾生存于亚欧大陆上的一种中型新食肉类动物,几乎与巴博剑齿虎同时出现,又同时消失。以前曾有人把它们当作猎猫科的残存后裔,一般认为它们是不折不扣的猫科动物,也是剑齿虎家族的一员。

20 世纪 20 年代,由师丹斯基根据中国甘肃的化石种"大型后猫"(metailurus major)而最早对其定名,目前已在亚洲和欧洲发现了好几个种的

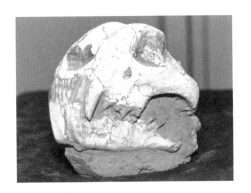

后猫头骨化石

后猫化石，其中我国就出土了不少。后猫在许多方面与猫亚科动物并没有太大不同，它们的体型与美洲狮相仿，身材较为细长，剑齿扁而短，不是特别发达，其犬齿介于剑齿虎长而扁平的犬齿与现今猫科短锥齿之间。后猫可能和现在的豹子一样是森林中潜伏的隐秘杀手，捕食毫无防备的各种中型食草动物；然而和大个子的短剑剑齿虎相比，它们自然是弱者。同样出土于甘肃的一具化石显示了后猫可能被短剑剑齿虎直接猎杀的证据，后者也许会像非洲狮偶尔捕杀鬣狗一样清除自己的竞争对手。

八、古菱齿象臼齿化石

古菱齿象臼齿化石，由两齿组成，重有十几斤，长约 38cm，高约 20cm。臼齿纹路像一条条弯曲的细长绳圈依次排列，表面磨损较重，不知是挖掘不慎还是水土侵蚀，两齿已分裂。从两颗如此大的臼齿，可以想象出古菱齿象的身躯。该化石距今已有 5 万年，来自于山东临沂。

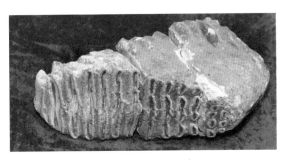

古菱齿象头骨化石

2013 年 12 月 13 日,新华网以《山东临沂村民 7 年前得奇石,专家鉴定象牙化石》为题,报道了山东省临沂市兰山区枣沟头镇的张乐成在自家菜园挖井时,挖出一块乳白色的"奇石"。虽然知道这有可能是个"宝贝",他却一直没搞清楚这块石头究竟是何物。后来他委托老乡刘宗贵找到相关专家,终于将 7 年的"谜团"解开,原来这并不是普通的石头,而是一块距今至少万年以上的古菱齿象臼齿化石。专家介绍说,这块化石对于研究当地的古环境、古气候具有一定的价值。

此消息被从四医大口腔系毕业,现为济南军区总医院口腔科朱国雄主任知晓。他考虑到母校的口腔医学博物馆正在搜寻动物头骨及牙齿化石,开展相关研究,于是几经周折,找到了刘宗贵、张乐成,通过反复做工作,终于使其将古菱齿象臼齿化石捐赠给口腔医学博物馆。

古菱齿象是生活在距今 20 万 ~1 万年的晚期更新世的食草类大型哺乳动物,是有史以来最大的大象,成年古菱齿象体重可达 10~14 吨。其主要活动区域在华北、华东等地区。由于这类象的臼齿磨蚀到一定程度后,齿板的中央就会扩大呈菱形,因此而得名。

古菱齿象的臼齿适应咀嚼带有少量纤维的多汁食物,它们主要是山地森林和平原林地的居住者。在大汶河支流柴汶河发现古菱齿象化石,说明几万年前当这种大型哺乳动物出现在这片土地时,这里气候温暖、湿润,有丰富的山地森林和平原林地,合适的自然条件促进其生存繁衍。

该属种化石一般在河道中较为多见,可能是古菱齿象死后被河流、雨水冲到河道之中,也有可能是年老体弱的古菱齿象在河边喝水时死去后倒于河道,被淤泥和沙子迅速掩埋形成化石。1998 年于安徽省五河县西尤遗址,出土了我国迄今发现的唯一完整、同一个体的古菱齿象化石。西尤遗址古菱齿象化石及伴生动物化石的出土,为研究淮河流域晚更新世及前后的古气候环境、古生态、古生物演化与绝灭提供了重要依据。

此后,在周村区王村镇西道村砖厂、尚义县七甲乡、临沂市兰山区枣沟头镇东风村等地,均发现古菱齿象化石。研究表明,直到第四纪冰川期到来时,该象种才灭绝。

九、猛犸象牙化石

猛犸象牙化石,长 310cm,髓腔有充填物保护,牙根直径 20cm,牙尖直径

5.5cm。整根牙呈棕色并向上弯曲,其牙根与牙尖距离 226cm。

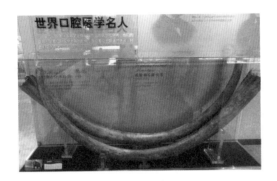

猛犸象牙化石

该化石是兼任口腔医学博物馆馆长的第四军医大学赵铱民校长在某文物市场偶然淘得,赵校长说这是缘分。

那天,赵校长出差到某地,按以往习惯好逛文物市场。他信步走进一家商店,边扫描店内物件边与店主闲聊,见没有想要的东西正准备出店,待转身时不经意间看到柜台边有一侧门,便又忍不住走近往里瞅了瞅,猛然发现了两根大东西,经询问告之是猛犸象牙化石,赵校长立刻兴奋起来。经过专家鉴定、几番价格协商,博物馆才有了这对最大最长的远古动物牙齿化石。

猛犸象(Mammuthus primigenius),又名毛象(长毛象),是一种适应寒冷气候的食草类动物。猛犸象曾是世界上最大的象之一,已知最大的种类草原猛犸象,肩高 4.5m,重达 10~12 吨,个别雄性的体重超过 12 吨,但是大部分种类的猛犸象(如真猛犸象)只有现代亚洲象那么大。一头成熟的猛犸象,身高体壮,身长达 6m,体高约 3m,有粗壮的腿,脚生四趾;头特别大,在其嘴部长出一对向上、向外卷曲的大门齿,门齿长 1.5m 左右,无下门齿;臼齿由许多齿板组成,齿板排列紧密,约有 30 片,板与板之间是发达的白垩质层。

猛犸象头骨比现代象短而高。从侧面看,它的背部是身体的最高点,从背部开始往后很陡地降下来,脖颈处有一个明显的凹陷,表皮长满了长毛,其形象如同一个驼背的老人。全身披着细密长毛,皮很厚,并有极厚的脂肪层,最厚可达 9cm。

从猛犸象的身体结构来看,它具有极强的御寒能力。与现代象不同,它们并非生活在热带或亚热带,而是生活在北半球的第四纪大冰川时期,生存于亚欧大陆北部及北美洲北部更新世晚期的寒冷地区。猛犸象和亚洲象在大约 480 万年前由相同的祖先分支下来;而非洲象则是在大约 730 万年前更早地从这个族谱中分离出来。

猛犸象源于非洲，早在新石器时分布于欧洲、亚洲、北美洲的北部地区，夏季以草类和豆类为食，冬季以灌木、树皮为食，以群居为主。

由于气候变暖，猛犸象被迫向北方迁移，活动区域缩小了，草场植物的减少使猛犸象得不到足够的食物，受着饥饿威胁。猛犸象生长速度缓慢，以现代象为例，从怀孕到产仔需要 22 个月，猛犸象生活在严寒地带，怀孕期更长。且在人类和猛兽的追杀下，幼象的成活率极低。随着猛犸象被捕杀的数量逐年递增，其生殖与死亡之间的平衡遭到破坏，导致其数量迅速减少，最后绝灭。

猛犸象生存于 480 万 ~4000 年前的上新世时期，最后一批西伯利亚猛犸象大约于公元前 2000 年灭绝，那时正好是埃及建立金字塔的时代。

猛犸象化石出土最多的地方是在北极圈附近。阿拉斯加地区的人们用象牙化石做屋门，北冰洋沿岸俄罗斯领海中有一个小岛，岛上的猛犸象化石遍地都是。这些化石是冰块流动时从岸边泥土中带出的，堆积到了这个小岛上。由于猛犸象绝灭时间很短，而在自然界中化石的形成需要 2.5 万年，所以猛犸象的化石都是半石化的。

猛犸象曾是石器时代人类重要的狩猎对象，在欧洲的许多洞穴遗址的洞壁上，可以看到早期人类绘制的它的图像。

因为在阿拉斯加和西伯利亚的冻土和冰层里，不止一次发现这种被冷冻的尸体，于是有科学家产生了让猛犸象复活的想法。

十、北刘遗址人类头骨标本

北刘遗址人类头骨标本，颅骨最大长为 137.39mm，最大宽为 147.33mm，颅周为 520.81mm，重 672.23g，处于 6000 年前的新石器时代，出土于渭南北刘遗址。其上下颌骨保存完整，上下各存 13 颗牙齿，左侧上颌第二磨牙、下颌尖牙脱落空缺；齿面磨损严重，尤以磨牙更甚，牙齿与颌骨结合不紧密而稍有松动，显示有牙周炎。该头骨标本为西安半坡博物馆所赠。

第四军医大学口腔医学院与西安半坡博物馆的合作由来已久。9 年前，口腔医学院正畸科邵金陵教授及其 8 名研究生，连年赴半坡博物馆开展人类颅颌面演化研究，与半坡博物馆工作人员建立了深厚感情，也对其所藏人类头骨及牙齿标本的医学状况有了广泛深入的了解。同时，随着口腔医学院对口

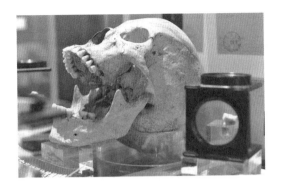

北刘遗址人类头骨标本

腔医学知识宣教的普及和深化,半坡博物馆的领导和群众,都认识到口腔健康的重要性和紧迫性。为更好地反映和传播中华口腔医学文明发展史,经报请西安市及陕西省文物局批准,2013年6月6日,西安半坡博物馆将一个人类头骨及5颗同时期牙齿标本调拨给口腔医学博物馆。

该人类头骨标本系西安半坡博物馆从渭南北刘遗址中考古挖掘而来。

北刘遗址,在渭南县南约16公里的河西公社北刘村西南,面积约80 000m²。1958年黄河水库考古队曾作过调查,1979年和1980年秋半坡博物馆复查并进行了试掘。试掘分东西两区并行,两区相距约40m。东区开探沟一条(TG1)、探方三个(T2~T4);西区开探方两个(T1/T5),共计发掘面积238m²。获得了一批新石器时代早期器物群及一组与仰韶文化地层迭压关系的证据。

这是一个以仰韶文化庙底沟类型为主,兼有新石器时代早期文化遗存的遗址。遗址位于沋河上游的两条支流——清水河与稠水河交汇处的二级台地上。台地高出河床约25m,距现代河道约700m。这里地势开阔、平坦,中部有一条古河道。河西为白庙遗址,西临稠水河;河东为北刘遗址,东临清水河;两者相距约600m。在遗址西北方向约2000m,隔沋河又有史家遗址,5颗牙齿标本中就有3颗来自于此。

北刘遗址,早期遗存集中分布在南部地势较高的地方,面积较小,约20 000m²,晚期遗存分布较普遍,且顺着地势的倾斜,自南而北灰层逐渐变厚。从断崖上可观察到早期的灰层呈横向残断的点状分布,且厚薄不均,约在0.10~1.20m,晚期的灰层往往连成一片,堆积较厚,最厚处达2.60m。特别值得提出的是,在早期遗存和晚期之间,皆隔着一层厚约34~60cm的棕褐色硬土层,这种土层在西安半坡遗址的底部、临潼姜寨遗址的底部皆有发现,可以证明它是早于仰韶文化各类型的一种自然堆积地层。

研究表明，作为杂食类动物的人类，其颅、面、颌骨、牙齿的外形，是经过数百万年对环境的不断适应改变逐渐演变而来。从人类远祖猿到 115 万~70万年前的蓝田猿人、78 万~68 万年前的北京猿人，再到现代人，随着火的使用使食物由粗糙变精细，咬合力逐渐变小，使得颅脑趋于变大而面部趋向缩小，上下颌骨、咀嚼肌、牙齿逐渐缩小，牙齿的数量亦呈逐渐减少趋势。事实证明，人类在漫长的进化中，劳动不仅创造了人，也改变了人的面貌，劳动使人类成为万物之灵。

通过溯源这些动物头骨、牙齿化石及标本的生存衍变，可以看出，宏观宇宙，微观生物，物竞天择，适者生存。地球生物的产生发展，离不开这条铁律。

充满矛盾的世界总在寻求平衡。旧的平衡被打破，新的平衡便形成。不断地优胜劣汰，不断创造更高层次的平衡。

包括动物在内的地球生物衍变，一方面受自身生存能力的影响，另一方面却总被客观环境所制约，甚至遭受毁灭性打击。从远古至今，地球已发生五次生物大灭绝。

第一次生物大灭绝，发生在距今 4.4 亿年前的奥陶纪末期。那时，撒哈拉所在的陆地曾经位于南极，当陆地汇集在极点附近时，容易造成厚的积冰。大片的冰川使洋流和大气环流变冷，整个地球温度下降，冰川锁住水，海平面降低，原先丰富的沿海生态系统被破坏，全球气候变冷导致 85% 的物种灭绝。

第二次生物大灭绝，发生在距今约 3.65 亿年前的泥盆纪后期。也因地球气候变冷和海洋退却，致使海洋生物遭受灭顶之灾。

第三次生物大灭绝，发生在距今 2.5 亿年前的二叠纪末期。这是有史以来最严重的生物大灭绝事件，地球上有 96% 的物种灭绝，其中 90% 的海洋生物和 70% 的陆地脊椎动物灭绝。这次大灭绝使得占领海洋近 3 亿年的主要生物从此衰败并消失，让位于新生物种类，生态系统也获得了一次最彻底的更新，为恐龙类等爬行类动物的进化铺平了道路。

科学家通过大量研究认为，这次大灭绝是由气候突变、沙漠范围扩大、火山爆发等一系列原因造成。在二叠纪曾经发生海平面下降和大陆漂移，所有的大陆聚集成了一个联合的古陆，富饶的海岸线急剧减少，大陆架也随之缩小，生态系统受到了严重破坏，使很多物种失去生存空间；更严重的是，当浅层的大陆架暴露出来后，先前埋藏在海底的有机质被氧化，这个过程消耗了氧气，释放出二氧化碳，导致大气中氧含量减少，威胁着生活于陆地的各种动物；而且随着气温升高、海平面上升，一方面海洋成了缺氧地带造成许多海洋生物灭绝，另一方面又使许多陆地生物遭到灭顶之灾。

第四次生物大灭绝，发生在距今 1.95 亿年前的三叠纪晚期。因为海平面下降之后又上升，出现大面积缺氧的海水，导致爬行类动物遭遇重创。76% 的物种，其中主要是海洋生物灭绝。

第五次生物大灭绝，也称恐龙大灭绝，发生在距今 6500 万年前的白垩纪晚期。约 75%~80% 的物种灭绝。

在这次大灭绝事件中，长达 14 000 万年之久的恐龙时代由此终结，海洋中的菊石类也一同消失。也因消灭了地球上处于霸主地位的恐龙及其同类，从而为哺乳动物及人类的最后登场提供了契机。

这次灾难来自于地外空间和火山喷发，在白垩纪末期发生的一次或多次陨星雨造成了全球生态系统的崩溃。撞击使大量的气体和灰尘进入大气层，以至于阳光不能穿透，全球温度急剧下降，黑云遮蔽，有的地方长达上百万年，植物不能从阳光中获得能量，海洋中的藻类和陆地上的森林逐渐成片死亡，食物链的基础环节被破坏，大批动物因饥饿而死。几乎所有大型陆生动物都未能幸免于难，其中就有恐龙；只有小型的陆生动物，像一些哺乳动物依靠残余的食物勉强为生，终于熬过这段最艰难时日得以幸存。

面对这一系列大灭绝，生存于地球上的一切生物，在灾难降临时是那么的渺小和无助。

人类作为地球的主宰，已有上百万年，创造了一个崭新的人类时代。虽然时间很短，比恐龙统治的恐龙时代要少一亿三千多万年，但其飞速发展的辉煌足以让任何时代相形见绌。

不过，人类对地球的破坏力也是前所未有的。据科学家考察，自从人类出现以来，特别是工业革命以后，由于人类只注意具体生物源的实用价值，对其肆意开发，从而忽视了生物多样性和潜在价值，使地球生命维持系统遭到了无情的蚕食。科学家估计，如果没有人类的干扰，在过去的 2 亿年中，平均大约每 100 年会灭绝 90 种脊椎动物，平均每 27 年会灭绝一个高等植物。但是由于人类的干扰，使鸟类和哺乳类动物灭绝的速度提高了 100~1000 倍。1600 年以来，有记录的高等动物和植物已灭绝 724 种，其中绝大多数物种是在人类未察觉前就已灭绝。经粗略测算，400 年间生物生活的环境面积缩小了 90%，物种减少了一半，其中尤以热带雨林被砍伐对物种损失的影响更为突出，由此估计从 1990~2020 年由于砍伐热带森林引起的物种灭绝将使世界上的物种减少 5%~15%，即每天减少 50~150 种。在过去的 400 年中，全世界灭绝哺乳动物 58 种，大约每 7 年灭绝一种，这个速度比正常化石记录高 7~70 倍；在 20 世纪的 100 年中，全世界共灭绝哺乳动物 23 种，大约每 4 年灭绝一种,这个速度比正常化石记录高 13~135 倍。

最新研究显示,人类种群数量在过去的 35 年里加倍增多,而同时蝴蝶、甲壳虫以及蜘蛛等无脊椎动物的数量却已减少了 45%。

生物多样性受到有史以来最为严重的威胁。生存问题已从人类范畴扩展到地球上相互依存的所有物种。科学家惊呼,第六次生物大灭绝因为人类的原因将提早到来!不少人惊恐地自问:不曾孤独来世的人类,难道注定要孤独地离开?

答案可以从 150 年前一位印第安酋长的话中找到——"地球不属于人类,而人类属于地球"。

地球是个村,人类只是这个村的村民。

人类的发展必须遵循平衡法则。要管住我们的嘴,不能想吃什么就吃什么,以致扯断自然生物链,不然比霍乱、SAS、埃博拉更凶猛的病疫恶魔会接连侵袭;要杜绝豪取强夺自然资源,善与其他生物和平共处,不然气温上升会使冰川融化海平面上升而淹没陆地、植被退化而导致山洪泥石流等灾害;要主动探寻和维护生物生存规律,避免一些相对较少物种灭亡所产生的滴漏效应。因为它们的灭亡会动摇其他物种的稳定性,甚至在某些情况下会影响人类健康。科学家在肯尼亚进行的试验表明,缺少大型动物的试验区域很快就被啮齿动物所侵占。草、灌木的增加以及土壤压实率的降低,使啮齿动物更容易获得食物并建造巢穴。而其数量的加倍也会导致许多携带疾病的皮外寄生虫数量加倍,继而相互影响造成恶性循环。

和谐发展是人类文明发展的内核,缺乏和谐的文明是自私的、野蛮的,是注定要受到惩罚的。这是不容侵犯的秩序。

打开人类的文明进步史,可以清楚地看到,人类与口腔疾病的斗争也始终与人类的进化与发展相伴,使之成为人类文明进步的重要部分。考古学家在公元前 7000 年的墓葬中,发现了钻有孔洞的牙齿,是迄今为止人类治疗口腔疾病的最早史证。在过去的几千年中,人类在与口腔疾病的斗争中进行了无数的尝试,付出了巨大的艰辛,积累了丰富的经验,于是才有今天的口腔医学。

如同在中国历史长河中的古代四大发明一样,在口腔学界也有属于中国的四大发明,即银汞合金补牙、砷剂失活治疗龋齿、唇裂修补术及牙刷。这里只是选取个别片段,通过对中国清朝以前口腔医学发展成果的点滴记述,使之窥一斑而见全豹,客观地反映了古老的中国在世界文明发展史上同样有着口腔医学浓墨重彩的一笔。

第七章　北京周口店猿人遗址发现的牙齿化石
——半坡博物馆北京周口店猿人遗址图片巡展访游记

杨再永

作者简介：杨再永，男，口腔临床医学硕士，解放军第十五医院主治医师，中华口腔医学会会员。研究方向为口腔临床医学与军事口腔医学，参编、参译专著3部，发表国内外论文20余篇，多篇论文被国际权威检索收录。曾获第四军医大学口腔医学院2014年会军事组"一等奖"，第十一次全国口腔医院管理学术大会"优秀论文三等奖"，第十一次中国科协全国青年医师学术大会"优秀论文奖"等，荣立三等功2次。

牙齿化石是人类发展的重要物证。2013年在西安半坡博物馆参展的北京周口店猿人遗址巡回展览，其中展示了北京猿人遗址全貌，包括著名的猿人洞、新洞、山顶洞等多个化石地点。同时展示有大量珍贵的文化遗物、动物化石、石器工具，以图文并茂的展示形式诠释了周口店遗址的历史价值和文化内涵。其中展示的3枚北京猿人牙齿化石高仿模型引起观众的极大兴趣。现纵览相关文献报道，将北京周口店猿人遗址发现的牙齿化石综述如下：

一、北京周口店猿人遗址

周口店遗址位于北京城西南约50公里处的房山区境内，背靠峰峦起伏的太行山脉，面临着广阔的华北平原，山前一条小河潺潺流过，这里自然资源丰富，气候温暖宜人，是50万年前北京猿人生活的地方。北京人又称北京猿人，正式名称为"中国猿人北京种"，现在在科学上常称为"北京直立人"，拉丁文学名为Homo erectus pekinensis。其化石是华北地区旧石器时代早期的人类化石,地质时代为中更新世中期,距今约 70 万~20 万年。此处遗址是 1921 年 8 月由瑞典的地质学家和美国、奥地利的古生物学家发现的,北京人是属于从古猿进化到智人的中间环节的原始人类,属直立人,这一发现在生物学、历史学和人类发展史研究上有着极其重要的价值。1987 年,周口店北京人遗址被联合国教科文组织定为世界文化遗产。

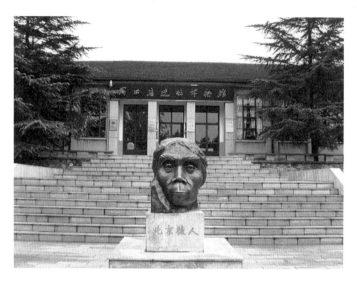

北京周口店遗址博物馆

二、北京猿人的生活习性

在旧石器时代,北京猿人已经会打制各种工具,周口店遗址还保留着大小不同、材质不同、用处也不同的各种石器。他们也能够猎取种类繁多的动物。甚至凶猛的剑齿虎,在猿人们团结一致的行动中都会沦为被捕杀的对象。北京猿人已经学会灵活地使用火。火不仅给他们带来光明和温暖,也孕育了人类文明的诞生。从生食到熟食的转变,促使北京猿人牙颌系统发生转变,生活习惯随之改变。在周口店发掘出的纵多灰烬层中,人们就可以清晰地看出炭灰留下的深色痕迹。当时北京猿人的颅骨很厚,大约是现代人的 1 倍。尤其他们下颌部膨大,上颌部收缩,而现代人恰恰相反,下颌部窄小,上颌部膨大,因此北京猿人的脑子不算大,只有现代人的一半。但是,虽然北京猿人的头部显现出更多猿类的特点,可他们的肢骨却和现代人的极为接近,已经基本具备了现代人的结构,也就是说,北京猿人完全可以像现代人一样行走甚至奔跑。

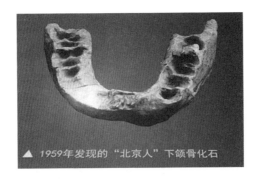

北京猿人的下颌骨化石
（来源：中国科学院古脊椎动物与古人类研究所）

三、发现的牙齿化石

在中国的近代考古学史上，一位出生于 1874 年的瑞典人安特生一举改变了中国的近代考古面貌，他又被称为"仰韶文化之父"。安特生博士毕业后，曾先后两次参加南极考察活动，因此名声大振，于 1914 年受聘任中国北洋政府农商部矿政顾问，在中国从事地质调查和古生物化石采集。1916 年，由于中国时局动荡，地质考察的研究渐趋停滞，安特生也因此把精力转向了对古生物化石的收集和整理研究。这也导致了他日后工作性质上的根本转变。在这期间，他与奥地利古生物学家斯丹斯基等在周口店和中国北方地区的其他地点进行了地质考察和古生物化石采集，获得了大量的化石标本。据说，当时收集的化石材料有 400 余箱，被直接运往瑞典，目前均保存在乌布萨拉大学古生物博物馆。据统计，海外收藏中国文物最多的机构就是乌布萨拉大学，也成为中国迄今在国外珍贵的文物所在地之一。这些古生物化石也构成了乌布萨拉大学藏品的主体，同时也是该博物馆的最重要馆藏内容，成为镇馆之宝。后来瑞典地质古生物学家不断对

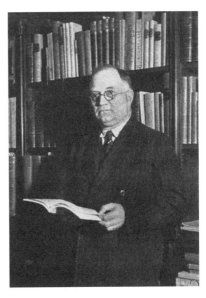

瑞典地质古生物学家安特生

化石进行研究，目前该博物馆仍有 40 多箱标本材料遗落库房尚未开箱，好多北京猿人信息尚未公开，成为中国考古界的遗憾。

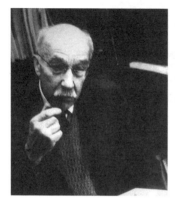

奥地利古生物学家斯丹斯基

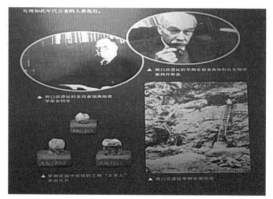

北京猿人牙齿化石的惊世发现
（来源：乌普萨拉大学进化博物馆）

　　1927~1937 年中国地质古生物学家对周口店北京猿人遗址进行了发掘，并有了重大发现。先后发现了 5 件头盖骨、多件头骨碎片和下颌骨、头后骨，以及 147 枚牙齿等直立人化石。但这些直立人化石均在第二次世界大战爆发时日本入侵后丢失，至今不知去向，成为不解之谜。对于现存牙齿化石的发现，可以追溯到 20 世纪 50 年代，中国科学家在周口店的发掘中新发现了 5 枚直立人牙齿化石，分别为切牙、前磨牙、磨牙，目前收藏在中国科学院古脊椎动物与古人类研究所。在瑞典对北京猿人化石的研究中发现了 3 枚牙齿，全部保存在瑞典乌布萨拉大学古生物博物馆，但这 3 枚牙齿全为磨牙，加上中国发现的 5 枚牙齿，共 8 颗，分别为切牙、前磨牙、磨牙，但是缺少尖牙。瑞典乌布萨拉大学古生物博物馆的 3 颗北京猿人牙齿化石至今没有回国，展览的全部为牙齿模型，也是中国的一大憾事。2011 年应瑞典进化生物学研究中心的邀请，中国科学院古脊椎动物与古人类研究所研究员刘武、同号文，与该国乌布萨拉大学阿尔伯格教授等瑞典同行对保存在该大学的来自中国北方的化石进行整理鉴定。在新开箱的周口店化石中，惊喜发现了一枚人类犬齿。这是目前发现的第 9 颗北京猿人牙齿化石，且是唯一的一颗尖牙。这是首次发现周口店直立人尖牙化石，不仅丰富了周口店直立人牙齿化石的种类，也为未来人类演化研究提供了重要的信息。专家透露，通过现代技术，可以从这颗未经任何处理的尖牙化石上，了解更多关于古人类的未知信息，比如北京猿人吃的食物、生活习惯等。

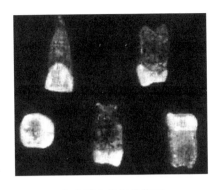
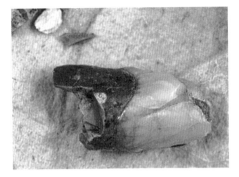

北京猿人的牙齿化石
（来源：中国科学院古脊椎动物与古人类研究所）

新发现的周口店直立人犬齿石
（来源：乌普萨拉大学进化博物馆）

四、北京猿人牙齿化石的价值

在人类进化历史上，北京猿人应是属于从古猿进化到智人的中间环节的原始人类，这一发现在生物学、历史学和人类发展史研究上有着极其重要的价值。经历了逐渐演化发展的漫长过程。环境的改变，促使人类咀嚼器官发生相应的变异，由于人类对火的认识和利用，饮食由生食变为熟食，食物由粗硬变为细软，咀嚼器官的功能刺激也日渐减弱，其发育潜力必然受到削弱，因而形成咀嚼器官日趋退化的遗传倾向。对古人类化石的研究可以发现，颅骨、颌面部及牙齿随着人类的进化而不断发展变化。北京地处华北地区，是中华民族的发祥地之一。早在远古时代原始人类就在这里繁衍生息，创造了多姿多彩的史前文化，为后世留下了丰富的文化遗存。可以通过对北京猿人牙齿化石描述性研究，可以试着探讨北京猿人到现代人口腔咀嚼器官的进化，通过对牙齿结构和磨损情况的研究，可以发现当时北京猿人的口腔疾病流行情况，间接反映当时猿人的饮食习惯和当时社会生产生活的状况。

总之，周口店北京猿人遗址的156颗牙齿化石，大部分已经不知去向，对北京猿人的研究是一大缺憾。而目前存在的4枚牙齿化石至今遗落国外，对我国口腔考古界也是一件憾事，尤其国外的几颗北京猿人牙齿化石是本该属于我国的，至今仍没有归还迹象，我们期待国外的中国珍贵文物能够早日归还。

第八章　赛思齿艺博物馆
——中华口腔医学文化园林中的奇葩

李世俊

作者简介：李世俊，天使口腔中国（集团）公司创始人，曾任上海时代天使、北京时代天使、北京天使智慧、广西智慧天使等公司董事长，我国最早撰写《孙子兵法与企业管理》等古为今用企业管理著作的企业家；《2009 牙科博览》、《2011 牙科博览》、《2013 牙科博览》、《中国口腔医学文化博览 2016》执行主编；曾任中国商业史学会副会长、中国牙防基金会副理事长；曾被聘为南开大学、中山大学客座教授，复旦大学特约研究员。

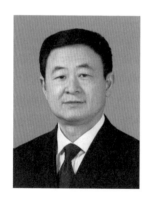

人物简介：何宝杰，河南赛思口腔医院院长，副主任医师，赛思齿艺博物馆创建人，河南省医疗机构口腔种植技术管理专家组组长，河南省口腔医学会副会长，河南省口腔医学会民营口腔医疗专业技术委员会主任委员，中华口腔医学会民营口腔医疗分会常务委员，国际口腔种植学会(ITI)会员，瑞典 Nobel Biocare 中国区种植技术讲师，河南省第十一届政协委员。

　　我国现有并在文物部门登记注册的博物馆 4000 多家，其中口腔医学博物馆不到 10 家，获河南省文物局批准成立的赛思齿艺博物馆是我国为数不多的口腔医学博物馆中极具特色的非国有博物馆，其馆藏虽不及第四军医大学口腔医学院博物馆的规模及其在国内外的影响度,也不及四川大学口腔医学院博物馆年代之久远和文化底蕴的深厚,但赛思齿艺博物馆文物价值之高,牙齿化石之奇,意境之妙,无不令人喜出望外。

一、一座民办博物馆,口腔医学的大课堂

赛思齿艺博物馆始于 2005 年,2013 年重建,现有展馆面积约 $1000m^2$,设置有古生物化石、牙齿演化、牙医荣誉、微笑与牙齿艺术四个展区。古生物化石展区藏品 220 件,以牙齿化石、古生物化石、甲骨文、大荔人头盖骨化石等四大类别展示。

牙齿演化展区藏品近百件,主要以鱼纲类和人类的牙齿为主,从鱼类、鸟类、哺乳类,到两栖类,再到人类牙齿标本、义齿标本等展品,展示生物发展牙齿演化的过程。有鲨鱼牙齿与头骨标本、锯齿鲨牙齿化石、人类牙齿标本、义齿标本等展品。

牙医荣誉展区,追溯牙科文化的发展,从埃及最早的牙医,到希腊牙医拔除腐蚀牙齿与治疗牙病,再到世界第一所牙医学院的创建,以及世界知名牙科医生、知名牙科协会、牙科教育机构、牙科先进技术等。

微笑与牙齿艺术展区,从美学角度出发,以牙齿与口腔健康、牙齿与美观、牙齿与微笑三大类别为主题,展示牙科文化之正畸、美白、种植、修复、保健等一系列的牙科技术。在观察、感悟医学技术的同时,从美学角度欣赏牙齿与口腔健康、牙齿与美学、微笑与审美艺术牙齿艺术。

赛思齿艺博物馆内的藏品,从铲齿象牙齿化石,到"齿""疾"甲骨及书画作品,件件体现赛思馆藏赋予的齿艺人文与价值。站在这些艺术品旁,凝神屏息,林林总总的化石身姿,无不蕴藏古老沧桑,仿佛都在流淌着令人陶醉的艺术血液。

展馆中的猛犸象下颌骨化石备受牙医人士的钟爱,它既具有化石的原始古朴,同时,在医生的眼中,它完美展现了牙齿的解剖学美感。仔细观察会发现:下颌体下缘不是很平直,为浑圆状,在靠近喙突处略微向上凹入;下颌前缘与齿窝上沿之间夹角近 90°,下颌体前缘很陡直,在其边沿处有很窄的褶边,下颌体上缘与下颌支前缘之夹角小于 90°,真切展示了猛犸象的口腔形状,非常精美。

库班猪头骨化石是赛思齿艺博物馆中的珍品。据 1999 年中新社报道,

库班猪化石全世界存量尚不足十个，其中两个在国外，在世界范围内，它的踪迹首先在我国甘肃发现，由此可见这件藏品之珍奇。

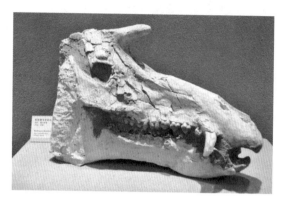

库班猪

与其他口腔博物馆相比，赛思齿艺博物馆的功能别具一格，兼具参观、展览、牙科知识普及宣传、学术交流和候诊于一体。展馆以牙齿为基点，以艺术为导向，立足于行业，生发出文化。对来河南赛思口腔医院就诊的顾客而言，博物馆是赛思为顾客提供的口腔医疗服务的延伸，在这里，人们通过参观可以领略到自然遗产、人文历史和现代医学的多重魅力；在这里，顾客候诊的同时，可了解博物馆内丰富的齿艺文化知识，达到了普及牙科知识的目的。当顾客徜徉在齿艺文明的海洋里，愉悦的身心可以极大缓解就诊之前的精神紧张，在潜意识里深化了医患之间的交流。

赛思齿艺博物馆以其展览特有的馆藏，激发了观者对人类自身的思考，尤其是对牙科历史和发展的思考。人类的牙齿和其他物种的牙齿存在千丝万缕的联系，对不同地质时期不同物种的牙齿及其演化进行研究对人类自身意义重大，在更广阔的生物和历史地理背景中，口腔医学、齿艺文化将会得到更全面、更系统、更科学的认识，这将在更宏观的角度指引牙科的发展方向。

迄今为止，赛思齿艺博物馆已经开馆 10 年了。10 年间，参观人数近 10 万人次。许多行业领导、艺术名家和国外的朋友到过赛思齿艺馆博物馆。

2006 年 3 月，时任北京大学副校长的林久祥教授在参观、考察河南赛思口腔医院、赛思齿艺博物馆后感慨道："赛思齿艺博物馆，馆藏丰富价值高，能将收藏艺术同牙齿结合在一起，在全国也不多见。像赛思这样的医院应该早日成为大学生的培训基地。如果赛思在北京，北大口腔医学系的学生入校第一堂课能到赛思齿艺博物馆参观，这将会成为他们走进口腔医学的历史、了解口腔

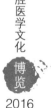

医学文化的一个大课堂,能让他们享受到一次口腔医学文化的丰盛大餐。"

二、一片甲骨文,中国口腔医学文化从"齿"起步

在人类的历史长河中,古埃及的象形文字、古巴比伦的楔形文字、古印度河流域的印章文字和中国的甲骨文共同形成了世界四大古文字体系。唯有中国的甲骨文穿越时空,至今仍在使用并且充满活力(摘自中国文字博物馆解说词)。

甲骨文是我国最古老的比较成熟的文字,截至 2012 年,在安阳殷墟已经发现有大约 15 万片甲骨,4500 多个单字。这些甲骨文所记载的内容极为丰富,涉及商代社会生活的诸多方面,不仅包括政治、军事、文化、社会习俗等内容,而且涉及天文、历法、医药等科学技术。

"齿"字始于甲骨文。中国口腔医学文化文字记载从"齿"开始。到目前为止,笔者所知的我国口腔医学博物馆,唯赛思齿艺博物馆收藏有甲骨文的真品。该甲骨片为河南赛思口腔医院何宝杰院长委托甲骨文研究专家、原安阳博物馆副馆长焦志勤先生搜集而得,并请当代著名书法家黄苗子先生题了字。

该甲骨"齿"和"疾"同现于一片。何以如此?答案可能是:此非简单的会意,而是对卜辞对象牙齿状况的一份精确的记录。"疾",亦为象形字,犹如一人倚在靠板上,表明此人有病,病即是"疾"。"齿"和"疾"刻在同一片甲骨上,有甲骨爱好者推测,极有可能是牙齿患病了,以此为记。

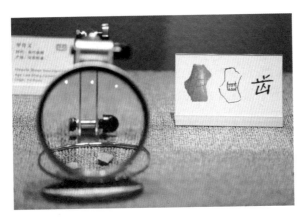

甲骨文

赛思齿艺博物馆"齿""疾"同现之甲骨文片,为赛思齿艺博物馆镇馆之宝,中国口腔文化亦从"齿"开始……

三、一个传奇故事,牙医也是艺术家

赛思齿艺博物馆从无到有,从文物、化石的收藏到馆藏寓于文化之中、处处凸显艺术之美,其发生、发展过程生发出一个个传奇故事,当代著名书法家黄苗子先生将这些传奇故事汇成一句话:"牙医也是艺术家",并为此留下墨宝。谁为黄苗子先生笔下的牙医艺术家呢?

河南省著名的全口种植修复专家、河南赛思口腔医院何宝杰院长当之无愧。

何宝杰感悟艺术,钟情中国牙科文化,继而收藏、整理、兴办齿艺博物馆,有一段佳话:何宝杰20世纪90年代结识了"巨印之王"——已故著名书法家、篆刻家王海先生,且格外喜欢欣赏、收藏王海的书法作品。每当人们问起何宝杰对王海字画的感觉时,这位年届知天命的院长脸上都会出孩子般的惊喜:"深深的震撼,就像进入一个魔幻的世界,很奇!很美!"为此,他不仅常把王海的书法作品张挂医院的墙壁,而且还不断尝试将王海书法艺术中的奇与美融于口腔医疗临床中。

艺术作桥,没多久两人成了知己。一天,何宝杰对王海说:"与老师您相处,耳濡目染,如鱼得水。俗话说,大恩不言谢。我能为您做点什么?"王海告诉何宝杰:"我一生最大愿望是能出版自己的书,在北京办一次自己的画展。"何宝杰表示:"您的事,我来办。"为践行自己的诺言,圆王海的梦,当时并不富裕的何宝杰先向朋友借款10万元配合王海出了书,经济稍有宽裕即出资20万为王海先生在北京举办了画展。

何宝杰对艺术的挚爱、对朋友的真诚,一时成为了河南省文化艺术界的美谈。也因为如此,何宝杰非但结识了河南省书画、摄影、篆刻、甲骨文等专家,而且因此结识了我国著名书画家黄苗子先生及其夫人著名画家郁风先生等,并成了忘年交。何宝杰以艺结缘,学书画、搞摄影,渐渐步入了人生的艺术之路。

对艺术的追求如果仅止步于兴趣,艺术只能流于平庸。王海、黄苗子等艺术家们的教诲,让何宝杰感受到了中国文化的博大精深,感悟到了中国的口腔文化是中国传统文化的组成部分,萌生了艺术与专业结合,收藏牙科文物、化石,建立牙科文化艺术馆的愿望。2005年一间不大的牙齿艺术陈列馆(赛思齿艺博物馆前身）对外开放了，黄老携夫人郁风前往参观并挥毫泼墨题写了馆名——"赛思齿艺"。

黄苗子先生题写的赛思齿艺馆名

之后，何宝杰开始留心收集相关的古生物与牙齿化石及与牙齿相关的艺术品。其间，古生物牙齿化石所"讲述"的历史故事及其呈现的大自然雕刻、呈现的美深深吸引着他和朋友们，他们追寻牙齿艺术的脚步也渐渐遍及亚、非、拉美、欧洲……这样，一件件诉说牙齿艺术的藏品也在赛思慢慢汇聚，数量越来越多，种类也越来越丰富，品位越来越高，传奇的故事犹如盛开的孔雀屏，成功地彰显出了中国牙科文化的传奇，赛思齿艺博物馆应运而生了。

四、一家别开生面的医院，医学与文化相交融

赛思作为牙科医疗服务行业中的一份子，专注于患者日常口腔疾病的治疗，开展多项目的口腔卫生保健，进行口腔疾病预防、口腔健康教育等工作，在行业内外，获得了赞许，赢得了肯定。同时在文化建设中，以独特的牙齿艺术为顾客打造了一个享受诊疗服务的文化空间——赛思齿艺博物馆，用对专业艺术文化追求的服务理念为顾客创新诊疗体验——传递牙科文化，在这里，赛思与博物为一体，医学与文化浑然一体，艺术和服务水乳交融，牙齿文化为牙科医疗"注入灵魂"。

赛思齿艺博物馆的创建，逐渐成为口腔医学界人文交流的一个平台，到访的人们，或交流服务创新，或探索文化发展。如今，从医30余年、现任河南省口腔医学会副会长的著名口腔种植修复专家何宝杰，再次把对口腔医疗事业的挚爱、把他对牙齿艺术与文化与口腔医疗结合的感悟，融贯于新的赛思齿艺博物馆建设中。

目前已为当地政府批准规划建设的河南赛思口腔医院新院建筑面积20 000m²，其中约3000m²设立赛思齿艺博物馆，届时，新馆面积将扩大3~5

倍。将在现有古生物化石、牙齿演化、牙医荣誉、微笑与牙齿艺术4展区的基础上,增设赛思与牙齿艺术、人类的第三副牙齿、义齿制作与牙齿艺术、古今牙科工具、牙齿诗词文化遗产等5个展区,集中展示口腔医学历史长河中捡拾起来的人类文明,传承文化,开创未来。

第二篇　中国口腔医学名医纪事

第一章　出走：1942

——华西协合大学牙学院王翰章先生传略

宗　争

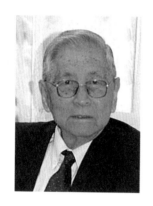

专家简介：王翰章，1949年毕业于华西协合大学牙学院，美国纽约州立大学博士学位。中华口腔医学会顾问，华西医科大学校友总会名誉主席。中国口腔颌面外科学创建人之一。著有《口腔基础医学》《口腔医学词典》《口腔颌面外科手术学》《中华口腔科学》等，辅助编写《华西口腔百年史话》《墨彩华西坝》《精品口腔教材》等著作。曾被评为全国优秀教师，获国家教委、全国教育工会、国家人事部授予的优秀教师奖章、四川省跨世纪杰出老人荣誉称号。

　　许多年以后，站在华西坝，王翰章依然会想起他初到成都的那个遥远的夜晚。他在自传中这样描述他在成都度过的第一个夜晚："初冬的成都，是湿冷湿冷的……走廊行人踢踏的脚步声，犹如在耳旁敲打木板，并使人感到房子微微地颤抖。我躺在湿冷的床上，好似睡在冰凉的摇篮内。"对于北方人来说，这个湿冷的"摇篮"并不舒服，但仍一样能引人入眠。彼时，23岁的王翰章也许已经隐隐地意识到，成都将会作为他的"摇篮"，成为他人生中最重要的一个地方，第二个故乡。

一、翰墨情缘

　　王翰章先生真正的故乡是北京。1919年5月，春暖花开之时，他出生在北京城东胡各庄的一个小四合院里。王翰章先生今年已97岁高龄，是我国著名的口腔颌面外科专家、口腔医学教育家，曾任前华西医科大学副校长，华西口腔医院院长，国家自然科学基金委员会临床学科评审委员会委员，全国高等医药院校口腔专业教材编审委员会委员。然而，在离开家乡奔赴成都的那一年，也就是 1942 年，他并不知道日后自己会成长为一位知名的医生、教授，那些高远而宏大的人生规划尚未成型。甚至，也就是在这一年的夏天，他还有机会，拜入名门，成为一位画家。

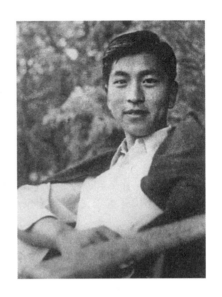

1942 年春天，已经考入齐鲁大学医预科的王翰章，因齐鲁大学战时迁居成都，暂时借读于辅仁大学生物学系。学校的课程乏善可陈，王翰章兴趣索然，只有去荣宝斋堂叔王寿贤处看画尚能提得起兴致。母亲看他喜欢画画，劝他正式拜师学艺，拟师从著名画家李五湖。李五湖先生是"湖社画会会员"、著名的山水画家，张学良将军曾出资延请其进府，教其子女书法和绘画。王翰章喜欢书画，但却并没有将书画作为事业的打算，回绝了母亲的提议。

王翰章爱好书画，是自幼培养起来的兴趣。1934 年，他从潞河小学毕业，以优异的成绩入读潞河中学。他加入了潞河中学的春雷艺社，这是一个学生自发的书画艺术团体，汇集了不少书画音乐艺术爱好者。除了指导老师齐书耕的提点，王翰章还从同学那里得到了很多帮助。他在自传中提到的赵绘澄、王达夫、孙桂恩等几位，日后皆成长为书画名家。尤其是孙桂恩，乃是辛亥革命早期革命家、国民政府内务部总长孙丹林之子，师从当代名家张大千先生、花鸟画家于非闇先生，1939 年考入西南联合大学法律系，次年转入成都齐鲁大学历史社会系，列入国学大师顾颉刚、钱穆、叶圣陶的门墙，新中国成立后从事文物保护工作。潞河中学人才济济，少年王翰章耳濡目染，眼界开阔，志存高远。

其实，早在小学时，他就对书画颇有兴趣。这或许与他的家世颇有关联。王翰章的堂叔王寿贤，字仁山，号千里，20 世纪 20 年代起任北京荣宝斋的第二任经理，是齐白石、张大千等当代名家艺术价值的主要发掘者，在书画收藏界颇有声望。王家迁居到北京城内后，少年王翰章经常去荣宝斋看画，王寿贤向其细述当代诸位名家的画风、笔墨特点，培养了他的审美能力和艺术情操。

日后，王翰章的这份"闲情"对他的工作和研究都产生了良好的作用，如医学解剖学需要绘画上的基础。甚而，他最终走上口腔医学之路，也与这份爱好有紧密的联系。1943年，王翰章在参观了华大牙学院之后，决心转学牙医学。1941~1950年，林则担任华西协合大学校务委员会的主席，也就是副校长和最后一任校务长，转学之事须经林则教授同意。王翰章去拜会齐鲁大学医学院院长侯宝璋教授，求取一封推荐信。初次见面不免唐突，但侯老爱好收藏文物书画，王翰章凭着在书画上的一些知识和独到理解，与侯老相谈甚欢，结为忘年之交，推荐信也就顺利求得了。也正是凭着这封推荐信，王翰章叩响了"中国现代牙医学之父"林则博士的办公室大门，经过考核顺利转投入华西协合大学牙学院，奠定了他日后在口腔医学领域取得成就的基础。

当然，他也没有丢弃这份兴趣，在书画上的造诣逐年提升。如今，王老任全国卫生书画协会华西分会会长、四川诗书画家国际艺术交流协会会员、成都市美术家协会会员、中国卫生书法协会华西分会主席，在其90华诞之际，王老还特别出版了《王翰章画集》，收录其精选的作品112幅，由此可见一斑。

二、立志从医

1942年秋天，王翰章作出了人生中第一次最为重大的决定——奔赴成都，继续未完的学业。此时齐鲁大学已迁居成都，王翰章只有前往成都才能够继续本科的学业。如果没有这一决定，王翰章的人生将完全是另外一副光景。

5年前，也就是1937年，爆发了举世震惊的卢沟桥事变，日军发动全面侵华战争，北平被日本侵略者占领，扶植日伪政权，北平易名为北京。也恰恰是在卢沟桥事变爆发的前1个月，18岁的王翰章间接了解到了四川成都，了解到了在成都有一所华西协合大学。1937年6月，在潞河中学毕业典礼上，时任燕京大学校长的司徒雷登应邀作了题为"中国的小西天，天府之国四川"的演讲，这是潞河中学的惯例。王翰章还清晰地记得，司徒雷登那天提道："在那高山峻岭围绕的盆地之中，有一所学术水平很高的华西协合大学，是一所专业齐全的高等学府"。他特别提到医学院中的牙学院，他说："华西口腔是亚洲少有的，教学水平、师资力量，亚洲屈指可数……华西的牙学院可以称亚洲此类专业学校之首。"

这位司徒雷登先生，就是毛泽东在《别了，司徒雷登》一文中讽刺的对象。然而，事实上，这位美国人生在中国、学在美国、工作在中国，他的一生中最主要的角色并不是政治家，而是一位教育工作者，他担任燕京大学校长近30年之久，为该校的发展壮大作出了不可磨灭的贡献。1941年，太平洋战争爆发，燕京大学被迫迁往成都，巧合的是，它当时正是借用的华西协合大学的校园，也许与他曾经对这里的考察不无关系。司徒雷登教授的这番话印在了青年王翰章的脑海中，成为了他日后转投入华西协合大学的最重要理由。

王翰章从医的另一个原因来自于他的祖母。王翰章的祖父、父亲皆从商，经营糕点食品生意，家中从没有人从事专职的医生工作。王翰章幼年丧母，父亲忙于商务，他由奶奶一手带大。奶奶性格开朗、精明能干，在村中享有威信。因父亲来往城乡，经常带回些中成药，村中有人患病，即向奶奶讨药。奶奶不仅欣然赠予，还耐心向其讲解药性和用法。王翰章的童年因为有了奶奶的教诲和陪伴，幸福安康，也朴素地理解了不少做人处事的道理。奶奶说："将来你要尽量去帮助那些最需要你帮助的人。"这句话一直萦绕在王翰章心头。

初中时，王翰章因感冒致扁桃体发炎，高烧不退，住进北京通州的一所教会医院。这是他有生以来第一次和西医院接触。王翰章说，在医院中，他体会到"一种无名的安全感"，他第一次对"医生"这份职业有了深入的思考："医生的工作是那样的伟大和神圣，随时在帮助人，把人从痛苦中解救出来，并能挽回人的生命……这是不是奶奶所说的大男人的形象，助人、爱人的榜样，是不是我要向他们学习，争取做这样的人，去帮助受苦的人？将来去做医生，我想一定会符合奶奶的心愿，我默默地记在心中。"高二时，王翰章在北京协和医院进行扁桃体切除手术的时候，他又一次深切地感受到医务工作者一丝不苟的工作态度，认真负责的品德和和蔼可亲的态度，再一次坚定了他将来要成为一名医生的决心。

经过思忖商量，尽管危机四伏，修学从医之志不改，奔赴成都势在必行。此时的中国，半壁江山业已沦陷，自北京前往成都，艰难险阻无法预测，路途遥远舟车劳顿还是其次，如何通过日军封锁，是否能够安然抵达，全是未知数。

1942年9月29日清晨，东方既白，母亲备下一桌饭菜，王翰章却没有胃口，匆匆吃罢早饭，欲与家人道别，却得知父亲忧虑，一夜未眠，刚刚睡下，抑或是老父恐徒增感伤，以无别而送别。此去经年，不知何时才能再会。母亲含泪相送，王翰章不忍回首，自此告别家乡，踏上旅程。

三、流亡之路

1942年9月29日至11月5日，一个半月的时间，王翰章辗转由北京抵达成都。这段旅程，在事后可以被解读为一次惊心动魄的历险，成为人生中最好的一笔谈资。当时，却完全是前途未卜的困境，今日不知明日事。生活之中无辩证法可言，况且是在国破城陷之时，任何预测都敌不过糙砺的现实。

虽然经过了详尽而周密的计划，又有同学李梦鱼结伴同行，对赴蓉的路线事先做了最为周全的考虑，然而，旅途尚未过半，计划就宣告流产了。

起初的行程尚十分顺利，王翰章与李梦鱼自北京出发，乘火车经济南抵达徐州，后转车抵达商丘。到了商丘，见到了预先打听好的可靠人士旅店张老板，雇了人力车前往安徽亳州。然而，在经过日军封锁线的时候，王翰章等人突然遇到日军卡车追堵，遭到扣押，勒令他们不许离开亳州。也恰是在这危难之际，他们得到贵人相助，遇到了一位自称老王的中年人。当天夜里，老王在家中留宿二人，还招待了他们一顿便饭，虽然只是白菜豆腐和馒头，对于饥肠辘辘的王翰章来说，这无异于雪中送炭，堪比珍馐美味。也正是经老王指点，二位年轻人顺利来到了亳州中学，在学校老师的共同帮助下，继续前往洛阳。时至今日，王翰章仍然不知道这位"老王"究竟是谁，又是出于什么目的如此无私无畏地冒着危险帮助他们。这或许只能看作是旅途中的一份好运，人世间一份患难相扶持的真情。

到了安徽的界首，二人步行前往洛阳。沿途断壁残垣，饥民饿殍，卖儿鬻女，生灵涂炭。诚如杜工部诗中所述："国破山河在，城春草木深。感时花溅泪，恨别鸟惊心。"

行至洛阳，二人已身无分文。在"河北省办事处"得知，西去宝鸡的火车是免费的，只要挤上火车就行，稍稍宽心。饥饿难耐，向烧饼摊的老者乞讨，得到了两个烧饼，又一次感受到人间相助的朴素真情。王翰章在洛阳典当了姐姐临行前给他的一枚金戒指，与李梦鱼一起吃了顿羊肉泡馍，自离开亳州老王那里之后的，吃了第一顿饱饭。当天夜里，他们挤上了西去宝鸡的火车。之后又自宝鸡"搭黄鱼"（拉货顺便载人的汽车），终于抵达成都。

从 1937 年到 1945 年，是华西坝最热闹的一个时期，史称"华西坝五大学联合办学"时期。战区南京的中央大学医学院、金陵大学、金陵女子文理学院，济南的齐鲁大学，苏州的东吴大学，南京的中央大学医学院，北京的燕京大学、协和医学院的部分师生，都先后迁来成都，借用华大校园、校舍、实验室、图书设备等条件继续办学（"五大学"指的是华大、金大、金女大、齐大和燕大）。华西坝集中了六七所大学，设有文、法、理、医、农等 6 个学院，拥有六七十个学系。王翰章在当时全国史无前例的学术最高学府，大大拓展了知识面，得到了日后事业助推的力量。

王翰章出行的这一年注定是不平凡的。1942 年夏天，河南发生大旱灾，

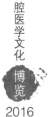

夏秋两季大部绝收。大旱之后，又遇蝗灾。饥荒遍及全省 110 个县。据估计，1000 万民众的河南省，有 300 万人饿死，另有 300 万人西出潼关做流民，沿途饿死、病死、扒火车挤踩摔（天冷手僵从车顶上摔下来）死和遭遇日军轰炸而死者无数，一路上饿殍遍野，饥民相视惨不忍睹。1943 年，美国记者白修德报道此事。他说，1000 万人口的河南省有 300 万人（甚至 500 万人）饿死，另有 300 万人逃亡到陕西、甘肃和西部一带。

流亡途中，王翰章在洛阳前往宝鸡的火车上亲见了列车惨剧，因车顶上逃难的人群行李堆放过高，火车过山洞时，连人带物都被刮掉，铁路旁落满了被刮下的人，山洞中哭喊声、呻吟声大作，惨状触目惊心。

战争的残酷、灾难的无情和患难中无私的相助，令王翰章动容，也让他坚定了做一位"好医生"的信念。王教授认为：一名医生，必须要有无私奉献的精神和高度的责任心。"关爱患者，把患者当作自己的一部分"，这是王翰章教授对"什么样的医生可以算作好医生"的回答。他将一生献给医学事业，这句话正是他对医生这一崇高职业的深刻理解，同时这也是他一直亲自践行的人生信条。

10 年之后，也就是 1952 年，王翰章故地重游，再次由北京返回成都。此时他已经自华西协合大学牙学院毕业，获得了美国纽约州立大学博士学位，在华西口腔医院当了 3 年左右住院医生。他在成都安家立业，恰逢大儿子出世。这次的旅程并不是坎坷求学，沿途也再没有战事和饥荒，他是自战场立功，载誉而归。朝鲜战争爆发后，他跟随宋儒耀教授，加入"西南整形外科援朝医疗队"，奔赴抗美援朝战场，救治了上千名颌面部严重创伤的伤员，完成了历史赋予的艰巨而光荣的使命。这一年，王翰章正式加入中国共产党，决心献身于为人民谋幸福的事业。

四、尾声

流年似水，往事如烟。

王翰章先生耄耋之年，拥有着近一个世纪的人生阅历和深刻思索，无论在广度和深度上都达到了旁人所难以企及的位置。然而，1942 年，对于他来说，则必然是人生中最重要的一个年头。在这一年，他做出了人生中最重要的选择，践行了人生中最苦难的旅程，来到了人生中最重要的学府。彼时，23 岁的王翰章，懂得了离别与相思、苦难与艰辛、选择与坚守、责任与奉献。那些看起来风马牛不相及的前因与后果,也因为这一年的种种经历,被牢牢连在一起,成为了助长王翰章成为一名优秀的医生、教授的压力与动力。回顾这位世纪老人的这一年,如同观照他的一生,它绝非一帆风顺,但却永远值得我们去咀嚼、思考。

(本章部分资料引自王翰章先生自传《翰墨荃馨》、《四川大学史稿》)

作者简介:宗争,毕业于四川大学,师从符号学巨擘赵毅衡先生,获比较文学专业文学博士学位。现为四川大学商学院博士后。现任成都日报集团《教育家》杂志主笔,成都弘道书院副院长。

第二章 鸿 鹄 志
——记第四军医大学口腔医学院丁鸿才教授

钟法权

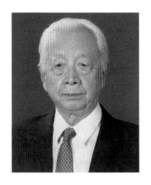

专家简介:丁鸿才教授生于1914年5月9日,男,江苏涟水人,出生于涟城镇一个医学世家。1949年参加革命工作,1956年4月加入中国共产党,口腔颌面外科学家,我国口腔颌面外科的十大奠基人之一,我国口腔胚胎组织学之父,从医、执教六十余载,为我国的口腔颌面外科事业的发展做出了卓越贡献。2001年晋升为专业技术三级。

在中国牙科界,有一个德高望重的耄耋老人,他叫丁鸿才。2015年,他以一百零一岁的高寿,成为第四军医大学口腔医院建院以来寥若晨星的百岁寿星,同时也将成为中国牙科专家里为数不多的百岁寿星。

一、播下当医生的梦想

时光不会倒流,人类只能将目光向后回眸,只能将记忆向后回溯。

21世纪刚刚过去十余年,20世纪却已经成为历史,成为活着的人们记忆中的往事。20世纪的1914年,是大清王朝灭亡的第3年,生活在广袤辽阔土地上的中国人,还保持着大清王朝的臣子臣民生活习气。丁鸿才就出生于1914年5月9日,一个春夏交替的季节,一个医学世家。在丁鸿才的儿童和少年时代,他耳濡目染的是他父亲忙着为乡亲们诊病治病情景,闻着的是满屋子中药特殊的药香气味,听到的是父亲与爷爷和家人谈论的一个个病例,看到的是父亲在治愈一个个患者之后的笑脸，收获的不仅仅是家庭的殷实，更使做一名医生、悬壶济世、治病救人的种子在他幼小的心田里悄悄种下。为此，他上学后，学习特别勤奋用功。一次，老师在课堂上讲司马迁的《史记·卷三十六》中的故事，有一个叫陈涉的少年，少时，尝与人佣耕，辍耕之垄上，怅恨久之，曰："苟富贵，无相忘。"佣者笑而应曰："若为佣耕，何富贵也？"陈涉叹息曰："嗟乎，燕雀安知鸿鹄之志哉！"当他听了老师讲的鸿鹄之志这句成语后，他便牢牢记下了这个影响他一生的成语故事。

个人的命运总是和国家的命运息息相关，国家昌盛时，个人的前途命运也就广阔顺利；国家处于内忧外患多灾多难时，个人的命运也会多舛多磨难。丁鸿才读书求学之时，正处于国家积贫积弱、外有强敌内有忧患的时代，他的求学道路也就曲折，求学历程也就艰辛。求学的往事于丁鸿才来说，是烙在他脑海里一段永远无法忘怀的深刻记忆。1929 年，15 岁的丁鸿才在涟水县实验小学以优异的成绩毕业，为了心中的梦想，他决心考上扬州最好的省立中学。扬州中学招生严格，入学考试不仅进行笔试，而且进行口试，笔试结束还没有等考绩张榜公布，便进行盘查式的口试。那天口试还出现了一个小插曲，考官问的第一问题并不是知识类的问题，而是与当时政治气候相关。考官问丁鸿才的父亲入党了没有，当时在苏北地区，除了国民党统治外，还有共产党在地下发展党员，而且队伍日益壮大。那时丁鸿才一心读书，十分单纯，可以说年少无识，他不知道考官所指什么叫入党。但他还是壮着胆反问了一句，入什么党？考官听了很不耐烦地说，当然是国民党。丁鸿才理直气壮地说，父亲是个医生，不入什么党。视芝麻如西瓜的考官顿时警觉起来，何况不入国民党绝对不是一件小事，政治表现不积极，其结果可想而知。

那是一个下着毛毛雨的上午，身材瘦弱高挑的丁鸿才失落地走在用石条铺设的街道上，人生的路就像眼前的阴雨天，一切是那样的令人迷茫，在一番徘徊之后，他站在那石拱桥上，将求知的目光瞄向了一河之隔的贵族私立学校。现实又让他停下了希望的脚步，面对昂贵的学费，家境尚可的他，也只能望洋兴叹。在一位老师的指点下，他只好转身到南京。这一次他是幸运的，他竟然以出色的成绩考取了中央大学实验中学。

1932 年 1 月，对中国人来说是一个永远无法忘记的特殊时间。这一年淞沪战争爆发，"九·一八事变"后，日本又在上海发动了侵华战争，面对日趋紧张的抗战局势，南京政府剑拔弩张，校方顾及安全，让学生自选学校寄读。当时还读初三的丁鸿才只好选择回到家乡，在涟水县念完中学。

当时，国家正处于多灾多乱的年代。当丁鸿才再一次返回南京，正当他准

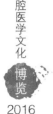

备报考中央大学附属高中时,中央大学风起云涌地闹起了学潮,政府下令大学停止招生。面对乱糟糟的南京,他只好辗转来到苏州,由于他学习成绩好,得以顺利考上苏州高中。在动荡的年代,丁鸿才以出色的自律和顽强,学完了高中所有的课程。高考在即,面对大学和专业选择,当时不少热血青年要么选择工业强国,要么选择投笔从戎的政治救国之路。但从小就立下了像父亲那样治病救人宏愿的丁鸿才,毫不犹豫地报考了中央大学医学院中医系。报考之初,医学院并没有设牙科专业,在中国也只有唯一的一所加拿大传教士在华西开办的牙科医院。传说蒋介石得了牙疾,牙痛难忍,跑到外籍人开办的医院看牙医回来后,立即指示中央大学附属医院开设牙科。因为时间紧,考分来不及公布,校方就在黑板上临时贴出了招生牙医专科(后改为本科)的启示。丁鸿才背弃父亲一再要求学中医的叮嘱,第一次自作主张改了所学专业。

　　1935 年于丁鸿才来说是他人生转变命运的关键之年,他如愿以偿地考上了中央大学医学院。他虽说喜在眉梢,可一想到父亲,他不免心里忐忑,他诚惶诚恐地将医学院牙科系录取通知书交给父亲后,没想到父亲慈祥地拍了一下他的肩膀说:"我尊重你的决定"。大学的生活既紧张又辛苦,尤其是抗日战争全面爆发后,偌大的南京突然间小的不能摆下一张课桌,学校的大本营被迫经武汉长途跋涉千辛万苦迁到重庆,医学院则在成都华西坝安营扎寨。丁鸿才倍加珍惜在国家战乱中来之不易的学习机会,像一只蜜蜂不知疲倦地在医学的花丛世界中采粉酿蜜。5 年之后的 1941 年,丁鸿才以优异的成绩从牙医本科毕业,获得了医学学士学位,并作为优秀学生留校任助教,在附属医院口腔外科当了一名医师。4 年之后,抗日战争取得胜利,医学院回迁南京,丁鸿才凭借优秀的才干当上了附属牙科医院口腔外科主任。

二、从南京到西安

　　1949 年 4 月 23 日,战火纷飞的南京,终于赢来了解放,在和煦的春光里,人民大众的脸上洋溢着翻身得解放的幸福笑容。古老的南京城焕发出新的气息。国立中央大学改名为南京大学,由中央人民政府教育部直接管辖。丁鸿才的人生也赢来了事业的春天,他的劲头更足,把一天当作两天干,为民众看病,为国家培养急需的医学人才,他的积极表现,使他第 2 年就由讲师升为副教授。1952 年医学院由华东军区管辖,成为第三军医学院,后又改为第五军医大学。无论学校隶属如何变更,始终不变的是丁鸿才对牙科神秘世界孜孜不倦地探索,他十分注重把教学、科研、临床紧密地结合在一起。口腔外科在丁鸿才精心管理下,临床救治在不长的时间里初见规模,十几张病床位得以顺利展开,慕名而来的患者一时络绎不绝。

　　1954年军队院校编制体制调整,第五军医大学与第四军医大学合并迁入西安。因为合并后的四医大基础条件差,受营房条件限制,附属的口腔医院仅设立了一个牙科门诊,原第五军医大学设在南京的临床一时未能搬迁到西安。在那段时间里,丁鸿才与火车成了朝夕相会的朋友,他在南京搞临床和实验,在西安搞教学和科研,苦累无悔。后来,口腔医院基础设施得到改善,临床开始陆续从南京搬到西安。条件好了,病员也多了起来,可是病房紧张,丁鸿才只好找领导在唐都医院另开了一个病区,开展了颌面外科治疗。1年之后,因患者、医生、学生来回奔波很不方便,丁鸿才只得又跟校领导提出将医院内科楼三楼改为颌面外科。他硬是在走廊里、过道间架起了20张床位。对于新学科的建设,丁鸿才有自己的思考,在1956年全国口腔外科改革的专家教授的会议上,他以超前的视野舌战群英,提出将口腔外科学改为口腔颌面外科学的积极主张,促成会议最后作出了历史性的决定,为本专业的发展奠定了基础。

　　1976年,学校从重庆回迁西安,丁鸿才再次被任命为附属口腔医学系、口腔医院颌面外科教研室主任,接待的第一批患者是唐山大地震劫后余生者,面对30张病床上躺满了面目全非的患者,丁鸿才废寝忘食地投入到救治伤者之中,以精心的服务、精湛的技术出色完成了救治任务。1981年新口腔门诊大楼建成后,口腔医院由过去几十张床位发展到上百张病床的规模。此时,丁鸿才从颌面外科主任岗位上退了下来,他没有居功隐退,而是宝刀未老,将余热淋漓尽致地发挥在第四军医大学专家组副组长、口腔医学系、口腔医院专家组组长等新的工作岗位上。1991年,丁鸿才作为突出贡献的科学家享受政府特殊津贴,并被列入《现代名医大典》牛津大学出版的《世界名人录》里。

三、为特殊患者治病

　　丁鸿才一生治愈过无数患者,其中有一些特殊患者让他终生难忘。那是20世纪50年代初的一天,丁鸿才正在编写教案,办公室里突然进来一个神秘的患者,患者一脸的威严,身后还跟着几名军人,患者并没有说话,一个年轻的军官在介绍患者病情时也没多说其他情况,只是要求他为患者看牙时细心一点。丁鸿才在心里想,眼前的患者肯定不是普通患者。纪律要求他不便多问,他只是从医生的角度问了患者几个问题,然后从消毒柜里拿出工具,让患者张开口,进行检查,他发现患者龈缘、龈乳头有肿胀、质松软,呈深红色或暗红色。由此,他断定患者患上了牙周炎,他认真地为患者做了处理,并开了消炎药。患者离开诊室时,严肃而又慈祥地向他道了谢,一句话没有多说走出了诊室。事后他才从一位领导口中得知,来人的确不是一般的患者,而是闻名中外的彭德怀元帅。在后来的日子里,丁鸿才多次接受为特殊患者看病的任务,无论是专程到上海锦江饭店为粟裕将军看病,还是在西安为叶剑英元帅看牙疾等,每次在领受执行特殊任务之初,他的心情是紧张的,可只要一接触患者,他很快便平静下来,他知道,拥有一颗平常的心才能把特殊任务完成得更好。

四、一代名医

在中国口腔界,丁鸿才可谓才高德重。他不仅是我国著名的口腔医学专家、口腔教育家、口腔颌面冷冻生物学家,而且在教学、科研、临床三大方面硕果累累,有八项科技成果获得了全军科技成果奖,一项获得军队科技进步二等奖。在我国、我军口腔医学界享有很高的声誉,多次被邀请出席参加欧洲、日本等地的国际会议并进行学术交流。他先后担任了美国颌面外科协会会员,中国低温学会第六专业委员会委员兼低温生物学组组长,国际制冷学会 CI 委员会委员等十几项社会职务。独自或参与编写了我国第一部《口腔组织胚胎学》,以及《口腔颌面外科学新教材》、《口腔颌面损伤治疗学》、《牙医组织学》等十几本医学专著或教材。近百篇论文,篇篇有分量,震撼口腔医学界。当口腔界同仁们津津乐道地谈起丁鸿才在颌面外科学上取得的各项辉煌成果时,总是会念念不忘享誉国内外的"丁鸿才氏法"、颌骨缺损用植骨代用品植入法、冷冻治疗腮腺恶性肿瘤及多种组织等一系列的创新疗法。

"丁鸿才氏法"也叫Ⅲ度腭裂的一次手术法。唇部缺损畸形的整复是颌面外科一项常见的手术,国内外通用的做法是二次手术法,通过对大量的临床实践,丁鸿才通过总结与归纳,成功地改为一次手术法,既缩短了疗程,减少了患者再次手术的痛苦,又为患者节约了大量的费用,并在全国推广应用。

在修复颌骨缺损治疗中,为了减少患者切取自体骨的痛苦,丁鸿才把攻关的目标对准了植骨代用品。多少年来,丁鸿才在异体骨(脱钙异体骨、冷冻异体骨移植)的研究与应用,植骨代用品植入后生长的愈合情况等方面花费了大量的心血。反复在动物身上实验,并通过临床应用与观察,证明植入后有与自体骨相似的愈合效果,成功地运用于临床,并成立了骨库,供临床随时应用,使植骨手术大为简化,提高了工作效率,减少了患者的痛苦。为了扩大骨源,丁鸿才成功地研究出了猪骨移植,使植骨材料随手可得。

腮腺恶性肿瘤是影响人身健康的一种疾病,保守的疗法是将面部神经连同肿瘤切除,遗憾的是这种疗法会造成永久面瘫。也就是说,保住命的患者面对的将是半边笑脸,另半边脸不仅不会笑而且面无表情,眼闭上睁不开、睁开闭不上,半张嘴张开合不拢、合拢张不开,让人不忍一睹。

显然,这不是丁鸿才想要的医治结果,因为他深深地感到医者的职责不仅仅是救死扶伤,而且要对恢复患者美丽的原貌有着责无旁贷的治疗责任。这才是丁鸿才医者仁心追求之路上比他人更高的境界,也是他的最大快乐。

丁鸿才开始了对冷冻疗法的攻关,通过对口腔颌面部各种组织冷冻后的生物学效应进行系统的观察研究,包括对皮肤、黏膜、血管、神经、软骨、硬骨冷冻后的变化过程,他提出了独到的学术观点:血管冷冻后可以栓塞,因此治疗血管瘤有效。神经冷冻后可复生二次恢复功能。软骨与硬骨冷冻后,可破坏其中的细胞成分,但外形和支持功能不变。实验结果证明,皮肤与黏膜冷冻后,均可恢复平整的表面。基于此,他对腮腺恶性肿瘤采取切除肿瘤、保住面部神经进行冷冻法治疗的方法,并获得了成功,不但有效根除了患者面部肿瘤,还尽可能保住了患者原有的面部模样,同时也为冷冻多种组织的疾病的适应证与治疗提供了有力的科学依据,在国际学术界引起轰动。由此,奠定了他在口腔学界大家的地位。

五、高寿的秘方

"教会了徒弟,饿死了师傅"在中国流传了几千年,如今在丁鸿才的学生中不仅有技术二级的,还有技术一级的,在级别上高过了他这个当老师的。可他哈哈一乐说:"级别自有一定意义,但并不能代表一个人的全部,因为级别里含有制度和个人机遇的因素,我并不看重这些。重要的是我的学生超过我,我最高兴,学生的成功也就等于我的成功。"

"师恩重如山"这五个道劲大字的条幅就挂在丁鸿才的书房里,是刘宝林二级教授在他88岁生日赠送的,以表达老师对自己的栽培之恩。刘宝林教授不仅崇拜丁鸿才的医术,更敬仰他的医德。在医学界丁鸿才旗帜鲜明地反对学霸,鼓励自己的学生标新立异大胆创新。不断地给学生压重担,指导学生写论文做实验，带学生参加国际会议，介绍学生认识医学泰斗，为学生今后走上领导岗位铺平道路。1981年丁鸿才外出参加一个国际学术会议，人还在归途的飞机上，上级党委突然研究决定，免去丁鸿才口腔医学系、口腔颌面外科学教研室主任的职务，由他的学生周树夏（后为技术一级）接替。有人替他鸣不公，让他找领导讨个说法，他哈哈一乐地说："此举正合我意，我年事已高，为了科室的长远发展，应该让新人挑担子。"他愉快地接受了组织的安排，并向自己的学生表示祝贺，使科室的领导顺利地实现了新老接替。退居二线后，他为自己立了三条规定：一是思想改造不能松；二是共产党员的标准不能降；三是工作劲头不能减。他在工作中高标准，生活上严要求，受到大家一致好评。

丁蓉民是丁鸿才的女儿，也是口腔医院一名主任医师，她对父亲是敬怨相加，敬父亲敬业，怨父亲不关心儿女的成长，更怨父亲不把自己的待遇当一回事情。丁鸿才于1941年留校当医生，按照有关文件规定，1949年以前参加工作的人算离休，不知什么原因丁鸿才只能算退休，在口腔医院还有一些人与丁鸿才经历相似的专家，其中有一些人不服，闹情绪，找领导，写信向有关部门叫屈，可丁鸿才不仅想得开，而且十分的淡定，就像与自己没有一点关系一样……每当有家人埋怨，他都会说："别说了，争这些有什么意思，我现在是缺吃了还是少穿了？"

1995年6月，丁鸿才得了肾癌，需要做肾栓塞和切除手术，这种手术危险系数很高，没有医生敢为他动刀。传说梁启超当年就是得了肾癌，在北京某著名医院做手术，出了差错，死在医院里。丁鸿才得知后再次哈哈一乐地说："生老病死是自然规律，我如今81岁了，算是高寿，死已经够本了，你们就当作是给动物做一次临床实验吧！"或许是他的乐观减轻了主刀医生的精神压力，或许是他的乐观战胜了死神，那次手术非常成功。只是手术后又起波折，在后期药物治疗中出现了一些不良的反应，造成大便出血，口腔溃烂，不能吃饭，营养靠液体，输液后又高烧。躺在病床上的丁鸿才思考着这种现象可能与输液有关，他叫来医生，让其停止输液。他尽力地多吃东西，以补充营养和身体所需。第2天，烧果然退了，他又扶着病床、沙发慢慢练走路，当他一次能走到20分钟的时候便主动要求出院。

正因为他淡泊名利、心胸宽广，如今又是20年过去了，他依然健康地活着，百岁老人不显痴态、病态，不仅精神好，而且走起路来也不困难。依然风雨无阻地来往医院与家庭之间，时时到科室转转，去的最多的地方是老年大学，练书法、绘画、唱歌、拉二胡、弹三弦样样精通，可谓老当益壮，自有人生精彩。

作者简介：钟法权，现任第四军医大学军事预防医学院政治委员，大校军衔。中国作家协会会员，鲁迅文学院第二十一届高研班学员。主要作品有小说集《情书撰写人》《行走的声音》，长篇报告文学《那一年，这一生》《废墟上的阳光》《陈独秀江津晚歌》。其中，《行走的声音》《大雪满天的日子》等文学作品连获总后勤部第三到十二届军事文学奖；《那一年、这一生》《陈独秀江津晚歌》荣获第十一、十二届全军文艺优秀作品文学类一等奖，并获第五届"徐迟"报告文学奖。

第三章 医中铁娘子,豪气也温情
——记同济大学儿童口腔医学研究所石四箴教授

徐 薇 李世俊

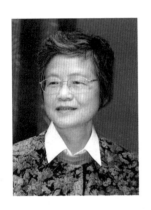

专家简介:石四箴,同济大学儿童口腔医学研究所所长、教授、博士生导师。日本松本齿科大学名誉教授、东京齿科大学客座教授。现任中华口腔医学会副会长、儿童口腔医学专业委员会名誉主任,中华医学会理事、上海医学会常务理事和澳门儿童牙科医学会永久名誉会长。已发表论文263篇、主编参编著作16本。曾获全国优秀教师等荣誉奖项。为全国政协十届常委、九、十、十一届委员,上海市政协九、十届副主席。

如果不是丝丝的银发泄露了秘密,你不会发觉面前这位女士已年逾古稀。她身形娇小,体态清瘦,整洁的短发,内穿一件淡紫色衬衫,外搭一件深紫色条绒短西装,简单的眉线,清清爽爽,端庄优雅仿佛一朵紫罗兰,观之可亲。

当她说起话来,声音清脆,中气十足,逻辑清晰,挥洒自如却又会照顾到每个和她谈话的人,让人不自觉地被她感染打动。在上海大木桥路上这间她引以为豪的临床基地里,一句简短的"你好,我是石四箴",一个温暖的握手,一个清亮的眼神,让大家深深地记住了她。

一、医中铁娘子

在工作同事圈中,石四箴教授有个外号——"撒切尔夫人"。乍一看,似乎有些奇怪,作为一名多年与儿童打交道的牙医学专家,其浓厚的亲切可爱的气质,与铁娘子很不搭界,但是当了解了石教授整个的工作经历和内容,我们对这个外号由衷地理解、接受,并感叹它的准确了。

（一）虽千万人吾往矣

石四箴天资聪颖,21岁已从原上海第二医科大学毕业,如果说选择口腔学科多少受了家人的影响,但学习过程中的认真与执着则完全出于个人的兴趣与喜爱。口腔医学一度在医学中不被重视,儿童口腔医学则更不被看好,属于一个新生的、最小的学科,教科书仅仅几页,连名称也只能称为"儿童口腔病"。但是儿童口腔问题却绝不是一个小问题,它会影响一个人今后的口腔是否会出现问题,或者说问题的走向。如果在儿童期能够懂得保护或治疗牙齿,将大大减少成人后牙齿带给我们的痛苦,使我们在年老的时候仍能与这与生俱来的老朋友为伴。石四箴清醒的认识到儿童牙医学的巨大意义,也敏锐地捕捉到自己事业的未来天地,所以义无反顾把整个人生投入进去。

从幼儿园基地一步一步扩展起来,先是位于上海零陵路的伢伢儿童牙科,最终创立大木桥石四箴口腔医疗中心暨伢伢儿童牙科中心。面对儿童患者不合作带来的工作困难,收费少产生的资金问题,尤其是自己培养的学生也不愿从事这似乎没有希望的职业、纷纷跳槽导致的人才短缺种种问题时,石四箴以她的沉着与坚定,进入了、坚持了,最终走上了儿童牙医学的顶峰。整理出版了儿童牙医学的专著,推动教材获准命名为《儿童口腔医学》,促进《儿童口腔医学》内容和水准稳步提高。多次组织推动参与两岸四地学术学会交流:组织2000年11月在上海召开的第二届亚洲儿童口腔医学学术会议,有境外13个国家、地区和国内30个省和直辖市的近500名学者出席了会议。担任亚洲小儿齿科学会会长、中华口腔医学会副会长、中华医学会理事等多项职务。

而这一切,如果没有当初石四箴铁娘子的坚持,是不可能看到的。

（二）是钻石,在哪里都会发光

石四箴为人慷慨大方,很少计较个人得失。为了心爱的事业甚至可以将自己家中财物贡献出来不计报酬。但是她也有很"放不下"的心结。事情还要从1993年说起,那时的石四箴年富力强,科研业务能力、实践能力都很突出,同时担任口腔医学院副院长,准备参评正高教授职称,经综合排名300多人中排名第二，这是非常好的名次了，但是最终学术委员会只给了石四箴主任医生技术职称。石四箴当时人在日本访学，得知此事后她难以平静，甚至愤慨。因为她深知这不完全是对自己的不公，是她所热爱的全身心付出的儿童牙科事业仍不被重视。

有些朋友用"天将降大任于斯人也"的理由来安慰她，也有朋友劝她视名利如浮云，更有些日本朋友劝她何不就留在日本发展，当时的石四箴在日本很受重视，东京齿科大学短短10个月的访学期间，石四箴写出了多篇论文、著书。老师们都以她为荣，大家都想她留下来，何况日本的医疗、学习、生活条件比起国内要好得多。但是这一切都没有打动石四箴，铁娘子一样的她，心中已有了自己的打算，为了儿童牙科，她要铁到底。

石四箴认为，一个学科要有发展需要前瞻性，要有很多真正有学识肯钻研的人。儿童口腔医学要发展，我和我的学术研究都需要一个更平和的环境。

于是出现了令人惊叹难忘的一幕：即将被任命为上海第二医科大学口腔医学院（现上海交通大学口腔医学院）院长的石四箴（按现在的看法是一个职高权重的位置，一个在全国口腔医学界举足轻重的职务），接受了职称任命后，却递交了辞职报告。那时的人们对于安稳的喜欢高于冒险，石四箴这一步迈出去会有什么样的结果。但石四箴认定"是钻石，到哪里都会发光"。请辞获准，即到铁道医学院也就是现在的同济大学口腔医学院报到。当时的铁道医学院条件差，位置远，一穷二白。从石四箴家到单位，每天要很早出门坐公共汽车，途径建设中的南北高架，一路颠簸。家人说她自讨苦吃，但是她觉得，这就像小孩子换幼儿园，条件不好但老师好，自己甘之若饴。

石四箴在铁道医学院尽职尽责的工作，推动加强口腔医学系建设，各方面加强医学院的教学科研水平，任内铁道医学院获评硕士点资格，带领医学院成为全国知名的口腔医学院。

铁了心创造更好的条件做儿童牙科，这是铁娘子的第二个魄力决定。

（三）代表国家正气飞扬

由于在儿童口腔医学上的突出成就，也因为祖籍台南及留学日本契机，石四箴教授先后担任了台盟上海市委主委、上海市政协副主席、全国政协常委等职务，这在口腔医学界是从未有过的。在这一位置上，石教授"撒切尔夫人"的特质得以充分展现，成为了她最为欣慰的个人特点。

石教授觉得，坐在这个位置上，代表的是国家的形象，做事情要对得起党和国家多年的培养。具体落到实际，那即是促进两岸三地的交流与融合，用自己的努力感动各界。大木桥牙科诊所成了两岸交流的平台与窗口，成了中日交流的平台，从这个小小的窗口大家看到了儿童牙科人对于技术不懈的追求，对于人本身从儿童起的一种关怀，看到了中国这些年的进步与努力，看到了我们彼此有着许许多多的共同点，可以求同存异、更好的相处。

石教授认为，仅仅把客人引进来还不够，还应把我们的正能量、正风气带出去，出国在外，为国争光。

一次在大阪，参加国际牙科会议，与各国各地牙医集聚一堂，其中也有来自台湾省的牙医。虽是学术会议，却有人带着满满的政治目的。为了在会议中使用中华民国等字样，台湾省的一位代表飞往各国与会议理事拉关系送礼物。作为中华人民共和国的代表，石教授表示一无钱二无时间，更不屑于用如此手段，她只是大大方方地在办公室里给各国代表写信，信中不卑不亢却也义正词严地指出：参加国际会议用中华台北的名称早有先例，没有必要也绝不可以更换。中国只有一个，这在各国政府与中国建交时早已达成共识，请尊重我国，更请尊重本国政府。只是一封信，表达我们的态度，这是不争的事实，正义所在，没有必要去讨好谁。最终礼物攻势在石教授的优雅而坚定的原则坚持下不了了之，会议顺利举行。

2007年第21届国际儿童牙科学大会在香港召开，石四箴教授率中国内地80余名学者出席，开幕式会场上，带领大家挥动一片五星红旗的景象深深地激起了每一个人的民族自豪感和自信心。

（四）为了梦想，一往无前

铁道医学院的工作给了石教授更多的发挥空间，作为一个领导者她已经带领团队走得很扎实很向上，但作为一个儿童牙医学的专家，石教授觉得，现在的生活，还是缺少点什么。如何可以把儿童牙科作为一个独立学科发展壮大，得到一个学科应有的地位呢？于是石教授有了一个大胆的决定，创办儿童专科门诊。而当时，这是需要投入大量人力物力财力的，这么一笔庞大的支出从哪里来呢？石四箴公私分明，她知道这是自己人生所愿，单位不会也不能为此做出投入，所以没有向自己所在的单位提出任何的要求，全部资金和设备都是自己的积蓄以及社会各界朋友的帮助。这种千头万绪的资助来源，也会有各种麻烦之处，但是石教授知道，这不是为了个人，是为了学科、为了学术、为了国家的医学事业发展，所以不再有顾忌。于是从幼儿园基地一步一步扩展起来,先是位于上海零陵路的伢伢儿童牙科,最终创立大木桥石四箴口腔医疗中心暨伢伢儿童牙科中心。

作为一个私营的医疗机构,在大众的印象中,机构的盈利情况当然是最被创办人重视的,这位创办人无疑应该因此获得相当大的经济利益,不然谁去做这件似乎挨累不讨好的事呢?

这种观点的枷锁在石四箴这里却被实实在在地打破了。

石四箴教授并没有在这间欣欣向荣的牙科中心得到多大的经济好处,与大家一样,只是工资而已。是的,这是家不分红的私人牙科机构。石教授将自己毕生精力投入,以院为家,并不是为了钱,她是铁了心做儿童牙科。

那么有人就会问了,盈利去哪里了?这个问题,让石教授脸上露出坦坦荡荡的而又欣慰的微笑,因为每一笔钱,都用在了最恰当的地方,这让石四箴教授十分的自豪。

首先是用于儿童牙科中心的自身建设和发展,这里专业门类设置齐全,儿童正畸、美容、修复、牙体、牙髓等各个科室均有优良的诊疗水准,中心采用的都是世界上较为先进的设备,如牙科三维 CT 机、数字化全景 X 线摄影机等。环境干净整洁,诊疗器械每天都要消毒,更换,保证绝对卫生,让每一位患者感觉亲切。更为小患者着想,设立独立诊疗室,以免哭闹打扰其他患者,更是准备好各类玩具、书籍、可以播放动画片的电子设备,使小孩子情绪可以较快得到缓解。中心在编的医护比例达到 1∶1,可以确保四手操作,这种高比例在知名口腔医院也很难达到,一切只为保证治疗顺利而准确的进行。这一切都需要大量的资金投入。

其次是用于中心医师的成长发展。石教授十分重视青年医师的培养工作,定期派送青年医师去日本等国家,或进大学进修深造,或去先进实验室完成研究任务,或参加海外举办的儿童牙科会议。人是一切的根本,为了医师们的成长,石教授不惜花费大量资金。

而更大部分用于持续的以牙科中心作为基地举办海内外学术交流活动及中心自身团队的学术研究。与日本、德国、台湾等国家和地区的交流促进着国内学术的发展,使国内能够及时了解世界上儿童牙科发展的程度与速度,不断引进新技术、新信息,从而检视自身的发展。2010~2012 年国外专家在中心的工作日达 353 天,这种情况确不常有。

不为私利,不畏人言,在基础建设、人才培养、学术科研上不吝金钱,全心全意只为祖国儿童牙科的不断发展,这是铁娘子的第四个也是最令人敬佩的果敢行为。

二、豪气也温情

在我们感动于石四箴教授铁娘子的风范的同时,我们又注意到了很多有意思的细节。

(一) 兴趣广泛、匠心独运

石四箴大木桥牙科医学基地会议室的桌子很特别,仿佛大的拼插积木,拼到一起是大的会议圆桌,分开来就是一个个类似学校里的小书桌,很有意思,是特别设计为了搬家方便吗? 经询问才知道,这是石教授自己设计的,匠心独具却只为节约资源。大木桥基地创建之初,全部是石教授自筹资金,所以各方面都要精打细算,因为石教授在繁忙的医务政务工作同时,还在带硕士、博士生,这一个空间需要同时担当几个任务,时而是会议室,时而是教室。于是自己设计了桌子满足了这个要求,节约了设计费、更节约了空间,延续下来,反倒觉得别有韵味,所以时至今日仍然沿用成为一道风景。

而风景不仅仅于此,大木桥基地内装饰着很多温馨美丽的摄影作品,有花朵、有风景,姿态各异角度优美,自成系列,注意它们的同时也会了解到,这些都是出自石教授之手。我们惊讶于她的兴趣广泛。每次外出,她都会携带相机,用镜头记下身边经历过的一个个美丽的画面,然后将这些画面保存在诊室中给大家带来美的享受。

除了摄影,石四箴教授喜欢音乐,在她的家中,每个房间都有音响设备,客厅中高高一架中有各种光盘,也有许多老式卡带,从年轻时喜欢的前苏联古典芭蕾、与已能背下台词的匈牙利电影原声带,到很有真情实感的日本歌手谷村新司的磁带,到现在喜欢的放松身心的轻音乐,应有尽有,承载了悠悠岁月。如果说在里面挑出最喜欢的,钢琴曲《少女的祈祷》,首先会被提出来。这首曲子旋律纯洁、亲切、温婉而优美。作者巴达捷美斯卡是一位波兰少女,在 18 岁时谱写了《少女的祈祷》,不幸于 24 岁早逝。石教授喜欢这首曲子,更怀念这位留下如此动人旋律的女孩,她的这首钢琴小品,像是一支永开不凋的鲜花,永远绽放在世界音乐的百花园里,给人们带来享受。还有意大利盲人歌唱家波切利,他自幼弱视,后因故双目全盲,但他不自暴自弃,坚持学唱。将拥有的一副好嗓子发扬光大,做到父亲所说"你至少可以做一件事——让这个世界看见你！"

喜欢的音乐里面包含了石教授的人生观、价值观，她喜欢的是健康的、向上的音乐，她喜欢的歌手是自立自强、对社会有贡献的，她不仅欣赏他们的才华，更佩服他们的人生，更要从这人生中汲取力量，丰富完善自己的生活。

（二）温馨细致，充满爱心

你会感觉到在铁娘子的外衣下，石四箴教授有一颗细致而又温柔的心，而说到细致而温柔，我们又有了许多惊喜的发现。

当你走进过石四箴教授的家，你一定会不时发出惊叹声。首先，巨大的玻璃橱柜会牢牢锁住你的目光。柜子里面放满了各种纪念品，每一个小物件都有一个与之相连的、让石教授念念不忘的人和故事。日本友人赠送的母子人偶，表情静谧温馨，代表了石教授对于儿童的爱；女孩人偶，因为酷似年轻时代的石四箴，被日本同事千里迢迢从日本带来一定要送给她；有一座水晶相架，通电之后里面会出现石教授的立体半身像，这是台湾省的朋友在会议期间偷偷帮石教授拍摄了照片特意制作的，为的就是一份惊喜；还有一座以石教授夫妇为原型的软彩陶家庭微缩景观，十分难得，也出自台湾省的友人之手。还有台湾省的陶艺、俄罗斯的套娃、捷克的锡制品、韩国娃娃，等等。每一个都代表着一份浓浓的友情，每一份友情都被石教授珍藏珍视，每一位朋友都会被石教授的情谊所感动。

柜子中，还有一幅盘画，上面是一只小狗的照片。这只小狗曾经陪了石四箴教授一家十几年的时光，俨然已经是家庭一份子，后由于医疗事故去世。但是石教授从没有忘了它，把它的相片放在最显眼的地方，就像一位故去的亲人，有时间就和它说说话，希望它天堂不寂寞。

家里还有一只大大的绿毛龟，虽说已经进入冬季休眠，不是很活泼，但是每当石教授站在旁边叫它的名字，它都会抬起头用明亮的眼神和石教授呼应。

除了小动物，石教授家里的植物也格外惹人注意，不管是不是名贵品种，都长得干干净净、郁郁葱葱，尽情地展现着自己的美，石教授会很仔细地照顾它们。石教授知识面很广，更愿意思考，工作上如此，生活上更是如此，照顾花草就是一例：她会想到植物要呼吸，于是将咖啡残渣保存晒干，拌到花土里面增加泥土透气性，或是用茶叶渣给花土增加氮肥，等等。一次石教授要出差两个星期，担心家里的植物，于是都搬到大木桥基地，拜托大家照管，可是花花草草似有灵性，大家即便照顾它们依旧日渐枯萎，等到石教授回来已经奄奄一息,石教授心痛不已,赶忙找人将花草带回家重新挽救,说来也奇怪,经过石教授一番照拂,植物们又恢复了生机,同事们也都松了一口气,直说,花儿就是想您了。

石四箴教授践行环保,但又不失生活情趣。家里面的纸巾盒很特别,外面从未见过。一问起来,石教授笑笑说:"那是我自己做的。用纸制盒子既浪费又麻烦,特别出去买也没什么必要,就把在日本买的方手绢四个角扎起来包在简易纸巾袋外面,简单又方便"。可是更主要的是漂亮啊,如果进入市场,应该很受欢迎吧。

(三) 思亲爱友,深情厚谊

生活细节如此,石四箴教授其实更重视身边的人,对亲人、友人、同事、学生都保有深深的感情。

石四箴出生在上海,祖籍台南。当年石四箴的父亲作为进步青年来到上海发展事业,此后一别故土多年,一直深深牵挂。父亲故去后,石四箴更加思念那片故土,家中一副祖父与儿时父亲的大幅照片一直高高悬挂,时常观看以慰乡思。

两岸恢复交流之后,石四箴教授踏上了台南故地,在多方面的努力下,找到了祖辈的故居、学校,见到生活在台南血脉相连的亲人,也见证了家族百年风霜。石教授对每一段台南的历史、每一座台南的古迹都怀有渴求与亲近,对每一条父辈走过的路都深深崇敬,对每一种儿时曾经吃过的家乡小吃都念念不忘,对每一位见过没见过的远方亲人都充满感情,这份真情真挚感动了每一位亲人和台湾友人,他们亲切地称台南为"石老师的娘家",由此也使大家愿意进一步为增进两岸的了解交流而共同努力。

对家人,石教授更是关怀备至。石四箴的先生曾任上海医科大学副校长,早年留学哈佛,十分优秀,说起他,石四箴教授是无限的敬爱。而说起女儿,石四箴更是骄傲之情溢于言表。石四箴独生女儿是日本国立千叶大学法律专业硕士生毕业,在之前仅读了一年的预科阶段,以几乎全优的成绩通过文部省高级考试,之后研究生毕业时成绩又是全优;毕业后在轻视女性的日本大环境中,以一个外国女性的身份应聘到世界500强企业理光公司工作,几年之中升到管理中层,年薪很高。说到这里,石四箴不禁要对女儿表示歉意,为了自己儿童牙医学的发展,为了自己的心血——大木桥牙科基地的发展,不得不将女儿从日本拉回国帮忙,让女儿放弃了大好的事业。虽然是有些大材小用,好在女儿十分豁达,她同妈妈一样,相信"是钻石,到哪里都会发光",认真帮妈妈打理牙科基地的事宜,还帮103岁高龄、仍耳聪目明的外婆,在空气好的郊区买下房产用来休养。女儿是妈妈生命的延续,看着女儿茁壮成长,石四箴教授满满的幸福。

说起来还有一些与石四箴教授朝夕相处时间不短于女儿的人,就是她大木桥牙科基地的同事们。说是同事胜似亲人,有几位已与石四箴教授共事三十几年,感情浓厚如同家人。提起石四箴,这几位也已年过半百的医生都觉得与她相识共事是自己的幸运。石四箴教授是一个很愿意提携后辈、很愿意培养后学的人,她愿意毫无保留地把她的知识交给学生、同事,她会亲切认真地指导他们从一些小事做起,形成良好的习惯,积累有益的经验,最终成为优秀的医生。从工作到生活,她都会关心。所以,与她共事的人都会留恋这份温暖,愿意和她长久的相处,相对的,也会将自己的感情反馈给石四箴,知道薄荷草放在家中对身体好,石四箴家正好没有,就会买来一盆放到石四箴家中,就仿佛下班回家买了菜烧饭一样自然。

还有就是对自己亲手培养的学生们。石四箴教授对学生的好让其他学生嫉妒。这种照顾让一些学生变得懒惰,变成过分依赖老师的帮助。这让石教授很痛心,她说"糖吃得太多,牙齿要坏掉"。决心不再克隆学生,让学生独立成长,找回自己的斗志。但是遇到有上进心能奋斗的学生,石教授还是愿意帮助他。让年轻一代可以尽快地成长起来,将儿童牙医学继续发扬光大,这是石四箴最大的愿望。

爱是相互的,爱也是双赢的。

刚柔相济的性格特点,构成一个可亲可敬可爱的时代女性,敢说敢做,不矫情不做作,不是自己的不去抢,该争取的不去让,该坚持的不放弃,严于律己,宽以待人,这一切造就了石四箴教授的成功人生。石四箴曾说:"每个人都有自己的人生,自己度过的每一段都要对得起自己,有意义,尽心尽力,就值得了"。她这样说,更是这样做的。

台湾省的"四箴国中"曾因同名之幸赠石四箴一块匾"同名之光";身边友人同事认为与石四箴相识共事是他们"今生之幸";对于我们社会来说,能够拥有这样一位公民,实在是时代之荣了。

作者简介:徐薇,1978 年出生。复旦大学中文系硕士研究生,2007年起,于复旦大学艺术教育中心任讲师。

李世俊,《2009 牙科博览》《2011 牙科博览》《2013 牙科博览》《中国口腔医学文化博览 2016》执行主编。

第四章 儿子、妻子、路子
——记北京大学口腔医学院俞光岩教授

李世俊 徐薇

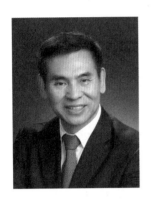

专家简介:俞光岩,北京大学口腔医学院博士生导师,中国医师协会口腔医师分会名誉会长,第十一届亚洲口腔颌面外科医师协会主席,中华口腔医学会副会长,第四届口腔颌面外科专委会主任委员,第六届国务院学位委员会口腔医学学科评议组召集人。曾任北京大学口腔医学院院长。主要研究方向为唾液腺疾病、口腔颌面部肿瘤以及下颌下腺移植治疗重症干眼症。先后承担国家及省部级科研基金项目37项,发表论文400余篇,其中SCI收录110余篇,主编教材及专著12部。曾获国家科技进步二等奖1项,省部级科技奖5项。被评为"全国卫生系统先进工作者"、"全国五一劳动奖章获得者"及"全国优秀科技工作者"。

一、儿子篇:职业选择无怨无悔

提到儿子,俞光岩教授眼中满满的慈爱。抬手看看时间,大洋对岸的儿子现在应该还在睡眠,嘴边不禁流露一丝笑意。

都说孩子是父母生命的延续,但不是每一位父亲都有这个幸运,能有一位优秀的儿子不仅延续了自己的生命、更继承了自己的学识与精神。在这一点上,作为父亲俞教授无疑是成功的,儿子从小懂事独立,热情勇敢,真诚善良,勤奋努力,成绩优异,从中关村小学到人大附中,到被新加坡中学录取再到美国读大学,现在加州大学洛杉矶分校牙科学院做 Ph.D,一路走来都是父亲的骄傲。但回头想想,俞教授似乎也并没有像许多家长一样,要陪着读书、辅导作业，甚至也很少陪着孩子玩耍，孩子就这么长大了。所以听到儿子说，对自己影响最大的人是父亲时，俞教授欣慰之余，才开始回忆起曾经经历过的点滴往事。这些往事原来并没有给他留下特别的印象，如果不是在孩子少年时代的周记上有记录，也许就被遗忘了。

一次周末，当时儿子还小，俞教授带他到紫竹院的湖边去散步，遇上有个孩子失足落到湖里，正在挣扎，俞教授鞋子都来不及脱，立刻跳进湖里将落水孩子救起来，孩子安全得救了，过了一会儿，俞教授才发现自己的鞋子丢在了湖里，光脚浑身是水站在岸上很是狼狈。回忆起这一段，俞教授还会为自己当时的形象发笑，至于救人，他觉得不过是大多数人自然而然都会去做的一件事，不值一提。但是幼小的孩子心中，什么是奋不顾身，什么是舍己救人，什么是勇敢善良，似乎已经刻下了答案。

还有一次，也是在休息日，父子二人在家里，忽然听见有人敲门，开门一看，是个患者来访，患者面部生有肿瘤，形状可怕，小孩子看见心生恐怖，几乎要哭出来，立刻要把门关上，而俞教授却丝毫不觉得不方便或不舒服，马上把患者让进家中，让座倒水，既和蔼又耐心的与患者交谈，安慰讲解……小孩子觉得好奇怪，奇怪爸爸为什么不怕呢，站在一旁静静看着大人说话，看着看着，觉得很平静，慢慢忘记了害怕……那个时候，孩子还不懂什么叫医者仁心，但是，那种温和待人的态度，那种真诚平等的精神，像一颗小种子，在孩子心中发了芽。

儿子对俞教授最大的触动应该是儿子的专业选择。在美国，牙科属于专业要求较高的学科，之前要有四年的普通大学经历，拿到普通本科学位，然后报考牙科学院，也是 4 年，拿到牙科的学位，如果你要学习某些专业领域，如口腔颌面外科，你要再读医学博士，也大概要 4~6 年，拿到 MD 的学位，经历很漫长的周期，拿到几个学位才能成为一名口腔颌面外科医生。

美国加州大学伯克利毕业后，儿子选择到 UCIA 牙科学院继续学习。幼时耳濡目染，所以选择牙科，俞教授倒不惊讶。一次俞教授去看望儿子，问起将来的专业方向选择，当时儿子说，我要学口腔颌面外科。这正是俞教授的专业，也是美国牙科中学习周期最长的专业之一。儿子的理由是："牙科是治病，口腔颌面外科是救人！"这个理论让俞教授很意外，儿子就缓缓说起了一件往事。

那时儿子十五岁，人大附中初中毕业，被新加坡莱佛士书院录取。去新加坡之前的暑假，俞教授的一个老朋友，也是曾经的患者，邀请俞教授全家到内蒙古大草原做客。想到儿子马上要去新加坡，就决定全家一起去放松一下。这个朋友，在呼和浩特一家电影公司担任技术员，俞教授到了草原，电影公司的几个同事朋友也一起陪同接待。老朋友在跟自己的朋友们介绍的时候,一直以救命恩人来称呼俞教授。大家都很好奇,所谓的救命恩人是怎么回事呢?俞教授自己也迷惑,从何说起? 老朋友拉着他的手说:"十多年前,1983~1984年的时候,俞大夫,是你救了我一命啊。"那是一天正赶上俞教授担任病房值班医师,一个年轻医师下班前和俞教授提起一名住院患者,他明天手术,似乎情绪不太好,俞教授知道后,在值班时就去找他谈了谈,介绍了患者当时病情程度,医院对此病的救治情况、这个病的治愈率等,告诉他:他的病属于早期,只要治疗及时,大多数患者的治疗效果都很好,可照样生活,照样工作,不要有思想负担之类。其实具体谈了什么,俞医生早已不记得,都是朋友的回忆,这只是作为医生他每天的日常工作,他根本不知道这番话竟然改变了一个人的命运。

当时这个朋友还年轻,结婚不久,刚刚有了孩子,生活幸福对未来无限憧憬。突然有一天发现口腔里面有溃疡,久治不愈,家里建议到北京治疗。到了北京,正是北京医科大学口腔医院,医生建议他住院。他当时很疑惑自己的病情,于是有一天晚上,趁办公室值班护士离开,到护士台拿到了自己的病历,看到上面写着"口腔癌",这简直是晴天霹雳,自己觉得癌症肯定治不好了,想想老婆年轻、孩子还小,花钱治了这个治不好的病,将来怎么办,连累家人啊,不禁万念俱灰,下定决心晚上摸电门自杀,一了百了。正在这个关节上,俞医生一脸平和,来找他聊天,这个朋友说"你那天晚上来和我聊,你每一个表情每一句话,我现在都记得清清楚楚",当时,哪怕有一个表情、一句话不真诚,让人感觉在敷衍,都会让他放弃希望,但是俞医生一番恳切的谈话,举重若轻、绝不如临大敌的淡定态度,却让他平静下来,觉得生活还有希望,打消了自杀的念头,决定配合手术,继续治病。心态调整好了,手术很成功,效果很好。住院期间,病房中的录音机坏了,冰箱坏了,他都主动修好,与医生护士变成好朋友。病愈后,他觉得每一天都是美好的,每一刻都是值得珍惜的,所有的这一切如果没有那晚的一席谈话,也许就都不存在了。所以,俞教授就是他的救命恩人,自己的每一次进步成长都愿意与他分享。

老朋友眼含热泪与自己的朋友们讲述着这个故事,15岁的儿子就在旁边入神地听着,用心地想着,不时看看爸爸的侧面,由此产生了"牙科治病、口腔颌面外科救人"的想法。儿子身上凝聚了父亲所有潜移默化的影响,也凝聚了俞教授的人生观世界观。

俞教授也在说,人生一次的意义在哪里,无非是我能够为别人做点什么,我能够为社会做点什么。从这角度看,有两个职业是最好的,一个是做教师,教书育人，能随时给学生以帮助；另一个职业是医生，随时能够帮助患者。不一样在于，医生是在别人最需要帮助的时候去帮助别人，去解脱患者的痛苦。作为大学医院教授，身份双重，既是老师又是医生，能够更多的帮助别人。做医生虽然辛苦，但是患者治愈出院时的成就感，是对自己最好的回报，这种满足感不是物质能代替的。

二、妻子篇：业务钻研如痴如狂

俞教授早期研究口腔肿瘤，后来研究重心转向了唾液腺疾病和唾液腺移植方面。为何有此转变呢？最早对唾液腺疾病感兴趣，可追溯到读硕士研究生期间，当时北京医学院马大权教授正在撰写《涎腺外科》一书，作为马老师的研究生，俞教授帮助老师誊抄稿件，一边誊抄一边学习，慢慢的兴趣越来越大，工作之余，查阅大量资料，将书中提到的每一类肿瘤都来写综述，这个过程中积累了大量的相关知识，扩展了自己的医学视野，为以后的研究奠定了基础。

最值得一提的就是，俞教授将唾液腺手术拓展到了干眼症治疗上。干眼症也叫做角结膜干燥症。常见症状包括眼睛干涩、怕风畏光、有异物、灼痛感等；较严重者眼睛充血，角膜变得浑浊，视力下降甚至造成失明。重症患者不堪忍受痛苦，有的产生轻生念头。

俞教授了解到国外有人尝试将下颌下腺移植到颞部，导管转移到眼眶，用下颌下腺分泌的唾液代替泪液治疗眼干，但还不成熟。于是他开始研究这种方法。正常下颌下腺受神经支配，吃东西时分泌就多；在移植到颞部的过程中，虽然进行血管吻合，但神经是不移植的，失去神经支配，移植腺体分泌的规律和机制也相应改变。

患者的血管一接通，差不多半个小时，移植的腺体开始分泌唾液，前两天会比较少，第3天腺体开始分泌多起来，患者有了眼泪，缓解了干眼症的症状，久旱逢甘霖，患者和家属无不欣喜若狂，俞教授也感到无比的喜悦。但是问题随之出现，泪液的分泌多了2、3天之后，又会少下去，接下来会是3个月左右的休眠期，要到第4个月才开始多起来并保持稳定。而休眠期间唾液分泌少，移植腺体的导管容易被堵住，导致手术失败。

如何能够在休眠期中促进唾液腺的分泌，预防导管堵塞？俞教授自己在想办法，提供最强有力支持的是俞教授的夫人。俞夫人在北京大学医学部从事基础医学教学和研究工作，是病理生理专业的教授、博士生导师，还兼任中国病理生理学会的理事长。

临床观察现移植的腺体在患者活动的时候分泌得多,不活动的时候就少,说明刺激分泌的不是靠原来的神经刺激带来的反射,应该是血液中含有某种物质,而且应该是一种与人体运动相关的神经即交感神经兴奋,可能与肾上腺素受体相关。已知心跳与肾上腺素受体关系密切,激活之,心跳就会加快,抑制后心跳就会变慢,因此心血管专业医生用肾上腺素受体激动剂或抑制剂来调节心率和血压,已经有很成熟的临床经验。俞教授想,下颌下腺里面是否有肾上腺素受体分布呢?查阅资料显示,家兔下颌下腺有肾上腺素受体,但人体下颌下腺中是否有肾上腺素受体表达则没有相关报道。这个理论得到了俞夫人的支持,俞夫人从事心血管疾病的基础研究,对于心血管方面的生理和病理了解非常全面,而且她的研究领域就是受体和信号转导,于是把为口腔癌患者做淋巴清扫时切除的下颌下腺组织去做检测。结果发现,人的下颌下腺中也有肾上腺素受体亚型的表达,利用肾上腺素激活肾上腺素受体可以促进下颌下腺的分泌。俞教授的研究团队在国际上首次报道了人类下颌下腺中具有功能性肾上腺受体的结果。过了这个关,似乎可以将研究成果用于疾病治疗了。

但是问题还是接踵而来,俞教授则一个接一个地解决。在此过程中,俞教授不放弃每一个微小的细节,形成了完整、严密、细致的研究工作作风。

肾上腺素受体的激动剂不仅仅对移植的下颌下腺产生作用,也可能会影响到全身,导致心跳加快等。俞教授的研究团队想了一个办法,通过移植的下颌下腺导管给予肾上腺素,仅对局部的下颌下腺产生作用,而对全身无影响。但这个方法应用起来还是不方便,因为只能依赖医生去给药,患者自己不能调控。怎么寻找一个简单的方法呢?

一天在吃饭的时候,俞教授看到爱吃川菜的好朋友边吃边辣得直流眼泪,依然很享受,当时灵光一闪,吃辣的食物腺体分泌会增多,我们的治疗是否能搭上这个关系呢?于是回去做了一些辣椒水,让患者含在嘴里面,发现有效果,移植的下颌下腺分泌会增加。至今想起这次试验,俞教授仍不禁为这个可爱的发现会心地发笑。但是辣椒水刺激性太强,很多人忍受不了。俞教授就此咨询药学院院长,有没有什么办法进行剂型改良,做成粉剂,减少刺激性,方便应用,还能起到辣椒素的作用?药学院院长建议把辣椒水熬浓,然后风干,形成粉剂。后来听说国外有种用来治关节炎的辣椒素霜剂时,俞教授赶忙让自己在香港的学生特地从国外买来研究,抹在移植下颌下腺表面的皮肤上,可以有效促进移植下颌下腺的分泌。经过孜孜不倦的知识积累与实验研究,终于找到了一种有效、简单、方便的方法。

俞教授的研究到这里并没有停止,一种方法有效,他开始思考辣椒素起效背后的作用机制。实验发现人的下颌下腺和腮腺中具有辣椒素受体,辣椒素可以通过激活辣椒素受体、增加细胞内钙、水通道蛋白5的转位以及紧密连接蛋白的表达等机制促进唾液腺的分泌,这在医学界又是一个新的发现。

但是,问题再次出现,辣椒素可以促进移植下颌下腺的分泌,但是作用比较温和,有的患者移植下颌下腺分泌偏少而黏稠的问题还存在,仍然有可能堵塞导管。于是俞教授又找到一种作用较强的药物卡巴胆碱,可以刺激腺体大量分泌,起到移植腺体从内到外的导管冲洗作用,间断性由医生给药,两种方法结合应用,具有互补作用,从而使休眠期移植下颌下腺分泌明显增加,导管堵塞的发生率明显下降,现在已经在临床形成常规。

但俞教授的思考仍没有结束。

移植的腺体半年以后,就会分泌增多。有些患者因为腺体分泌过多,会经常流泪,形成泪溢,导致眼睛红肿,如若不慎,会形成新的疾病,影响患者的生活质量,该如何长效地保持下颌下腺移植患者的舒适与健康呢?

常规的方法是施行二次手术将移植的腺体去掉一些,一般的手术原则是"宁少勿多",切少了可以再切,切了就补不回去了,因而,有的患者需要接受多次手术。那是否可以在移植的时候就切去一部分腺体而免去二次手术给患者带来的痛苦呢?俞教授又联想到肝移植中的小肝移植原理,这个原理是不是也能为我所用呢?经过正常下颌下腺血管和导管系统的显微解剖研究,又在家兔身上进行实验,证实这种部分下颌下腺移植手术是可行的。最终俞教授的团队把这种创立的新术式应用到患者身上,对腺体大、功能好、预计术后肯定会出现严重泪溢的患者采用部分下颌下腺移植术,术后泪溢症状明显减轻,需要做减量切除手术的比例明显下降。

与前面所说的休眠期应用辣椒素和卡巴胆碱促进移植下颌下腺分泌正好相反,移植术后远期出现的泪溢需要采取措施控制其过量分泌。于是,俞教授团队探索抑制腺体分泌的药物,与药学院的专家合作,制成增加透皮性的改良阿托品凝胶,在患者术后泪液分泌较多的时候,涂抹在移植下颌下腺表面的皮肤上,控制腺体的过量分泌,效果良好。现在已经形成了根据泪溢程度不同分别采取部分下颌下腺移植、阿托品凝胶涂抹、A型肉毒毒素局部注射以及减量切除的防治泪溢的临床常规。

长长的一个故事,只是俞教授日常工作的一个写照,就是靠着这种对事业的执着,这种对业务的痴狂,对患者的全情关怀,他将身边所有的见闻都与本职工作联系起来,构成一张宽阔的网,在这张网上,每一个部分都是为了医学事业的发展、患者的病情尽快康复而构成，都是为了见证一个真正医者的心怀是多么的广博、多么的宏大。如果没有这种人间大爱，很多东西你会视而不见，而当你把患者的疾苦挂在心上，你才会身边每一面风景都印在心中。

三、路子篇：人生之路充满感恩

俞教授生长于浙江诸暨乡村，乡村的纯朴之风使俞教授终身受益，他勤劳、节俭，学习努力。但对知识的渴求由于特殊年代的到来，不得不在初中毕业就中断，回到家乡。青年俞光岩并未就此放弃知识，恰逢农村发展合作医疗，培训赤脚医生，凭着已有的一些学习积累，机缘巧合走上了从医之路。

不仅做，而且做得很有兴趣。一根针一把草，一点一点学习，再一点一点实践，慢慢地可以处理一些常见病，可以帮人打针、针灸，帮老百姓解决一些病痛，虽然只是一些很简单的医治，但是俞教授很有热情，更是觉得工作很有意义。1970年，绍兴地区卫生学校重新招生，重点培养赤脚医生。于是俞教授又回到了学校。读书期间，俞教授更加刻苦，结合过去一段时间的医生工作，他明白自己需要学习的是什么，努力的方向在哪里。

人的前行需要努力，也需要机会，两者缺一不可，当机会来了，只有那个一直努力的人才更有可能抓住它。

正值毕业时，绍兴地区医院招工，凭着优异的成绩，俞教授被录取，分配进入口腔科。进入口腔科是个偶然，但干一行爱一行、爱一行精一行的工作态度预示了俞教授在口腔医学方面取得成绩就是必然。当时口腔科有一位自学成才的老医生，镶牙镶得很好，看病很仔细，俞教授便跟随他，学习口腔科的知识，慢慢地也可以做一些小手术，随着经验慢慢积累，就会觉得现有的知识不够用，于是趁送患者到更大的上级医院就医过程中，不断学习更先进的经验；医院邀请资深医生来医院会诊手术，他抓紧一切机会学习，丰富自己，但当时他只意识到对知识的渴求会伴随自己的一生，却没想到会影响、改变自己的一生。

工作一段时间后，俞教授在患者中口耳相传，自然而然在当地有了一点小声望。声望有时也是累人的，当时可推荐工农兵上大学，由于俞教授的小有声望，大家觉得他不需要再去读书了，所以一再错过上大学的机会。到了1976年，工农兵学员最后一届推荐机会，正赶上浙江医科大学建立口腔系，俞教授觉得这个系统学习口腔医学知识的机会很适合自己，于是便提出申请，院领导研究同意，俞教授成为浙江医大口腔系第一批学生。

在浙江医大，俞教授经历了系统的培训和学习，口腔医学领域向他打开了一扇更广阔的门，他发现里面竟有如此多的类别与学问，不由得沉醉了。于是钻研之路在脚下展开，1979年研究生报考制度恢复，考上北京医学院继续深造，硕士研究生师从马大权老师，专攻牙龈癌方向。1982年毕业留校，在口腔医院口腔颌面外科当医生。1985年初，继续攻读博士研究生，导师邹兆菊老师是国内第一批博士生导师。1990年，已经是副教授的俞教授，作为访问学者到德国汉堡大学进修，在汉堡给他留下最深印象的是那里浩如烟海的病理资料，世界各地的唾液腺疾病的资料都有存留，于是俞教授将12000例唾液腺疾病的病理切片尽数浏览一遍。1995年已是教授、博士生导师的俞教授，到英国爱丁堡访问交流，他走访了10多个城市的20多家医院，更多地了解了国际上口腔医学的进展。

这一路走来，俞教授仿佛是一块巨大的海绵，将知识吸纳到自己身上，丰富着自己，也丰富着医学。科学研究的过程是枯燥的、艰辛的，作出新的发现、找出新的路径往往是可遇而不可求，多少人忍受不了这种行走在路上的寂寞放弃了学术。而在俞教授口中，这整个过程充满着乐趣，他一直称自己是个幸运儿，他说，我的成功不是光靠自己一个人，离不开周围领导、老师、同事的培养与帮助，离不开家人、朋友的鼓励与关心。在我成功的路上，总是有贵人相助，他们都是我的恩人。

提到恩人，俞教授滔滔不绝：

"感谢我的父母长辈起了潜移默化很大作用，教会我做人的基本道理"。

"师恩难忘！硕士生导师马大权老师、博士生导师邹兆菊老师在我求学期间给予我的不仅是学业上的认真指导，更是生活上无微不至的关怀，拓宽了我的医学前行之路，影响了我学术上严谨的态度，教给我作为一个医生应有的胸怀和气度。邹兆菊老师作为一位女医生，丝毫没有娇弱之气，一次把手术标本拿给她看，请她讲解特点的时候，她可以一手拿着馒头吃一手拿着标本来看，让许多须眉男子都自叹不如。德国汉堡大学病理研究所访问进修期间的指导教授、国际著名的口腔病理专家Donath教授强烈的创新意识深深地影响着俞教授的学术生涯"。

"感谢老院长张震康老师，自己的全面成长非常得益于他的精心培养；感谢号称'活词典'的章魁华老师，他拥有极宽的知识面，对我的需求总是有求必应；感谢我国口腔病理的创始人郑麟蕃老师，他的睿智，他的宽厚，深深地吸引和感染着我；感谢口腔病理的前辈吴奇光老师，一个个病例、一张张切片，给我细心指导和讲解，为我奠定病理学的基础；感谢手把手指导我手术的何钟麒老师,当时的场景至今依然清晰地浮现在眼前……"

如果任由俞教授发挥下去,他要感恩的人太多了,他曾经得过一次危重急诊,对于抢救他生命的医生护士的救命之恩永铭在心;也包括绍兴地区医院带他走上牙科之路的老医生,包括他的家人,包括身边很多老师、同事、朋友,包括自己培养的学生,包括每一位医治过的患者……正是这所有的人,造就了今天的俞光岩,他们都是"我的贵人"。

正是时刻怀着感恩的心,时刻只想到自己的医学事业,从没有将名利二字放在心上,从业30余载,俞教授在口腔颌面肿瘤、唾液腺疾病和下颌下腺移植治疗重症眼干症等领域达到极高的水准。他先后承担了37项国家级和省部级科研项目,发表过400多篇论文,其中SCI收录110余篇;以第一完成人获国家科技进步二等奖1项,省部级科技奖5项,其中一等奖2项;培养研究生和博士后70余名;先后获"作出突出贡献的中国博士学位获得者"、"首届全国中青年医学科技之星"、"杰出口腔医师奖"、"中国医师奖"和中华口腔医学会邱蔚六口腔颌面外科发展基金"杰出贡献奖",被评为"北京市有突出贡献科学技术专家"、"全国卫生系统先进工作者"、"全国五一劳动奖章获得者"及"全国优秀科技工作者"。香港牙医师学院、英国爱丁堡皇家外科医师学院和英国英格兰皇家外科医师学院先后授予"Honorary Fellowship"。

"生活要知足,为人要不知足,做学问要知不足。"这三句话别人用来作为座右铭,俞光岩教授则是把每一点都做到了实处。在别人纷纷扰扰追求房子、车子、票子的时候,再来看看他的"儿子、妻子、路子",你的心灵会得到净化,当你觉得他是你的救命恩人的时候,他却真心的视你为恩人,这正是每个人不得不敬佩之处。

作者简介:李世俊,《2009牙科博览》、《2011牙科博览》、《2013牙科博览》、《中国口腔医学文化博览2016》执行主编。
徐薇,1978年出生。复旦大学中文系硕士研究生,2007年起,于复旦大学艺术教育中心任讲师。

第五章　甘为人梯，回报善良人生
——记首都医科大学北京口腔医学院孙正教授

李世俊　徐薇

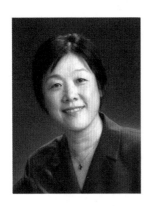

专家简介：孙正，首都医科大学附属北京口腔医院主任医师、教授、博士研究生导师。主要从事口腔黏膜病的诊断治疗工作。主要研究方向是口腔癌的早期诊断和预防。承担各类科研课题 30 项。获得北京市科技进步三等奖、中华医学科技三等奖各 1 项，北京市教学成果二等奖 2 项。北京市教学名师。在国内外期刊上发表论文 130 余篇。主编著作 10 本，参编著作 40 余本。中华口腔医学会副会长、北京口腔医学会会长、中华口腔医学会专业委员会前任主任委员、北京口腔医学会黏膜病专业委员会主任委员。

　　一位医生私下抱怨，我也想有个好脾气面对患者，可当你从早到晚每天面对的都是一样的病症，问答一样的问题，发现大家一样的缺乏基本知识……怎能不烦躁、不皱眉？

　　的确，患者不容易，医生也很辛苦。

　　所以，当就诊患者知道坐在面前留着利落短发，带着温暖笑容的中年女医生不仅是一名出色的口腔黏膜病学教授，更是大名鼎鼎的北京口腔医院院长时，都会大吃一惊，难以置信地互相求证：

　　"院长哦？一点架子没有？"

　　"这样的好医生没见过，连手机号码都肯留给我！"

　　"这位大专家，比我们当地的大夫都平易近人，问什么，都微笑着回答！"

　　北京口腔医院的医护人员心里也一直暗暗叹服，十余年的院长做下来，孙正没架子,不拉帮结伙,总是笑容可掬,总是把别人的困难、前途放在心上,而她自己,似乎毫无所求,却十分快乐。

身边的朋友们也很喜欢孙正,她性格爽直,为人宽容,敢想敢做,重视人生的感受,从不把时间花在愁眉紧锁上,常把困难化作一句话:"那就解决呗!"所以她的生活在行动中,于是困难往往在行动中被解决。

大家的谈论让我们去探寻,孙正是个怎样的人?

一、甘为人梯,解决病患疾苦

1999年,孙正担任北京口腔医院院长。当时的口腔医院,为"挂号难"和"就医环境差"两大问题所困扰。上任伊始,孙正即以一位女领导罕见的魄力大刀阔斧带领领导班子对医院进行全面调整规划,装修改造病房楼,创造性的采取租用其他单位房屋,把医护人员休息、办公用房挪至医疗区域以外等一系列措施,增加医疗面积,改善就医环境。医院的教职工原本因不方便而产生的种种不愉快,在受到患者的普遍称赞后烟消云散,反而增加了许多集体自豪感。孙正还采取全年无假日门诊、多种挂号方式并行、首诊负责制及复诊预约等措施,让医院对患者的预约率达到了100%。给北京口腔医院带来了新的面貌和气象。

考虑到不同层次患者的需要,针对老龄人群牙病和就诊特点,2003年成立了老年口腔病科。为方便老年患者就诊,将科室放在门诊一楼,提供检查,治疗、修复等"一站式"服务;针对外伤或夜间急性牙痛的患者,新建急诊综合楼可以24小时为患者提供诊疗服务,使患者随时获得救助。

作为院长,孙正践行着自己遵循的工作原则:"最大程度满足患者的需求,最及时全面地解决与患者利益相关的问题。"经过群众网上无记名投票评选,北京口腔医院获评"双十佳人民满意医院",此荣誉可视为社会及人民对孙正的理解和肯定。

作为医生,孙正把患者的康复作为第一要务。她医术精湛、经验丰富,往往拨开迷雾,一语中的,使许多自以为病情严重的患者释放心结。对于来京不易的众多外地患者,孙正急人之所急,采用加盟好大夫在线网的方法,为患者排难解忧。许多患者带着久治不愈的病症,带着无助的试试看的心情给孙医生留言,他们惊喜地发现,每一条留言都能得到认真详尽的回复,结合你的叙述指出你可能的病症及解决办法,甚至会把电话号码留给自己。更让人想不到的是,分析病情后,孙正医生时常会给患者指出距离其住地较近可以解决该问题的医院及科室等。

面对心理压力极大的患者,孙正还会给予心理的疏导,让患者放下心理负担,重燃生活的希望之火。

考虑到口腔黏膜病的复杂与常见,孙正把黏膜病基本诊断、基本治疗、基本方法向老百姓普及,形成一篇篇通俗易懂的医学科普文章,免费挂在好大夫网站上,让患者根据症状对号入座,自己预诊,小问题根据给出的解决办法自行处理,必要的诊断找医生。

由于贡献突出,孙正荣获"第四届首都健康卫士"光荣称号。更让孙医生欣慰的应该是来自患者的声音,2013年一位来自黑龙江省的患者诊疗后在网上赋诗一首,感恩医者仁心!

千里迢迢急赴京,寻医问药紫金城。
江山虽美今不见,患躯焉有好心情。
医院到底哪家好,名医究竟谁有名。
北京口腔黏膜科,治病还得找孙正。

二、甘为人梯,聚集优秀人才

作为院长,院里的科研项目想获得成绩,院长的支持配合一定会占有一定的比重,医院获奖项目加上时任院长之名,似乎约定俗成。可是在孙正担任院长期间,我们发现一个饶有意味的情况,这种"俗定"被她的正气与谦和轻松、合理地破除了。医院取得二百余项科研成果,获得国家科技进步二等奖和北京市科技进步二、三等奖7项,但其中许多并没有孙正署名。

孙正是位心怀医院,心怀团队,不为己争,让人才成长的院长。用她的话说"担任院长,我给自己的定位就是当'人梯',给所有的人的成长创造条件,给医院的发展创造条件。"她从不认为,当了院长,医院所有的荣誉所有的东西都应有自己一份。她将自己视为团队的聚集者,认为自己最大的作用是促进人才的聚集和成长,她这样说也一直是这样做的。

孙正任院长期间,提出"用好现有人才,引进急需人才,储备未来人才"的构想,引进了大批的优秀人才。她上任的1999年,口腔医院仅有博士6名、硕士20名。至2012年,医院已有博士112名,博士后14名,硕士93名,

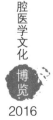

占医生和科研人员总数的 70.2%。其中,获国家杰出青年科学基金 1 人,海外杰出青年基金 1 人,国家优秀青年基金 1 人,入选教育部新世纪优秀人才 1 人,跨世纪人才工程 3 人,北京市优秀青年知识分子 3 人,北京市科技新星 24 人,北京市十百千卫生人才工程 6 人,入选北京市卫生高层次人才学科骨干 5 人。实行了一系列科研奖励政策,大大激发了科研工作者的积极性,取得了 180 余项科研成果,申报和中标的科研项目年年增加。医院承担国家 863 课题、国家自然科学基金重点课题、国家十五科技攻关合作项目等。获得国家科技进步二等奖 2 项和北京市科技进步奖 6 项。十年来,医院成为一级学科博士点、博士后流动站、国家生命科学与技术人才培养基地,教育部高级临床医师培训基地和合格临床教学基地,口腔实验教学示范中心。口腔临床医学和口腔基础医学均成为北京市重点学科。牙体牙髓、颌面外科和修复科成为国家临床重点专科。全牙再生与口腔组织功能重建被评为北京市重点实验室。

孙正骄傲地告诉我们:"医院引进的这批年轻人,都比我强,我并不是一个十分有才华的人,但是我所创造的条件和环境让我身边的周围的人能够人尽其才。"那种发自内心的对团队成员的欣赏与认同,对团队成长的喜悦与肯定,坦荡无私,心怀高远,如一座巍峨高山,让人油然而生敬意。

三、甘为人梯,恪行爱心行动

孙正医生热心公益。2005 年,孙正被任命为北京市牙病防治所所长,开启了她多方面的善行经历。有感于北京乃至全国儿童恒牙龋病的上升趋势,孙正大力争取政府对牙病预防的政策和资金支持,连续在北京市组织实施免费"窝沟封闭预防龋齿"项目,至今已为 121 万多名儿童封闭了 208 万多颗易患龋齿的恒磨牙,此项目原卫生部在全国推广,带动了全国的龋齿预防工作,为千万人免除了将来的痛苦。2011 年又与中国疾病预防控制中心妇幼保健中心(简称妇幼中心)合作为近 13 万名学龄前儿童提供了免费氟化泡沫涂布,并在 2013 年为 36 万余人次幼儿完成防龋齿工作。

2009 年开始受北京市政府所托,与社管中心协作,免费为全市 2000 多位 60 岁以上全口无牙的贫困低保老人镶全口假牙,长期依靠牙床吃饭的老人们,终于可以尝试一些更可口的食物,开心可想而知,更重要的是改变了他们的面容,为他们的晚年带来意想不到的尊严与快乐。

孙院长积极推进医院参与"重生行动"、"微笑列车"等公益慈善项目，2011 年为 200 余名贫困家庭的唇腭裂患儿免费做了修复手术，让这些小天使重新绽放出最灿烂的笑容，带着关爱与感恩开始自己幸福而美丽的人生。

而说到爱心，不得不提斯求卓玛的故事。

斯求卓玛是一名藏族妇女，生活在美丽的纳木错湖边的她却有着悲惨的经历，28 年了，由于颈下长了不断变大、重达十斤的肿瘤，无法工作生活，无情的丈夫一走了之，生病的女儿无法照顾。

援藏干部李一超发现了她，开始帮助她，但不治好她的病痛，就没法改变她的生活。于是李一超回到内地，多方联系医院救治卓玛，2010 年，在新华社记者唐召明、北京安贞医院顾红医生等善心人士的帮助下，病重的卓玛来到了北京，但她的病症安贞医院解决不了，危急时刻求助于孙正院长，孙正院长非常重视，立即召集医院领导商议，决定即便需要承担风险仍要救助这位生活贫困且患有重症的卓玛，免费为其实施手术，最终成功切除了巨大肿瘤，为这次爱心接力画上完满的句点，为卓玛带来了第二次人生。2011 年 8 月 16 日，孙正院长带领医护人员克服高寒缺氧，远赴西藏高原，为斯求卓玛进行复诊。结果显示，斯求卓玛术后恢复很好，治疗取得了预期效果。她现在可以放牧、做家务、照顾女儿，她把感激化作洁白的哈达，披在孙正身上，不断地转动经筒，愿神灵保佑这些善良的人们……

四、人生善良的注定

甘为人梯！孙正医生是怎样拥有这可贵的品格？也许我们能从她的人生经历中找到答案。

孙正院长总是那么笑对人生。

无论讲述童年受家庭影响居无定所、寄人篱下，被人诬陷偷钱，被邻家孩子丢弃差点回不了家，还是青年时期下乡插队，被排挤被孤立，还是被派出所几次三番的调查……每一件每一桩都足够让现今脆弱的小朋友们生死相与了，但孙正谈起来总是面带笑容，仿佛在讲别人的故事。百般辛苦、曲折，为什么她都能水波无痕的经过，并能够在极度负面的情况下找到积极的一面，靠自己的努力去打破负面的笼罩？

孙正一段段回忆，线索慢慢清晰。

那是暖洋洋的午后阳光，一位慈祥的老妇人眯起眼睛在对一个抬头看她

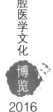

的小小女孩温和地笑，笑容里是满满的爱意。小女孩是幼年的孙正，老妇人是孙正亲爱的"姥姥"。姥姥其实是从小照顾孙正的保姆。姥姥是满族，年轻时曾是清朝宫廷的穿珠宫女，经过了许多严苛枯燥而寂寞的时光，一生无儿无女的她晚年靠帮人照顾小孩为生。姥姥性格平和温婉，打扮干净整洁，从不去评价别人，管束别人，把全部的爱都投入到自己照顾的小孩身上，带给小小的孙正一段暖暖的幸福安静时光，那时候，父母工作繁忙，因为有姥姥的陪伴，孙正从未觉得孤单。

孙正四岁半，上了幼儿园，与姥姥分离。二年级时，特殊年代的风暴又把孙正和姥姥带到了一起。那时的她，父母都受冲击，接受审查，无学可上也无处可去。母亲只好把孙正再次托付给姥姥。没有迟疑，姥姥理所当然地接受了她，这种理所当然让孙正妈妈也觉得意外，这是一个讲究"划清界限"的年代，连亲人间有时也会泾渭分明，姥姥如此容易的接受托付，这其中的勇气担当，让幼小的孙正感受到了温和的姥姥挺直的脊背。到姥姥家没多久，姥姥家遭遇抄家，当时姥姥照顾的另一个小男孩一直凄惨大哭，这场景叫孙正第一次知道了害怕，她不敢对别人说出自己的身世，回到了自己的家。

但风波过后，姥姥又接孙正来家，仿佛什么也没发生，没有抱怨、没有仇恨，似乎一切都如常。此后的两年，孙正过得很快乐。姥姥对她很好，家里吃东西都是以小孙正为中心，对于冰棍之类小小要求总是尽量满足，甚至可以用每人为数不多的点心票买来点心给她来吃，孙正依赖姥姥，总是跟着姥姥，模仿着姥姥的一颦一笑。后来姥姥家再次被冲击，无法收留孙正。但孙正在别人家吃不饱饭，跑到姥姥这里时，姥姥总是和蔼地给孙正食物，让她觉得温暖。姥姥本身在逆境中，却仍能对没有血缘关系的孩子不离不弃、关心照顾，这种骨子里的坚强、善良潜移默化地印在小孙正的脑海里，也慢慢地转化到她的生活中。

姥姥无儿无女，但有个有情有义的侄子。侄子夫妇对老人特别好，搬了家也一直带着她，照顾姥姥直到96岁无疾而终。这些善良的人，孙正看在眼里，记在心中，他们是童年孙正人生的楷模，也是成年孙正尊敬的对象。

记忆中还有一个伏案工作的清晰形象，这是孙正的父亲吴木先生。吴木是孙正父亲革命时期的化名，一直使用至今。他出生在富裕家庭，孙正爷爷早年留学德国，可以说是红色资本家，吴木先生少年时便有感于社会不公、民众疾苦，经常拿自家的钱财救济外面的穷人。14岁离开家庭，参加革命，去了延安。他的人生目标是追求有个安稳进步的社会，而不是简单个人家庭的富有。

特殊年代时，吴木先生时任中央团校副校长，受到不少冲击，但他不愿意去记住。他经常给孙正背一些诗，教育孙正认识人生的美好，当孙正纠结于总想知道是谁曾经陷害自己时，父亲教她宽恕，教她忘记，教她把精力放在更多美好的事物、更多有意义的事情上。吴木先生出版过一本个人文集《让教育充满爱》，书中讲述了他对于教育者的爱的理解。而他本人的多年经历就很好地印证了他的文章，他用广博的爱去教育人、用宽宏的爱去感化人、用正直的爱去影响人。他用爱在教育孙正，更把这份融于血脉的爱的能力传给孙正，让孙正将内心更多的爱贡献给普罗大众，让世界可以充满爱。

还不能忘记的是那本少女孙正看了很多遍的《欧阳海之歌》。当时，孙正只上到二年级，字还没有认全。当时家中能找到的就是一本《欧阳海之歌》，那一大段空白岁月除去在姥姥家的快乐时光，就只与《欧阳海之歌》相伴，书中欧阳海舍身推战马、勇救人民生命财产的英雄壮举，响铮铮的人生格言："如果需要为共产主义的理想而牺牲，我们每一个人，都应该做到面不变色心不跳。"那个正直勇敢的青年给了孙正很正面的影响和感动，引导着孙正也在成为一个正面的积极地努力的人，学了认字也学了做人。

孙正医生说："人生善良的注定，一定是周围有这样的人、这样的物在影响"。从姥姥到父亲到欧阳海到许多人，在性格的形成期，围绕在孙正身边的是这样一群坚韧善良的人，于是善良与宽容与利他性在小孙正的心底扎下了根，融入了她的血液，在她的周围形成了一个有选择性的保护环，在复杂的环境，当善的恶的都在身边眼前展现，她接收的是善的因子，排斥的是恶的细胞。于是即便在恶劣的环境中，她依然能够接收到善的能量，并鼓励自己用做得更好来对抗恶，来改变恶。

这种向上的向善的向众的人生观、价值观也就决定了成年后的孙正成为一个甘为人梯的优秀领导者、优秀的医生、出色的人。为患者梯、为人才梯、为善行梯，孙正用自己的人生将世间大爱、将医者仁心的中国文化不断传承，而在她的感召下，我们也可以看到她的身边聚集一群同样的人，用他们共同的努力使中华医文化、善文化延绵不息。

如今的孙正，已卸去院长职务，专心地研究自己心爱的专业知识，继续为患者解决痛苦。面对白发苍苍的老人时，孙正常会恍惚，仿佛见到笑容可亲的姥姥，心里默默祝福姥姥天堂安息。然后马上调整好思绪，带着和姥姥同样的笑容，亲切地询问："您哪里不舒服？"

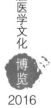

作者简介：李世俊，《2009 牙科博览》《2011 牙科博览》《2013 牙科博览》《中国口腔医学文化博览 2016》执行主编。

徐薇，1978 年出生。复旦大学中文系硕士研究生，2007 年起，于复旦大学艺术教育中心任讲师。

第六章　美德寓于快乐之中阳光铺就光明之路
——记中山大学光华口腔医学院凌均棨教授

黄奕华

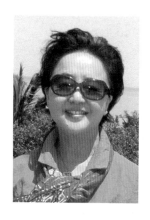

专家简介：凌均棨，中山大学光华口腔医学院牙体牙髓病学教授、主任医师，博士生导师、学科带头人。1976 年毕业于武汉大学口腔医学院，1994年获口腔医学博士学位。1990 年赴法国路易·巴斯德大学牙学院、2000 年赴美国哥伦比亚大学牙学院研修。1997~2013 年任中山大学光华口腔医学院和口腔医院院长。现任名誉院长、中山大学口腔医学研究所所长、中华口腔医学会常务理事和牙体牙髓病学专业委员会主任委员、广东省口腔医学会会长等，享受"政府特殊津贴"。从事牙体牙髓病学医、教、研 30 余年，研究方向包括龋病、牙髓病和根尖周病病因与防治及相关分子生物学和组织工程学。

达观开朗是一种美德，一半是基因，一半是个人修为。积极热情的个性给人以阳光，同时也为自己铺就一条光明之路。中山大学光华口腔医学院凌均棨教授就是这样一路走来的。

一、珞珈山下灿烂的成长时光

凌均棨出生于武汉大学一个知识分子家庭，祖父是名医，父母是学者，她对读书极大的热情似乎与生俱来，小时候除着迷读书，还喜欢唱歌、舞蹈、书法等，热爱生活的秉性已展露无遗。

少年的凌均棨生性乐观,心如蓝天白云彩,纯洁又可爱。15 岁那年知青下乡湖北农村,从优越的城市到艰苦的环境,年轻的她好奇而快乐地接受了一切锻炼。在知识匮乏的农村,她担任了村里的小学老师,把知识带给学生的同时,在田野的土台上带领孩子们组织了一场又一场的歌舞演出,她自豪地说:"在那里,只要听到歌声,一定是我教的。"凌均棨从不认为知青下乡耽误或打断了她原有的生活和计划,相反,她觉得这是一段锻炼意志的宝贵经历,使她更为坚强和豁达。

回城,分到武汉大学口腔医院外科病房工作。除了学习护理工作外,还担任了卫生员的工作,扫地、挑开水、喂养实验动物,跑前跑后动作快、效率高;参加医院宣传队,绘画、办墙报,她无所不干,似乎也是无所不能。凌均棨积极的工作表现和广泛的群众基础,成了她进入武汉大学(湖北医学院口腔系)就读的绿色通行证,开启了她人生的新旅程。

二、求知若渴的医学岁月

在阅读凌均棨教授的履历时,会发现有趣的"穿插现象":本科 - 工作 - 硕士 - 工作 - 博士,读书与工作交替进行。"我就是想读书!"凌教授感叹到,求知若渴的她抓住了一切机会。

在 20 世纪 90 年代初研究生学习期间,凌均棨主要从事口腔微生物学以及防龋疫苗等方面的研究。由于当时国内并没有太多的研究基础,她阅读了大量分子生物学等相关英文资料,翻译、总结和提炼。期间,还到中国科学院学习和完成实验,是早期接触生物探针、质粒、分子克隆等的一批学者。在1993 年湖北科学技术出版社出版的《口腔医学新进展》一书中,凌均棨编写了"口腔天然菌群"、"防龋疫苗人工自动免疫研究进展与展望"、"氟化物与牙釉质"等章节。在 1995 年人民卫生出版社出版的《口腔生物学》一书中,她撰写了"龋病的生物学基础"一章,从牙菌斑与龋病、龋齿发生的化学动力学过程、再矿化等阐述了微生物致龋的过程。这些内容是凌均棨读研期间所研究和总结的成果,填充了当时国内这一研究领域的空白,为后来者搭建了平台。

在临床工作中,凌均棨同样积极肯干。武汉大学口腔医院内科每天都接诊大量患者,她总是冲在最前线,埋头苦干,为病患解决苦痛,常常误了饭点、延迟下班,也依旧乐在其中。

三、"外面的世界很精彩"

在 20 世纪 90 年代的中国,出国留学或访问的医生仍属凤毛麟角,凌均榮教授是其中一员。"我从小就看 18 世纪的小说,非常向往法国,我渴望可以走出去,学习科研方法,看看外国院校,开阔自己的眼界。"在这一念头的驱使下,凌教授给路易·巴斯德大学写了申请访问学者的信件,迅速得到回复,并拿到国家的资助,又一次开启她无比向往的求学大门。

在路易·巴斯德大学的时候,凌教授在该校实验室继续从事龋病研究,进一步探索了龋病微生物学,取得了科研成果。除了科研工作,凌教授发现国外的实验室虽然狭小拥挤,却井井有条,管理有序。处处留心皆学问,凌教授用心观摩了路易·巴斯德大学里实验室的设施建设、管理方法以及人才配备等。凌教授利用休息时间,参观了欧洲的许多知名大学,包括巴黎第五大学、巴黎第七大学等,这些大学的管理规范和教育文化深深地吸引了她,也为她日后回国指导实验室建设打下基础。

凌教授一直认为"外面的世界很精彩",提倡国内学者应该打破自己原有的格局,走出国门领略现代化、国际化、标准化。到了 2000 年,她再次"走出去"到哥伦比亚大学访学,较早地将牙体牙髓病学、种植学、修复学等先进的发展理念引入中山大学附属口腔医院,促进本院学科的健康发展。

四、木棉花下开拓进取

1996 年是凌均榮教授人生中的一个重大转折点,她从热情豪爽的武汉来到内敛务实的广州,踏上了发展南粤口腔医疗事业的新征程。凌教授从 1997 年至 2013 年担任中山大学附属口腔医院院长一职。在任的 16 年间,在她的带领和全院职工的共同努力下,中山大学光华口腔医学院及附属口腔医院从小到大、由弱到强,发展成为口腔医院、口腔医学院、口腔医学研究所三位一体的,拥有 3 个原卫生部国家临床重点专科,学科门类齐全的口腔专科医院,医疗、教学、科研、管理等各方面发生了质的飞跃:从当初的几张观察床发展到开放病床 86 张;由最初的 10 台口腔综合治疗台增加到 375 台;业务用房增长了 10 倍;门诊量从开业初的日均 100 多人次增加到 2000 余人次,年收入增长30多倍。医院长年收到表扬信、锦旗牌匾，群众综合满意度始终保持90%以上，并先后获得"广东省行风建设先进集体"和"广东省卫生系统行风评议满意单位"荣誉称号等。

2004年，医院响应原卫生部"医疗服务进社区"号召，在广州天河区东圃开设门诊，解决广州东部地区群众看牙病难的问题。2010年在天河CBD商圈核心地段开设了珠江新城口腔医疗门诊，优雅的就医环境，为该区带去优质、完善的口腔医疗服务。2007年荣获广东省首批医保信用等级"AAA"级定点医疗机构和"新农合"定点医疗机构。2009年被评为第16届亚洲运动会定点医院、原卫生部广东省人民政府共建共管医院。2011年牙体牙髓病科、口腔颌面外科、口腔修复科3个专科获评为原卫生部国家临床重点专科，标志着医院建设迈上新台阶。医院的稳速高效的发展都与凌均榮院长科学先进的理念管理和率先垂范的务实作风密不可分。

早在1997年，凌教授就提出"年青医生考研究生没商量"，并积极鼓励医生出国留学和访问，同时引进了6位知名专家教授。2002年，中山大学口腔医学研究所成立并先后获得口腔医学一级学科博士点、口腔医学专业学位博士点、博士后科研流动站、原卫生部口腔专科医师培训基地、广东省重点学科、广东省高等学校名牌专业、广东省高等学校本科特色专业、原卫生部国家临床重点专科等。十几年过去了，医院建立了一支以中青年为主体、充满活力的专业技术人才队伍，也成立了具备软、硬实力的研究基地，学科力量得到充实和壮大。

作为中山大学光华口腔医学院附属口腔医院的领航者，凌均榮院长以她高瞻远瞩的眼光，科学先进的理念，带领全院员工自行经营、自主创新、自我发展，走出了一条内涵和外延建设良性互动、社会效益和经济效益相得益彰、医疗与学科发展齐头并进的跨越式发展道路。

五、"我是一座桥"

凌均榮教授常对自己的学生说，"我是一座桥，你们从我身上走过，走向新的广阔的世界"。无疑，凌均榮教授是十分喜爱教师和科研工作者的身份的。她先后主持国家级、省部厅级科研项目20项，荣获国家级、省级教学成果和科技成果奖10余项，在国内外学术刊物上发表论文400余篇，SCI收录80余篇。主编《显微牙髓治疗学》、《牙髓病学》及《根尖周病治疗学》等著作，参编专著及原卫生部规划教材 20 余部。迄今,她已培养博士后 9 名、博士研究生 49 名和硕士研究生 67 名,其中多人获得"南粤优秀研究生"、"口腔医学益达奖学金"、"广东省优秀学位论文"等奖项,他们大多都已成为单位中的骨干。从研究生入学选课、课题方向、综述撰写,到毕业论文、幻灯制作,凌教授无不一一悉心指点,逐字逐句地修改,使每位毕业生经历一个脱胎换骨的过程,他们在答辩的讲台上总是哽咽着表达对她衷心的爱戴和诚挚的感激。

其实,她又何止是学生的"一座桥"！在凌教授过去的峥嵘岁月里,她一直都是"一座桥"。下乡时,她把城市的文艺气息带到了乡村,传播先进的知识;出国时,她不仅把国外先进的技术方法和理念带了回来,还鼓励国内学者敢于走出国门,开阔眼界;管理医院时,她鞠躬尽瘁,为建设便于病患解决苦痛、利于医生发展自身的一流院校而案牍劳形。

2014 年,凌均桑教授及其团队喜获两个大奖。作为第一完成人,凌教授带领团队完成的科研项目"牙体牙髓疾病防御调控机制与拟生态修复体系的研究及临床干预"先后获得广东省科学技术一等奖和中华口腔医学会科技奖一等奖。该成果在与全省包括能源、交通、信息、生命科学等多个一级学科的竞争中脱颖而出,荣获一等奖,成为首个获得该奖项的口腔医学科研项目,这对于牙体牙髓病学的研究成果来说实属不易！该项目参与首届中华口腔医学会科技奖申报,在全国口腔医学各学科评选中荣获一等奖第一名。喜报频传,凌教授却云淡风轻地说:"这是对我们整个团队科研工作的肯定,最重要的是增强了我们的医生做临床、做科研的信心,有了一个新的起点。"

作者简介:黄奕华,女,2009 年毕业于中山大学光华口腔医学院,获医学学士学位。2014 年毕业于中山大学光华口腔医学院,获医学博士学位,研究方向为牙髓细胞生物学。现就职于中山大学附属口腔医院牙体牙髓病科。

第七章 小口腔，大世界
——记南京医科大学王林教授

黄灵海

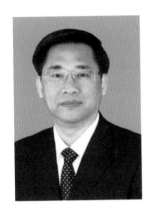

专家简介：王林，南京医科大学副校长、党委常委、博士生导师。现兼任中华口腔医学会常务理事、中国医师协会口腔医师分会副会长、江苏省口腔医学会会长，国际牙医学院院士，全国医院优秀院长，江苏省突出贡献中青年专家，江苏省高等学校教学教育名师，江苏省医学领军人才，承担国家自然科学基金重点项目等各类课题 20 余项，获江苏省科技进步二等奖等各类成果 19 项。《口腔医学》主编，《口腔生物医学》杂志社长，主编专著 4 部，发表专业论文 100 余篇。国家精品课程《口腔正畸学》负责人，国家临床重点专科（口腔正畸科）负责人，江苏省口腔疾病研究重点实验室主任。

英国著名浪漫主义诗人威廉·布莱克在其名作《天真的预言》中写道："一沙一世界，一花一天堂。无限掌中置，刹那成永恒。"同样，作为中国著名的口腔正畸专家，王林教授从医从教三十余年来，从最初因缘际会与口腔结缘，再到后来硕果累累、斩誉无数、桃李满天下，透过小小的口腔，他也看到了一个包罗万象的大千世界：在这个世界里，凝聚着诸多前辈和同行的毕生心血，他们前赴后继、继往开来，参与并见证了一个行业的沧桑变迁，一门新兴学科的艰难构建，成就了今天口腔医学百花齐放、欣欣向荣之貌。

一、因缘际会，误入"不入流"的牙科

1978 年，是改变中国历史命运的一年——十一届三中全会一声春雷平地起，做出了改革开放的重大决策，全国上下拨云见日，各行各业百废待兴，而对于时年 18 岁的王林来说，这一年则是其命运的拐点——成为恢复高考后的第一届大学生！

1977 年夏天，王林从镇江市第一中学毕业后就直接下放到了镇江市金山园艺厂跃进大队，成为"文革"期间最后一批插队知青。起初，在革命理想的召唤下，年轻的王林还觉得知青生活有点激情燃烧，但随着时间的推移，内心更多的是日复一日高强度而乏味的田间劳作带来的空虚和苦闷，唯有书本能带给他一丝慰藉。

"自助者天助之"，1977 年底中央做出了全面恢复高考的决定！这对于大多数上山下乡的知识青年来说，绝对是一次千载难逢、改变命运的机会。接下来的几个月里，王林白天按时出工，晚上则跑到老乡的贮藏间，借着微弱的煤油灯，夜以继日地复习功课，备战高考。

功夫不负有心人，当年 12 月，王林顺利地通过了镇江地区组织的第一轮资格考试，成为园艺厂 40 名考生中唯一获得江苏省统考资格的考生。

高考结束一个月之后的某个中午，一名知青同事兴冲冲地跑到宿舍告诉王林，他的录取通知书到了！王林二话不说，一个箭步冲出门外，跑向收发室，但翻开录取通知书后，王林心里凉了一大截——江苏新医学院（现南京医科大学），专业为医疗系口腔医学专业！这是怎么回事？自己当初报的可不是这个学校，更不是这个专业！

原来，祖籍东北辽宁的王林，出身"冶金世家"，父亲和家里很多亲戚都是搞冶金的，他从小耳濡目染，梦想着有朝一日能够"子承父业"，所以在填志愿时报的全部是东北的大学，专业也是清一色的冶金类，但现实却无情地把他的"冶金梦"浇灭了！

其实，当时王林自己也搞不清楚什么是口腔医学，什么是牙医学，两者究竟有何区别，只是大概知道这是一个关于牙医方面的专业。至于牙医的形象，王林脑海里呈现出来的是童年镇江街头有人挑着担子走街串巷、摊铺看牙，一排形状奇怪又简陋的工具，一串拔出来的牙齿。因此，当时在很多人眼里，牙医是一个不入流、难登大雅之堂的"江湖郎中"和街头卖艺的"牙匠"。我们知

道,汉语中"匠"字,本是指具有一定技艺的特定人群,如能做木工的叫木匠,能加工石材的称石匠,善打铁的叫铁匠……在传统观念中,"匠人"属于"治于人"的"劳力者"。至于牙医,虽然早在清末民初西方牙科传教士林则博士就在四川成都的华西坝上完成了牙医学的启蒙,20世纪50年代,中国现代口腔医学先贤毛燮均教授也曾高瞻远瞩地提出"革新牙医教育是发展牙科为口腔医学专门",实现了中国牙医学质的飞跃,但由于中国人口众多、经济落后,中国的中小城市、特别是农村地区,在很长一段时间里还是以镶牙、拔牙、止痛,师承为主的地道"牙匠"为主导,人们也习惯称之为补牙师傅,而不是医生。

当然,遗憾归遗憾,王林深思熟虑后,与家人达成一致意见,决定不能放弃这来之不易的上大学的机会。于是,在跃进大队继续工作并挣了17元工分后,1978年3月,在一个春暖花开、万物复苏的日子,王林结束了短暂的知青生涯,背起行囊,独自登上开往南京的列车,从此开启了他的口腔征程。时至今日,王林依然还小心翼翼地保留着那张早已泛黄的高考录取通知书,上面写着"寄镇江市金山园艺厂跃进大队王林收",在王林看来,它不仅是一段关于青春和梦想的珍贵记忆,更是改变自己一生事业走向的命运推手。回首往事,王林不无感慨地说:"一个人永远不知道自己在一条未知的路上可以走多远,很多人甚至终其一生也未必能够寻找到适合自己的路,幸运的是,我找到了。"

二、别有洞天,牙科是一门"技术活"

怀着一颗忐忑不安的心,王林走进了江苏新医学院。这是国内一所历史悠久的传统医学名校,其历史可追溯至创建于1934年的江苏省立医政学院,而南京在历史上也是口腔医学重镇,创建于1935年的国立中央大学牙医专科学校就是我国历史上第一所公立牙科院校,时任国民政府行政院院长的蒋介石还兼任过校长,这算得上古今中外口腔史上的一大奇观。随着学习的深入,王林渐渐发现,口腔世界其实别有洞天,"入之愈深、其进愈难,而其见愈奇"。口腔医学并非无源之水,无本之木,其拥有悠久而灿烂的历史,无论在基督教文明、儒家文明还是伊斯兰文明之中,口腔医学在整个大医学范畴中始终占有一席之地。尤其值得骄傲的是,中国古代不仅有关于口腔的"四大发明",而且还有"叩齿坐明月,支颐望白云"的悠闲自在,有"黑云裁两鬓,白雪分双齿"的绝句佳人,有"铜瓶水冷齿先知"的自我调侃,可谓有趣、有韵、有味。

　　20世纪80年代的中国物质相对贫乏,医疗设备也相对落后,加上由于口腔卫生保健和预防知识普遍缺乏,群众爱牙健齿意识较差,认为"牙疼不是病",往往拖到牙齿问题非常严重、疼痛难耐了才来就医,如此增加了治疗的复杂性,因此看牙治病主要取决于医生的技术水平,牙医往往表现为一项熟练工种,被认为是一门技术活,对动手能力要求较高,这倒正好对上了王林的胃口。"纸上得来终觉浅,绝知此事要躬行。"在南京医学院几年的学医生涯,王林凭借着心灵手巧的禀赋,加上长期脚踏实地的临床工作经验积累,同时他不断钻研日常遇到的疑难病例,每天晚上泡在图书馆,查阅文献资料,认真整理而温故知新,因此在实习期间,王林就以出色的临床技能水平赢得了老师和患者的赞许,很多患者慕名前来找他看牙。被患者认可的成就感,让王林渐渐爱上了口腔这个专业,对自己的职业规划也愈发明朗和清晰。兴趣是信念最好的催化剂!它可以将一个人所蕴藏的潜力和热情催生出五色之花。1982年,还在实习期间的王林就在《南通医学院学报》上发表了第一篇论著,次年,他又发表了第一篇有关酸蚀材料学的综述,1992年,他编写了第一本专著《实用Begg矫治技术》。

　　诚然,在科学技术日新月异的今天,由于诸多高、精、尖设备与器械的介入,临床诊疗过程大大降低了对医生的依赖性,但大部分口腔诊治仍然需要医生"工匠式"的操作,因此精湛的临床操作技能依然是衡量一个口腔医生水平高低的重要指标之一。时至今日,早已跻身中国著名口腔正畸专家之列的王林,无论对自己还是对学生,在临床操作技能方面始终要求甚严,力求精益求精。在王林看来,口腔是一门技术性、操作性很强的学科,绝非朝夕之功。在欧美发达国家,要真正成为一名口腔正畸专科医师,理论知识与操作技能两者缺一不可,必须经过长达数年专门的矫正技术训练、临床实习培训及实例操作,并通过严格的国家统一考试考核后,才能取得口腔正畸专科执业资格。

　　有一次,王林对着一个刚做好的双曲舌簧𬌗垫矫治器反复端详了一番,突然严肃地说了句:"皇帝的母亲"。当时在场的学生都愣住了,可能是因为紧张,没人反应过来,停了几秒钟,王林微笑着说"太后(厚)",大家都笑了,于是紧张的气氛一下子被缓解了。原来,这个矫治器是一名刚接触正畸专业的学生做的,因为以前没做过,对具体的要求把握不到位,尤其是𬌗垫的厚度,在调制塑料的时候,对材料的量也没掌握好,就想着宁可厚一点,多了可以磨掉,总比薄了要再加来得方便些,结果被导师一下看穿了。接着,王林耐心地讲解了这种矫治器在制作中需要注意的问题。每每提到关键细节处,他会不厌其烦地一再叮嘱,直到在场的每个学生都理解并且记住。王林的一位博士生也不无感慨地说:"王老师十几年前做的牙𬌗模型,至今仍可以作为教学的典范,在临床上更是精益求精,有几次患者都感觉牙列经过正畸已经达到理想效果了,可王老师觉得还有完善的空间,就会进一步调整方案,直到满意为止。"

三、境界升华,牙科是科学与艺术的完美结合

随着工作的深入和接触病例的多样性、疑难性增加,王林内心的问号也越来越多,渐渐意识到自己所掌握的理论和技术远远不够,仅靠零散地查阅文献资料已经远远不能满足自己对正畸这门新兴学科的好奇和探索需求,于是1985 年和 2001 年,王林又先后走进华西医科大学口腔医学院和北京大学口腔医学院攻读正畸学硕士和博士研究生,分别师从罗颂椒教授和林久祥教授,成为江苏省第一个正畸专业博士。在华西坝和燕园这两座医学圣殿,年轻的王林感到了前所未有的热血沸腾,他如饥似渴地畅游在口腔医学的知识海洋里,就像爱丽丝掉进了美妙的梦幻世界,又像充满好奇的孩童在广阔的沙滩上不停地捡拾美丽的贝壳。

改革开放的春风,带动了各行各业蓬勃发展,欧美发达国家各种先进的矫治技术和理论陆续引进中国,口腔正畸学方兴未艾。在华西和北大,罗颂椒教授和林久祥教授对事业的孜孜以求、高瞻远瞩,对学生的殷殷教诲、倾囊相授,对生活的乐观豁达、举重若轻,都让王林受益终生。多年之后,回首往昔,王林由衷地感慨道:"尚处于职业规划期的年轻人,若能有幸得到该领域颇具人格魅力的业内大家的认可与肯定,所能激发的勇气和创造力是不可估量的,也有助于快速建立对所学专业的忠诚度。"这也为后来王林在管理工作中注重年轻人的培养和鼓励奠定了情感基础。

在此期间,为进一步掌握国际最新的正畸学理念,学习国际正畸学最先进的矫治技术,1996 年王林作为访问学者被选派赴美国深造,先后在美国的伊利诺伊大学芝加哥分校(University of Illinois at Chicago,简称 UIC)和西北大学(Northwestern University,简称 NU 或 NWU)从事研究工作两年。在这两所国际著名的医科大学里,王林深切感受到了中国口腔医学与欧美发达国家的差距,以及中国医学与西方医学在相互碰撞中产生的火花,彼此脉脉相通

却又各自精彩。留美期间，王林以扎实的学术功底和精湛的临床技术，赢得了美方同行的信任与尊重，他在后来医学生涯中始终立足中国、放眼世界，时刻以世界牙科医学的新技术、新理念来把脉国内正畸学的发展现状及方向。

留美归国后，王林率先在江苏省引进和推广固定矫治技术，使江苏省正畸治疗快速与国际接轨，从原来以单一的、疗效较差的活动矫治为主转变为以高效能、较舒适的固定矫治，并因此获得了江苏省科技进步二等奖（系口腔医学类首次），其所率领的正畸学科也成为了江苏省唯一的医学重点专科和科教兴卫工程重点学科。

针对过去人们认为18岁以后就不能再进行正畸治疗的不成文规定，王林通过在传统固定矫治技术基础上进一步科学改良，创新性地结合正颌外科手术，使得正畸治疗不再仅仅局限于青少年患者或者简单的错𬌗畸形患者，给很多存在严重牙颌面畸形的成人患者带来了福音。此外，近年来王林所率领的科研团队在微型种植体的临床与基础研究、上颌快速扩大的分子生物学机制、三维影像学的系统研究和颅颌面生长发育机制等方面进行了深入研究，2010年他率先提出了研究中国汉族人群非综合征型唇腭裂的全基因组关联研究，这是一项具有重大意义的口腔医学领域的"精准医学"工程，获批2012年国家自然科学基金重点项目。与此同时，南京医科大学口腔医学院在王林的领导下，厚积薄发，弯道超速，实现了一个又一个跨跃——国家级临床重点专科建设项目，国家级高等教育特色专业，国家级精品课程体系，国家级科研项目十的突破……在全国率先提出的"诊前3分钟"服务理念受到了原卫生部领导的充分肯定，其提出设立"免费预诊室"的创意也受到了国内同行的一致好评。2008年，王林获得"全国优秀医院院长"的殊荣。

随着临床经验和人生阅历的日益丰富，已经身为研究生导师的王林意识到，口腔既是一门科学也是一门艺术，而口腔正畸学素以高技术难度著称，是口腔医学领域中最为复杂的科学与艺术的"结合部"，交织着科学与艺术之美以及人们对于美的主观认识和客观需求的提升。放眼古今中外卓有成就的医学大家，不乏多才多艺，有较高艺术修养之人，他们通过美术、音乐、文学的陶冶，拥有了根植于内心的审美情趣，也才能将美的艺术与科学有机地结合，对诊疗方法、操作过程产生了"艺术美"的感受与要求，臻至相互交融的完美境界。王林也做到了知行合一，他不仅临床技术精湛，而且对书法艺术有很深的理解，讲究用笔的节奏、结构的对比、墨色的枯润、章法的挪让，其书法形在外、味在内，气韵通达，开阔大气，架构端庄。

四、高山仰止,牙科是一个"永远在路上"的世界

新时期以来,伴随着越来越多的新技术、新设备应用于医疗领域,人们在享受到越来越多的就诊便利的同时,却惊讶地发现,设备越来越先进,医生却越来越冷漠;器械离患者越来越近,而医生离患者越来越远,医患关系也越来越紧张,"看病难,看病贵"被喻为压在老百姓头上的新"三座大山"之一。从文化人类学的视角看,作为大医学重要组成部分的口腔医学,已经不再仅仅是一种行业,或是某种技术的化身,呈现出来其实是一个错综复杂的文化世界,交织着技术与人文、医生与患者、社会审美与人类心理……这些关系的调和与变迁,需要这个文化世界里的每一个角色(如医生、患者、管理者、科学家、政府官员等)必须与时俱进地探索,力图在技术、管理、生理、心理之间寻找到一个平衡点,而这种探索却是一个"永远在路上"的历程。

今天我们很多人都知道,口腔健康是现代社会文明进步的重要标志之一。容貌是人类社交的第一张名片,据相关研究统计,在颜面审美吸引力中,唇齿仅次于头发和眼睛,排在吸引力的第三位,而牙列不齐则是人类的"三大牙病"之一,严重者会对患者造成巨大的身心伤害,最终影响到患者的生活方式及生活质量。早在1982年毕业后留校工作之初,王林就曾碰上一位花季少女,因牙齿排列不齐导致颜面畸形,心灵备受打击,多次欲跳楼轻生。这件事深深触动了王林,使他深刻意识到,口腔健康不仅仅是指保持正常的使用功能,还在很大程度上影响着人的自尊自信乃至心理健康,因此口腔医生不该仅仅是一名技术操作的"匠人",更要成为一名具备仁心仁术的悬壶济世者,用心去呵护每一位患者。也就是从那时开始,王林毅然选择了口腔正畸学这个当时在国内尚未受到重视的学科作为自己毕生的主攻方向。

2001年担任南京医科大学口腔医学院院长后,面对日渐盛行的社会逐利之风,但王林却旗帜鲜明地呼吁:"我们需要一场新的革命——回归人文!"在王林看来,医院管理的最高境界应该是文化的管理,科学与人文是医学的两翼,缺一不可,没有科学,医学就没有躯干,没有人文,医学就没有灵魂。王林从医从教三十余载,至今依然保持着患者"零投诉"的记录,他一再强调:"医乃仁术,设备再先进,技术再精湛,患者仍然需要医生温情的关怀,医生必须掌握'建筑在渊博的知识、真诚的心意和哲学思想上的'沟通艺术,与患者共情,表达理解和尊重,从而减少医患隔阂。如果我们的医生不再触摸患者,也不再

有兴趣与患者交流，而只是机械式的表情和语焉不详的回答，医患之间的隔阂只会越拉越大，医生也有可能在这个'迷宫'里走失方向。医者救死扶伤，其本质就是以人为本，对医院而言，这'人'有两个，一个是患者，另一个是以医护人员为主的人才，联系两者的纽带则是服务，坚持以人为本，就是要依靠人才、服务患者。如何真正服务好患者呢？除了不断提高临床技术水平，还需要注重人文关怀，走进患者的灵魂世界。"

非学无以广才，非志无以成学。与王林相处共事的人都拜服于他儒雅学者气质背后的博学，他兴趣广泛，涉猎各个领域的书籍，对哲学与医学之间的关系有着自己独到的见解，认为哲学的辩证思维是我们追求新知和处理问题的法宝，口腔人更应具有大健康视角和大医学观念。因此，再繁忙的日子，王林都会抽出一点时间独处静思，在自然行走中思考问题，感受大自然的花开花落，风驻雨歇，潮起潮落，灵感和收获往往就藏身于生活的不经意间，正所谓"不忘初心，方得始终"。正是经常在哲学百家中纵横捭阖，练就了王林严密的逻辑思维和对事情的宏观把控能力，他往往能够透过纷扰复杂的现象直抵事情本质，于关键处四两拨千斤，常让尚处于迷茫疑惑中的人醍醐灌顶，使原来很棘手的问题迎刃而解。

小小的口腔，其实也是一个无奇不有的大千世界，是一个看不见刀光剑影的江湖，在这个世界里，有人哭，有人笑，有人输，有人老。如今身居南京医科大学副校长之位的王林，已过知天命之年，在历经几十年平湖烟雨之后，正肩负着全新的使命，"有匪君子，如切如磋，如琢如磨"。我们无需追问他将何去何从，有何宏伟大志，像他这样善于博采百家之长，脚步坚定，虚怀若谷，敢于拒绝平庸、追求卓越的人，无论人在何方、身在何处，都会留下深深的烙印，收获美丽的风景……

作者简介：黄灵海，经济学博士，青年作家，著有《我是"海归"我怕谁？》等多部作品。曾任天使口腔集团(中国)公司办公室主任，《2011牙科博览》副主编。

第八章　纳百川以成江河
——记四川大学华西口腔医学院赵志河教授

付天星

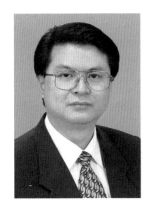

专家简介：赵志河，博士生导师，四川大学华西口腔医院副院长，中华口腔医学会口腔正畸专业委员会前任主任委员(2012~2014)，国家自然科学基金重点项目获得者，国家级精品课程负责人，2010年全国"百篇优秀博士论文"指导教师，四川省学术技术带头人。从事正畸临床与教学工作24年，主(副)编专著9部，参编专著18部，在国内外一流杂志发表论文200余篇，培养博士研究生36名，硕士研究生29名，主攻牙颌畸形矫治的生物力学研究，擅长牙颌面畸形疑难病例的诊治，临床技术精湛。

"上善若水。水，善利万物而不争，处众人之所恶，故几于道。居善地，心善渊，与善仁，言善信，政善治，事善能，动善时。夫唯不争，故无尤"(《道德经》第八章)。人生若水，以小溪汇百川而成江河，蜿蜒曲折，奔腾不息。在美丽的华西坝，中国现代牙科医学的发源地与摇篮，华西口腔为中国口腔医学事业培养了无数的栋梁和精英，赵志河教授就是其中佼佼者之一。他，似水的谦和，如海的胸怀，感染着身边每一个人，润育了一批又一批的中国口腔医学事业的接班人。

一、水无常形顺势而为

"道无所不在，水无所不利，避高趋下，未尝有所逆"，水的特征之一就是流有道而趋下，完全根据"道"的原则和具体地理环境来决定它要走的路，无论东西南北，无论直行蜿蜒，它都依据地势而为，不考虑气派和面子的问题，宽可以数十里，窄可以几米，可以在地上走，也可以在地下走，最终奔向大海。

"一条大河波浪宽，风吹稻花香两岸"，源于川西北高原茶坪山脉九顶山麓的沱江，向东南蜿蜒而去。1964年，赵志河就出生在沱江岸边四川资阳的一个小乡村中，因五行缺水起名"志河"。赵志河从小生活在农村，9岁时到父亲工作的资阳县城念书。经历了最初的不适应、成绩跟不上的苦恼，用比别人更多的汗水，以优异的成绩考上了省重点中学资阳中学。1981年，在被特大洪水推迟的高考中，考出了720分的高分，把自己喜爱的清华大学汽车自动化专业作为报考的第一志愿，踌躇满志的要为四个现代化而奋斗，但回家告诉没有读过书的母亲后，母亲认为应子承父业学医，救死扶伤，而且还不放心孩子去的太远，坚决反对，本来同一条战线的父亲也反过来做他的思想工作，因不忍惹母亲伤心，善解人意的他把第二志愿原四川医学院口腔系作为报考的第一志愿，于是他带着破碎的"汽车梦"以全班第二的成绩走进了华西坝，开始了他的"口腔梦"。

"既然上天决定了我成为一名口腔医生，那我就要成为最优秀的"，赵志河站在华西坝上对自己说。他作为改革开放后第一届本科六年制学生走进了口腔医学的殿堂，6年来，学习成绩一直名列前茅，以动手能力强、理论知识扎实而一直是好学生的楷模。毕业时，赶上了第一届推荐免试攻读硕士研究生。一直以来，他都认为动刀的才是医生，而且当时的华西坝上口腔颌面外科的王翰章、王大章、温玉明、姚恒瑞等一批国内顶尖专家，流利的外语，儒雅的风度，精湛的技术，深深地吸引了他。在他面临人生的又一次选择的时候，辅导员张芝湘老师改变了他，辅导员说："赵志河，你这么瘦，在外科能站得下来吗？你学正畸吧。"于是他就与外科医生擦肩而过，意外走进了口腔正畸。在口腔正畸学习，他幸运地遇到了赵美英教授招硕士研究生，接下来硕博连读，并选择生物力学作为自己的研究方向，开创了国内正畸生物力学有限元研究的先河。1994年，第一次国家自然科学基金委青年基金开始申报，赵美英教授指导他以博士论文为基础深化后申报，并获得了成功。同年，30岁的他，在赵美英教授的督促下，成功晋升了副教授。

赵志河教授经常说，三个女人改变了他的职业生涯，母亲让他走进了口腔界，辅导员使他选择了口腔正畸，导师赵美英推动了他的职业发展。人的一生，都会遇到很多选择，不同的选择造就不同的人生。赵志河教授的成功，是因为他知道水无常形,当顺势而为,在所在的领域,用辛苦和汗水创造了自己的一片天空。

二、逝者如斯不舍昼夜

流水奔腾,一去不返。人生何尝不是,我们蓦然回首,不意间光阴飞逝,只余哀叹。"有花堪折直须折,莫待无花空折枝",人生当珍惜时光,抓住有限的生命,创造无限的可能。

在赵志河教授的生活中,有两件事对他的人生影响很大。1997 年,他的大学同学、同窗好友——年轻的杨永丰博士,在陪母亲去彭县求医时,为保护年幼的妹妹,被一名精神病患者砍死在了田埂上,献出了年轻而宝贵的生命。这件事对他的触动很大,生命很长也很短暂,更是脆弱的,人生该怎么走,让他不得不深思。

2008 年 5 月 12 日 14 时 28 分,一个让许多人终生难忘的时刻,四川省汶川县发生了 8.0 级强烈地震,平静的汶川及周边地区霎时地动山摇,那种陌生而可怕的情景恐怕只有亲历过的人才会知道。当时正是医院上班的时间,身为四川大学华西口腔医院党委副书记的赵志河和保卫科田科长等人在华西口腔医院办公室一楼,突然听到周围所有建筑物都发出可怕的抖动的声音,当时还没有反应出是怎么回事,只听田科长大喊一声"地震了,快跑",随即见到人们,包括患者都从各个楼里跑到空地上,只见周围所有建筑都在震动,办公楼顶的瓦都抖松了,一会儿烟囱就抖断了,病房楼的外墙砖在往地上掉,特别是新建的业务综合大楼摇晃得特别厉害,持续了至少 3 分钟才停止。这时突然想到可能还有患者没有跑下来,于是他和田科长还有一些院卫队员冲进了住院楼,查看还有没有患者没有撤离。明明知道很可能还有余震,谁都怕死,但有时候明知是死也要冲,这是一种责任和担当。冲到二楼病房,看到所有房间都是空空的,赶紧冲下楼来,看怎样安排患者。下楼后发现有些人看到地震停下来了,又要回到楼里面去,他立即意识到要阻止他们进去,于是立即奔跑大声呼叫"可能有余震,大家暂时不要进楼",并安排了院卫队员把住各个进口。听说六楼手术室还有四台手术没有完,他又立马冲上了六楼,手术室的医生和护士虽然紧张但都坚守岗位在紧张地做手术,这些都是些平凡的人,但在关键时刻,却表现得如此伟大。手术患者全部做完手术后,全都集中到了科教楼前的空地上,他叮嘱医护人员一定要确保手术后患者的安全,每一个主刀医生和护士都守在患者推车旁,严密监视患者的状况。为了开辟一块专门地方安排危重患者,科教楼前停满了车,本院职工都将自己的车开走后,但还有一辆车找不到车主,有人提议将车抬走,一声招呼,只见有本院职工、有患者家属十多个人就上来围住这辆别克轿车,在大家一声一声的喊声中就将车抬离了原地。在大自然面前,个人无疑是很渺小很脆弱的,但当人们万众一心时,迸发出来的力量却是极其强大无法估量的。我们的政府在历次灾难中积累经验和教训,变得更加有为和高效;我们的媒体在实时直播中报道最新讯息,变得更加快速和真实;而我们的人民也在震痛中凝聚信心和力量,变得更加团结和成熟。

在以后的日子里,赵志河一直以这两件事激励自己,督促自己要抓紧时间工作,他想用速度让时间走得慢些、变得长一些,在有限的时间里完成更多他热爱的事业。他经常忘了时间,忘记休息。他经常以此来教导学生,一生珍惜。正如他在 2014 年学生毕业典礼上的一首诗:

你见,或者不见,
老师就在那里,
不舍不弃。

你念,或者不念,
真情就在那里,
不来不去,

你想,或者不想,
华西就在那里,
入心入髓,

你愿,或者不愿,
理想就在那里,
展翅搏击,

来到华西怀里,
或者,
让华西住进你心里,

默然祝福，

一生珍惜。

作者简介：付天星，男，四川大学华西口腔医院，口腔医学史博士，《口腔医学史》《中国口腔医学教育史》副主编。

第九章　我拿青春赌明天

——时代天使无托槽隐形矫治专家田杰博士采访记

李世俊　徐 薇

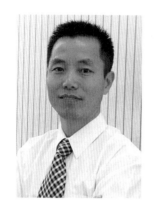

专家简介：田杰，时代天使医疗器械科技有限公司首席医学官。我国最早从事口腔无托槽隐形矫治技术临床应用的专家之一。中国时代天使无托槽隐形矫治临床技术研发、初试、中试、设计规则的开创者和组织者。毕业于第四军医大学口腔医学院，口腔正畸学博士。中华口腔医学会口腔正畸专委会专科会员，国际正畸医师联盟 WFO 会员，《口腔正畸现代无托槽隐形矫治技术》主编，《口腔正畸诊断彩色图谱》主译，参编参译多部正畸专著。发表学术论文 20 余篇。

初见田杰，你会觉得他温和、幽默、真诚、不张扬，如同那些按部就班的读书、顺风顺水的就业、波澜不惊的工作的幸运儿一样，满面恬淡，甘于平凡。但是当你与他交谈，听他依旧平淡得像讲别人的故事一样讲起过往经历，之前所有的感觉将有另一番韵味了。

一、壮士断腕、破釜沉舟

作为中国较早一批正畸专业的博士，田杰在学生时代表现优秀，他专业知识扎实，同时涉猎广泛，对新技术非常敏感。在美国的无托槽隐形矫治技术刚刚进入市场时，就引起了他的关注，这是作为大多数传统正畸医生没有想到过的。对于这项技术他一度十分好奇也觉得耳目一新，但这项技术科技含量很高,治疗费用也很高,且为美国一家公司所垄断。

时值毕业期,田杰也在考虑自己的人生走向。现状是:母校第四军医大学口腔医学院希望他继续留校任教,谆谆挽留;自己则希望能有一个更广阔的平台实践自己很多关于专业的想法;妻子体弱无法工作,孩子尚小,家庭需要经济保障,养家重担全在自己一人身上。思来想去,重情重义的田杰决定以家庭为重,到有亲人互相照顾的地方,回到妻子的家乡大连,在沈阳军区第二一〇中心医院做一名正畸医生。回到大连后的生活,简单舒适,花园一样的生活环境,口腔科主治医师的工作驾轻就熟,安逸得让人想要沉睡在这种温暖之中。但是田杰心中却始终有一种隐隐的不安,多年的学习、对事业的更高追求让他无法静下心来享受这份安逸。他知道自己不能沉溺,要做些改变,于是一边利用业余时间翻译出版了国际正畸名著——Color Atlas of Dental Medicine-Orthodontic Diagnosis 的中文版《口腔正畸诊断彩色图谱》,一边联系了多家机构,寻找更好的发展平台。就在这时,上海时代天使实业有限公司与田杰取得了联系。此时,时代天使公司刚刚拿到国内"无托槽隐形矫治"项目,准备在国内推广该技术。这竟与田杰多年前关注的项目不谋而合,仿佛一种上天的安排。

在与时代天使公司董事长李教授长谈之后,田杰的心情难以平静,开始郑重地思考:无托槽隐形正畸技术属于口腔正畸界前沿的高科技技术,相对于传统固定正畸技术,其最大优势首先在于矫正器透明、美观、舒适,不影响患者正常工作和生活,这是大多数成人患者梦寐以求的矫治方法,市场前景广阔;其次这项技术可根据患者的牙齿状况用计算机设计并可批量定制出一系列的牙套,患者遵医嘱依次更换,可以减少复诊次数和复诊时间。将会有更多的口腔全科医生可以掌握和使用该技术,能使更多的患者受益,其发展前景不言而喻。但这项技术目前只有美国拥有,而且几乎没有可参考的技术资料。在国内,只有一套简单的设计软件和简陋的实验设备可进行矫治器的设计与加工,没有真正的临床应用,很多工作几乎都是从零开始,需要投入大量的时间、人力、物力,更要田杰个人的精力,没有人知道这个项目的未来走向是成功还是失败,没有人知道一番全心的投入是否会换来好的成果,或者只是浪费青春。这就像一次赌博、一次冒险,没有人能在事前权衡好付出与收获,一切都是未知。

他在想,周围的人也在想。

现在这么好的环境放弃了是不是可惜?人需要那么拼搏吗?拼搏不也是为了好日子,那么现在日子已经挺安逸,还折腾什么呢?种种思考像雪花一样落在田杰身上,拂都拂不去。

一个科学的概念能否在实验室里完成？完成后能否变成产品？而产品产业化后能否被市场接受？这一切，都是未知数。可是，有些人生来就是为了理想事业去奋斗的，不到关键时刻你自己都不会意识到。正如田杰当时的决定，如今看来，仍是那么的大胆，那么的破釜沉舟。

妻子深爱着他，也理解他的追求，在这关键时期，家庭给了他最有力的支持，本着一种壮士断腕的勇气与决心，2004年田杰毅然放弃大连的舒适生活，加盟天使口腔，担任上海天使口腔正畸技术总监。于是新的人生开始了。

二、另起一行，我就是第一

能让田杰做出这个决定的，当然不只是勇气，还有对自己深深的自信。之前在第四军医大学接受的系统的理论学习和扎实的临床工作，加上译作《口腔正畸诊断彩色图谱》，让田杰拥有扎实的正畸专业理论、实践基础，对传统正畸技术的优劣有了深刻的解读。而在研究过美国公布的少数病例报道之后，田杰相信国人完全有能力掌握这门技术，甚至可以做得更好。而如果这项技术被攻克之后，中国口腔隐形正畸事业赶超世界先进水平将不再是梦想。"为民族口腔事业的明天为奋斗"，也许并不是田杰时时刻刻萦绕在脑海中、一直挂在嘴边上的句子，但是他却一直为着这样的前进方向努力着、坚持着。

作为一个公司人，大家理所当然地将他与科研学术远离。但是田杰一天也没有忘记自己也是一个学术人、技术人，要在公司的平台上做好学术、技术发展。2004年6月，田杰参与组织了由天使口腔发起、组织、在上海举办的我国首届牙颌畸形防治研讨会，任大会秘书长并主持大会。与会者皆为口腔正畸界、口腔预防界权威专家，会议就牙颌畸形防治方面的研讨内容达到了前所未有的高度与深度。但是论及小荷才露尖尖角的隐形正畸技术，与会专家们有诸多顾虑，并指出：很难想象以天使口腔现有的条件，研发、推广该技术能取得成功。温和一点的则表示"精神可嘉，前景渺茫。"

带着质疑，带着不甘，带着"另起一行，我就是第一"的自信，田杰会后即前往广西南宁天使口腔病防治院（现南宁天使口腔医院），开始无托槽隐形矫治技术（即隐形正畸）的临床应用、研发等工作，埋头于临床实验，开始寻找突破。

技术的研发是辛苦的、枯燥的，有信念的支持田杰不断从事大量实践工作，对未知的探索、对技术的突破，总是能带给他成就感与兴奋感，他心里总是默默地告诉自己：我就是拓荒者，这一片肥沃的荒地就将在我的耕耘下绽放出最美丽的花朵。

他主持了该技术的临床初试、中试、计算机模拟设计规则制定、临床操作流程、临床操作规范、适应证选择等基础工作，1年间在南宁天使口腔医院接诊、矫治了我国首批无托槽隐形矫治病例60多例，经过一步一步的实验、测量、反馈、沟通，与工程技术人员边研究边改进，获得了该技术的第一手资料，为该技术的推广应用打下了良好的基础。田杰也深深感谢这第一批勇于试用隐形矫治技术的患者，是他（她）们的奉献精神和良好的配合，才有了今天技术的发展与完善，同时田杰也深深感受到了患者对隐形矫治技术的渴求。

三、生活并非一帆风顺

一项新技术的出现，不会是一蹴而就，这个道理大家都明白，但是面对各方面的压力时，不是所有人都能不忘初衷、坚持信念。

正当田杰沉浸在一步步技术研发带来的喜悦之中时，整个时代天使的技术团队却悄悄地分化了。原因是多方面的：首要原因是研发成果与预期的目标总是可望而不可及，市场资本望而却步，因此技术研发所需的大量资金难以为继；另一原因是中国无托槽隐形矫治技术在最后冲刺阶段，面临"行百里，九十为半"的困境，在软件开发、硬件升级等过程中遇到了技术瓶颈；同时，与传统技术相融的传统观念自觉不自觉地形成了不可小觑的阻力，这一切，都成了团队内部理念分歧的诱因。

最终，技术研发方选择离场，退出合作，投资方内部矛盾空前加剧，资金捉襟见肘，公司濒临破产，公司大幅裁员、降薪，工作场所一换再换，最后，公司蜗居于上海浦东一个大约100m^{2}的办公室内。

而此时的田杰只能身兼数职，不仅仅是公司医学技术主管，还得负责生产设备、软件开发等相关所有技术。

这段时间陪伴田杰最多的除了试验机器，竟是无处不在、如影随形的老鼠们，每天早上在桌子上留下粪便宣告主权，时不时咬断鼠标线以示抗议。那是一段难忘的艰苦而又寂寞的时光。在外，公司董事长李世俊教授、总经理李华敏女士为这个稚嫩却极有生命力的新技术四处奔走，争取融资；在内，田杰带领技术团队，每天拂去老鼠粪便后仍坚持一步一步完善技术，找出不足与解决方案，没有一丝一毫的松懈，形成完整的技术链条，只要有资金养料注入马上就可以正常运转。

是什么支持着田杰在众鸟高飞尽的情况下独自留下来坚持这番事业呢？回述起这一段，田杰只是淡淡的说："那个时候公司的前景极其渺茫，压力空前，内心也是非常煎熬的，但是看见公司董事长李教授花甲之年不惜倾私人之力仍不断坚持，充满信心，很受鼓舞。又看到业内有那么多的质疑，整个世界似乎都认为隐形矫正器只能治疗一些简单的病例，没什么大市场，我偏不服气，为了给自己和团队多年的付出一个交代，拼了"。简简单单"拼了"二字，尽现出这个陕西汉子的豪迈义气。

四、柳暗花明

功夫不负有心人，经过公司董事长李世俊教授、总经理李华敏等人的不断努力，终于吸引到风险投资，获得了国内多家著名口腔医学院口腔正畸专家们的支持。于是之前的准备工作的优势立刻显现出来，无需等待，公司很快转入正常运行，吸收新鲜血液，扩充技术力量，在无锡创办自己的加工厂，形成完整的生产服务链。一改原委托第三方公司加工牙模，稳定性、精度、效果很难保证的被动局面，公司因此进入了快速发展阶段，也迎来了田杰个人事业的大发展。无托槽隐形矫治技术被越来越多的人所了解、接受，时代天使的品牌形象也得到大众的认可，目前在隐形矫治市场的占有率达到 70%；口腔专业院校对隐形矫治技术的大门也渐渐打开，校企合作空前密切，大大促进了该技术的发展与完善，逐步为更多医生所掌握，也能为更多患者服务。

在工作之余，田杰不忘知识的总结积累，形成体系。2007 年，在国内权威的口腔医学杂志——《实用口腔医学杂志》上发表了国内第一个无托槽隐形矫治病例报道；2010 年，在国内唯一权威的正畸专业杂志——《中华口腔正畸学杂志》上发表了国内第一个无托槽隐形矫治拔牙病例报道。迄今为止在各大权威医学杂志发表或联合发表十余篇有关隐形矫治的专业论文。主导编写了我国首部无托槽隐形矫治技术培训教材——《无托槽隐形矫治技术手册》。2014 年，人民卫生出版社出版了由田杰主编的国内首部无托槽隐形矫治技术专著——《口腔正畸现代无托槽隐形矫治技术》，该专著由国内众多隐形矫治技术领域的专家参与，代表了我国当代隐形矫治技术领域的最高水平。这在学术杂志、出版社更青睐高校学术文章、成果的今天，显得尤为可贵。

在开展临床工作的同时，田杰还主导实施了该技术的培训推广工作，为国内数十家口腔院校、口腔专科医院就该技术做专项培训和交流,包括四川大学华西口腔医院、第四军医大学口腔医院、上海交大附属第九人民医院、武汉大学口腔医院、中山大学医学院、广东省口腔医院、南京医科大学口腔医院、南昌大学口腔医院等,进行技术培训授课百余次,足迹遍布大江南北,培训学员3000余人次。更是于2011年3月首次走进北京大学口腔医院,在北大讲台上向我国正畸专业权威专家介绍时代天使隐形矫治技术,这在民营口腔机构发展史上具有里程碑的意义。

在2011年6月重庆举办的全国口腔正畸学术年会上,时代天使公司的学术专场座无虚席,过道上都站满了渴望了解隐形矫治技术的听众。会上包括田杰在内的多位专家全面介绍了时代天使隐形矫治技术的发展现状,报告展示了从简单病例到复杂拔牙病例的矫治效果及临床应用技巧,展现了对于对人类健康有益的技术不保守的气度,技术的快速进步震惊四座,引起了世界的关注。

而最令田杰由衷欣慰的不仅仅是今天的事业为中国民营口腔机构争了光,更为整个中国的口腔医疗事业在世界上占领了一席之地。在国外技术垄断的情况下,依靠团队的力量,自主创新,发奋图强,逐步建立了中国特色的隐形矫治技术体系,并在某些方面实现了超越。更重要的是,国人不必支付昂贵的费用就能享受到优质的隐形矫治治疗,使每个普通人都可以获得美丽的机会。

面对波折的过往,面对如今满满的荣誉与成绩,我们总想让田杰说出点什么振聋发聩的话语来,田杰却总是淡淡地笑着,许久才说出一句:"就算是我的中国梦吧!"

其实,我觉得这不仅仅是田杰一个人的中国梦,他也在帮助我们每一个人圆一个美丽的梦,我们感谢他!

作者简介:李世俊,《2009牙科博览》、《2011牙科博览》、《2013牙科博览》、《中国口腔医学文化博览2016》执行主编。
徐薇,1978年出生。复旦大学中文系硕士研究生,2007年起,于复旦大学艺术教育中心任讲师。

第三篇　当代中国民营口腔的兴起与发展

第一章　山花迎春蜀道宽

——记四川乐山协禾口腔医院高东华院长

李世俊　徐薇

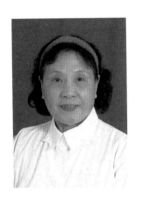

人物简介:高东华,四川乐山协禾口腔医院名誉院长,国际牙医师学院院士。曾任中华口腔医学会常务理事,中国医师协会口腔医师分会常委,中国民营口腔协会[原为民营工作(管理)组]首任负责人,香港大学菲腊牙科医院访问学者、客座教授。曾荣获首届中国杰出口腔医师奖。曾任四川省人大代表,四川省乐山市政协副主席、乐山市人大常委会副主任。

"噫吁嚱,危乎高哉! 蜀道之难,难于上青天! "唐朝诗人李白的一句感叹,穿越了千年,让蜀道的千回百转深深地烙印在中国人的集体文化记忆之中。然而,蜀道虽难,却阻挡不住悬崖上山花的盛开。在中国口腔界,有一个人堪比蜀道上的山花,在看似不可思议的道路上,开出了前人未有的高度。她便是乐山协禾口腔医院院长高东华女士。

高东华女士言谈中,既体现了一个口腔医生专业素养的严谨与智慧,同时又包含了中国传统文化浸染过的知性和儒雅。高东华1969年毕业于四川医学院口腔系(现四川大学华西口腔医学院),是国内第一批接受严开仁教授传授并掌握牙颌畸形现代固定矫正技术的口腔专家,已从事口腔医学事业的临床、教学、科研、销售、管理以及社团工作40多年。用高东华女士自己的话说:"我生于抗战胜利时,长在新中国红旗下,历经文革和自然灾害洗礼,也参与了改革开放大潮,也一起开辟过中国民营口腔的新纪元! "

一、新模式:新中国第一家中外合资口腔医院

新中国第一家中外合资的口腔医院诞生在哪里?不是北京,也不是上海,甚至也不在沿海的大城市,而是位于巴山蜀水之中的乐山。在高东华不平凡的口腔人生中,创办乐山协禾口腔医院是格外绚丽的一笔。20世纪90年代初,四川乐山市已经是一个人口约600万的城市,而全市的口腔医疗完全依靠公立医院的口腔科。当时,高东华作为乐山市人民医院口腔科的负责人,对这一矛盾有过长期的系统思考。她清楚地认识到,单纯依靠公立医院口腔科的医疗资源,很难完全满足全市人民越来越多的口腔健康需求。为此,高东华同许多有识之士开始呼吁:乐山人民需要一所口腔专科医院!经过多方面的共同努力,乐山市口腔病防治所正式成立,高东华出任首任所长。

机构是有了,但由于乐山市属于基层地区,又是西部城市,经济发展水平有限,政府对于防治所的支持力度有限。高东华回忆说:"防治所挂牌的时候,政府一共给了4000元的开业费。之后的资金要求我们自己去'筹资'解决。因此,防治所开创之初,既要引进设备,又要维持机构运转,条件十分艰难。"

为了让防治所真正发挥作用,达到预计的目标,随后高东华不得不想方设法四处"化缘":一方面,高东华积极向原卫生部递交报告,希望可以适当地给予拨款支持;另一方面,她又通过"服务换投资"等办法筹资,例如,当时乐山的一个水泥厂,给医院提供了价值30万元的水泥,高东华则承诺给水泥厂的员工提供免费5年的口腔医疗服务。

后来,在国内某次口腔医疗器械展销会上,高东华巧遇了香港协禾洋行的董事长曾文彬先生,谈及建立口腔专科医院事宜,两人都深有同感,认为这是推进全民口腔健康的必由之路。曾文彬当即表示愿意出资支持乐山成立口腔专科医院。然而,当时香港还没有回归,来自协禾洋行的资金属于外资,中外合资办医院在全国范围内尚无先例。因此,如何合法合规地促成这次合作,成为了高东华必须要解决的一道难题。

当时正值邓小平南巡讲话结束,全国各行各业都在招商引资。高东华敏锐地意识到,卫生医疗行业迟早也要走这条路。出于对大趋势的信心和判断,高东华没有像当时很多人闭起门来偷偷搞,而是主动撰写十分详细的申报材料,递交给乐山市政府相关部门。然而,由于借助外资建院是一种全新的建院

方式,不仅乐山市卫生部门无法给出答复,四川省卫生厅也无权最终批准,于是高东华的申报材料就一路上报到了原卫生部。

当高东华带着一叠厚厚的申报材料来到北京时,许多人告诉她,原卫生部每天需要批复的文件量很大,你这样没有先例的申报材料通过的可能性非常低,即使最终能够获得批准,估计也要花将近半年时间,需要做好打持久战的准备。

如何让原卫生部领导及早注意到这份报告呢? 高东华采用了一个看似有点冒险的办法——她利用一个会议的机会,以四川省人大代表的身份,向时任原卫生部部长陈敏章当面反映了情况。高东华说:"那次我与陈敏章部长见面,就是站在一个宾馆的门口,情况介绍及汇报前后都用不到 5 分钟时间。"但正是这短短的 5 分钟时间,改写了中国民营口腔的历史。

听完高东华简要的情况介绍后,陈敏章部长对高东华的提议十分赞赏,认为这是真正为老百姓医疗福利考虑的提案。陈敏章当时还说:"中国目前还没有建立中外合资专科医院的相关法律法规,原卫生部正需要这样的尝试,以便制定今后基层医疗招商引资的办法。"

陈敏章部长的肯定,给了高东华很大的鼓舞。为了让提案中的材料符合法律规范,高东华随后又专门咨询了原卫生部的法律顾问左晓琴律师,将目前基层口腔医疗面临的实际困难向对方做了详细说明。高东华的诚恳,让左晓琴律师非常感动,在左律师的积极帮助下,高东华进一步修订完善了提案中的相关法律依据,并且增加了由左晓琴起草的可行性分析报告。

一个月后,高东华的提案不仅得到了批复,而且在批复中原卫生部领导还特别提出"希望今后将每年的运营情况报告卫生部"。就这样,乐山协禾口腔医院于 1993 年初正式成立,医院的启动资金 300 万元由协禾洋行提供,而乐山市政府则专门批了一块地,以土地作价入股。1993 年下半年,原卫生部一位司长在一次公开会议中曾感慨地说:"我们卫生部今年做了一件很有意义的事。我们批准了新中国成立以来第一家中外合资的口腔专科医院。我们是通过部长办公会的形式批准了这个报告。这个医院提案做得非常的全面和规范,对于卫生部今后在中外合资医疗机构法律法规的出台,具有很高的参考价值。"

时隔多年,高东华回想起当时拿到原卫生部关于成立中外合资医院的批复时,至今难掩激动之情。乐山协禾口腔医院的开业,是中国口腔界的一个盛事。开业时,全国多所著名口腔医疗院校纷纷祝贺。乐山协禾口腔医院至今已成立 22 年,在多年的摸索中,中外合资的创新体制一再被证实是一个多赢的选择——就国家而言,乐山协禾口腔医院成为了一块"卫生改革的实验田",新的体制也减轻了政府的财政负担,政府不仅不用每年划拨大量资金支持医疗机构,还有效增加了税收收入;就医院而言,新的体制也迸发出强大的生命力,股东管理医疗机构,具有很大的自主权,在国家法律的框架下,依法管理,从而更好的服务了老百姓;就员工而言,医院的管理公开、公平、透明,大大提高了工作效率和积极性;就患者而言,优雅的环境,先进的设备,以及医护人员良好的医德医风,都给大家留下了深刻的印象。许多前来乐山协禾口腔医院就诊的患者不无感慨地说:"高院长为乐山人民做了一件大好事,让乐山人民提前 20 年享受了与国际接轨的口腔星级服务。"

二、新组织:第一个民营口腔管理机构诞生

作为中国民营口腔的旗手,多年来高东华为这项事业上下奔波,付出了艰苦卓绝的努力,其中最核心的一件事是:在中华口腔医学会的指导和支持下筹备创立了中华口腔医学会民营分会。如果说乐山协禾口腔医院的创立,好比是在巍巍蜀道上绽开了第一朵美丽的山花,那么组建民营口腔分会,则堪比是让民营口腔的花朵,开遍了山野,开遍了全国。

2001 年 11 月,中国加入 WTO(世界贸易组织),并且承诺 3~5 年里,逐步开放医疗贸易,而最早一批开放三个科目就包含了"口腔医疗"。中国的这一承诺,意味着国外的口腔医疗服务势必很快涌进中国。当时的中国民营口腔,才刚刚经历了不到十年发展期,虽然也取得了一定成就,但也存在着诸多不规范的问题——公众对民营口腔医疗机构也还存在观念上的误区,认为他们就是"土八路",人员素质低,只讲利益,不讲道义。一些行政管理部门对于民营口腔医疗,在政策执行上也难以做到一视同仁,往往加收了许多不同名目的管理费,再加上民营口腔从业者也是良莠不齐,市场恶性竞争、打价格战的现象屡见不鲜。

外部的竞争压力和内部的发展困难,都迫切需要中国民营口腔形成一个管理组织。一方面维护民营口腔从业者的正当权利,另一方面强化内部从业规范,使中国民营口腔不断做大做强。当时,时任中华口腔医学会会长的张震康教授,高瞻远瞩,力排众议,提出要成立一个专门负责民营口腔的管理机构。正是在张震康会长的大力支持下,2002 年 8 月 6 日,中国民营口腔分会的前身在新疆乌鲁木齐成立。当时全称是:中华医学会医院管理学会

口腔医院管理分会民营口腔机构管理组。高东华临危受命,被委任为管理组的组长。

为了更好地团结民营口腔内部力量,高东华筹建民营工作组的第一项工作就是组织发起了"首届全国民营机构的管理学术研讨会"。当时,中国民营口腔发展总体还比较单薄,会议最初设计的参会人员其实只有几十个人,然而令会务组未曾想到的是,在会议召开的过程中,研讨会不仅吸引了广大民营口腔医生积极参与,而且诸多中国口腔界的学术权威也对此非常关注,参与者越来越多,最后连一个200多人的会议室都坐不下,不少来宾是站在会场之外的门口听完报告的。

高东华回忆说:"当时,许多来自全国各地的民营口腔医生,见到我之后,都特别的亲切,每个人都有一肚子的话想找我谈心。"在当时的政策环境下,对于诸多民营口腔医生而言,要维持自己门诊的正常运营,往往需要克服很多别人难以想象的困难,而通过研讨会这一平台,让这些长期孤军奋战的民营口腔同仁找到了志同道合的战友。有人甚至开玩笑说,这就像以前的地下党,突然间找到了组织。3天会议期间,高东华几乎没消停过,白天开会,晚上与会员谈心。高东华说:"当时很少人在谈自己取得成绩,基本上都是在吐苦水。"然而,谈成绩也好,吐苦水也罢,高东华都耐心地倾听,并提出一些意见建议,用自己的真诚取得了广大民营口腔医生的高度信任,从而也更进一步了解到每一个民营口腔医生当时的真实生存状态,以及中国民营口腔所面临的共同难题。

尔后,高东华将收集到的民营口腔医生意见汇总整理,针对当时中国民营口腔发展的现实问题,在大会上发出了提高行业规范的倡议书。对于当时的广大民营口腔从业者而言,这样来自于内部的温暖倡议,相对于来自外部冰冷的规定,更亲切,更接地气,也更加容易接受和实行。可以说,这次探讨会的成功召开,对于之后中国民营口腔走上健康发展的道路,发挥了重要作用,许多当时的与会者,如今都成为了在业内颇有建树的口腔专家和管理者。

研讨会结束后,时任中华医院管理学会口腔医院管理分会会长的王兴教授给高东华专门发来了感谢信,说"这个大会是全国口腔界民营口腔医疗机构的一次重大会议,此次会议的成功召开将在全国口腔医疗机构的发展历史上产生深远的影响"!

三、新数据：第一次全国民营口腔机构普查

通过主持中国民营口腔机构管理组的工作，高东华愈加迫切地感受到，需要更加详细地了解和分析中国民营口腔具体发展的可靠数据，以便更好地指导下一步工作的开展。

高东华说："刚开始开展民营口腔工作时，大家对于民营其实都很不了解，我自己也不知道中国民营口腔大致已经发展到什么规模、什么程度。"于是，高东华针对全国民营口腔医疗机构开展了一次"地毯式"的调查，前后整整花了2年时间，向各省市区发放调查表110多份，问卷及询问调查记录近200人次，由各省市区民营机构负责人填报的省市信息总汇资料34份，参考了大量卫生年鉴，并且听取了公立医疗机构、人民群众、卫生行政部门以及销售厂家对于民营口腔现状的看法，通过多个信息渠道的信息相互补充，得到了相对准确、科学的结论，形成了较为全面的调查报告。

这份调查报告，不仅仅描述了当时全国范围内民营口腔的基本发展情况，并且得出了一些非常重要的数据。例如，当时全国民营口腔医疗机构的从业人员为16.5万人，具有执业医师（助理）资格的人员为6.8万人；全国取得《医疗机构执业许可证》的民营口腔医疗机构有3.37万个，其中98%在城镇；全国民营口腔医疗机构70%盈利，17%持平，13%经营困难；全国民营口腔医疗机构所占的口腔医疗资源为全国口腔医疗资源的17%。

在当时的条件下，取得这样的调查结果是非常不容易的。这份调查报告出台之后，获得了广大民营口腔从业者的广泛好评，同时也得到了许多关心民营口腔事业的专家肯定。调查报告中的数据在很长的时间里，都成为了国人了解中国民营口腔发展状况最权威的依据，许多相关的政府报告、学术研究都参考了这份调查报告的数据，时任国务院副总理的吴仪在谈及中国民营口腔发展状况时，也曾引用了这份调查报告的调查结果。

在担任民营口腔分会负责人的几年里，高东华始终把维护民营口腔医生的合法权利看作自己重要的使命，创办了口腔咨询公司，长期免费为广大民营口腔机构提供管理咨询服务。可以说民营口腔分会的成立和运行，在很大程度规范了中国民营口腔医生的工作要求，同时也有效地保障了民营口腔从业者的合法权利，从根本上改变了民营口腔的形象。

作为中国第一个民营口腔医院的创始人，高东华用出色的医德医风给广

大民营口腔医生树立了良好的榜样;作为中国民营口腔的举旗手,高东华用无私的辛勤和汗水,给自己的口腔人生写下了精彩的篇章,也在中国民营口腔发展史上留下了浓重的一笔。回首过去,高东华说:"中国民营口腔走过的路,是一条前人没有走过的路。很多时候,觉得'山穷水尽疑无路',但我们没有放弃,一次次'柳暗花明'"。如今,民营口腔在中国口腔医疗事业中正扮演着越来越重要的角色,正如绽放在蜀道上的山花,正迎着全面深化改革的春风,渐渐覆盖漫山遍野。

作者简介:李世俊,《2009 牙科博览》、《2011 牙科博览》、《2013 牙科博览》、《中国口腔医学文化博览 2016》执行主编。
徐薇,1978 年出生。复旦大学中文系硕士研究生,2007 年起,于复旦大学艺术教育中心任讲师。

第二章　直挂云帆济沧海

——记浙江中医药大学口腔医学院卢海平教授

唐　妍

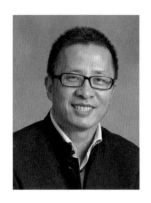

人物简介：卢海平，杭州博凡口腔门诊部创始人，浙江中医药大学口腔医学院副院长，中华口腔医学会口腔正畸专委会常委、中华口腔医学会民营口腔分会主任委员。美国 Tweed 国际基金会正畸研究和培训中心教官、傅民魁口腔正畸研究中心副主任、美国 Case Western Reserve 大学国际口腔正畸培训部共同主任以及英国爱丁堡皇家外科学院口腔正畸专科院士、国际牙医师学院院士。2015 年 9 月 21 日任世界牙科联盟（FDI）牙科临床委员会委员。

世界牙科联盟（FDI，World Dental Federation）是世界牙科领域独立的权威机构，105 年以前成立于法国巴黎。现在有 190 多个成员国家和地区，代表着全世界 1 000 000 多名牙科专业人员，肩负着联合并发展全世界牙科专业人员、促进全世界人民的口腔健康和身体健康的使命。

FDI 年会是目前世界上最权威的牙科专业会议，平均每年都能吸引 1 万～2 万专业人士参加，能在年会上亮相作报告的都是受到业内权威充分认可的专家。2006 年，FDI 年会首次在中国深圳举行，会上有一个年轻医生就中国民营口腔医疗机构的现状和国家政策做了发言，其独到而深入的见解受到了业界和媒体的高度关注，他，就是杭州博凡口腔门诊部的创始人卢海平博士。

2015 年 9 月 21 日，卢海平在泰国曼谷举办的第 103 届世界牙科联盟（FDI）年会上，通过竞选被任命为世界牙科联盟（FDI）牙科临床委员会委员。目前在世界牙科联盟(FDI)任职的中国口腔医生还有曾任北京大学口腔医学院院长的徐涛教授、中国牙病防治基金会副秘书长荣文笙教授。卢海平作为中国民营口腔医疗机构的一名医生，能在 FDI 年会上亮相发言，并当选 FDI 牙科临床委员会委员，源于他厚积薄发的专业素养，踏踏实实做人的价值追求。

一、至千里者，必积跬步

1983 年，卢海平从浙江温州的一个小乡村考上浙江医科大学，5 年后毕业时因成绩优秀而留校任教。在外人看来他的人生道路已变得十分平坦，可是他从没停止前进的脚步。1990 年他又以优异的成绩考入北京医科大学口腔医学系攻读研究生，师从著名口腔正畸专家傅民魁教授。1994 年，卢海平博士毕业回校继续从事教学、科研工作，并成为当时浙江医科大学(现浙江大学医学院)最年轻的副教授。然而，1997 年 3 月，卢海平竟然做出了一个惊人的举动，主动辞去了令人艳羡的学校工作，亲手把这"铁饭碗"给砸了，从此踏上了开业医生的道路。

20 世纪 90 年代，中国民营医疗机构还相当稀少，大多是由家族世代相传的"街头郎中"演变而来的小诊所，医疗水平也参差不齐，而卢海平竟然放弃了大学副教授的工作自愿成为一名开业医生，在很多同事、朋友眼中有些"另类"的感觉。的确，哪怕在自主创业、创办民营企业已成为一种稀松平常的今天，辞去公职创业依然充满着各种风险与不安定因素，何况是在十几年前。面对着周边朋友疑惑的眼光，卢海平就像一个孤独的探险家，一个人执着地前行。

20 世纪 90 年代，当时中国口腔医学治疗的状况是：一方面，大型公立医院患者人满为患，医院疲于应付常规性的牙科门诊，提高和发展整个口腔专科治疗很难列入议事日程；另一方面，医科大学口腔专业毕业生又遭遇就业瓶颈，不能成为发展口腔学科的主力军。至于说到开业医生的可行性，在中国虽然没有可资借鉴的先例，但是在国外私人诊所是重要的医疗机构，大学毕业生自己开办诊所也是一件再平常不过的事情。卢海平在北京医科大学读研究生期间，张震康教授曾邀请了时任香港牙医学会会长的左伟国先生到北京医科大学口腔医学院做关于牙医如何私人开业的讲座。兼及卢海平自身已具备的一些条件，如临床基础扎实，较早接触西方先进的医疗模式，再加上导师傅民魁先生的大力支持，当发现现有体制环境难以施展抱负和空间时，他毅然选择了自己开办诊所。就这样,跳出原有平台的卢海平,看到了无限广阔的天空,但如何在这广阔的天空下自由翱翔并实现自己的梦想,前路依然一片迷茫。

自主创业开诊所,首先面临的就是资金问题,租房、装修、购买设备,等等,样样都要花钱,可对于一个刚工作没几年的年轻人来说,那微薄的积蓄简直是杯水车薪,在没有固定资产的情况下,申请国家贷款也几乎是不可能的。就在这看似山穷水尽之时,卢海平抱着破釜沉舟的不屈信念,以高达 24% 利率的民间借贷来创建杭州博凡口腔门诊部。在当时的环境下,这一近乎高利贷的民间资本,一般人恐怕根本不敢触碰,而卢海平却抱着置之死地而后生的信念扛了下来,这可能与卢海平骨子里流淌着温州人敢闯肯拼的血液不无关系。温州人的个性中有一种不同于内陆地区人民的海洋性格,中原地区是以农耕文明发展起来,自给自足、不爱冒险的性格深入骨髓,而温州有其特殊性,内敛的内陆性格与外向的海洋性格相混合。著名社会学家费孝通先生曾说,苏南的历史传统是农工相辅的"牛郎织女",而温州的历史传统则是农商结合的"八仙过海"。改革开放初期,温州人就四处闯荡,具有强烈的市场意识与创业意识,发展手工作坊、民营经济。"温州模式"自 1985 年正式提出,至今近30 年一直影响着我国经济发展尤其是民营经济发展,而温州人的"四千精神"(千山万水、千言万语、千辛万苦、千方百计)、"四自精神"(自主改革、自担风险、自强不息、自求发展)到如今的"九字精神"(敢为人先,特别能创业)更是反映了一个时代的精神。正是温州人骨子里这种不服输、敢于冒险的精神影响了卢海平,通过温州朋友的鼎力相助完成了最困难的资金借贷。

二、因为简单,所以长远:做医生 > 做生意

毋庸置疑,口腔医生自己开办牙科诊所,固然是一种价值实现,同时也是一种商业行为,在此有一个前提,那就是口腔医生在做生意时,首先是一名医生,然后才是一名生意人,这一朴素的出发点,决定了卢海平后来的道路。事实上,在风起云涌的 20 世纪 80、90 年代,很多人在"下海"之后往往忘了初心,最终迷失在欲海之中,无法自拔,但卢海平抱着"从专业出发作生意,就没有做不好的"的信念,找准了前行的方向,最终越走越宽,越走越好。

民营口腔诊所只有用心对待每一个患者,做好每一次诊断与治疗,才能慢慢积累患者的口碑,获得患者的信任,最终创立属于自己的"医疗品牌",这一品牌其实大致相当于国外的医疗资格证书。因此,卢海平从一开

始就非常注重诊所的医疗质量,一来是救死扶伤是医者的天性,二来则是为了积累更好的口碑,真真正正地打造一个品牌诊所。卢海平一直强调的"doctor>business"。

多年后,卢海平在《民营口腔诊所临床医疗质量控制》一文中曾提到:"民营口腔诊所由于体制相对灵活,只要管理者具有较强的质量意识,使诊所的医疗质量保持较高的专业水准是完全有可能的"。卢海平非常注重关键步骤的把关,时至今日有些病例已经完全可以交给其他医生处理,但他还是会重点把关,帮助制订正畸方案,很多患者初次就诊就是冲着他本人去的。今天,我们所看到的杭州博凡口腔门诊部,预约、诊疗、收费制度规范,医生、护士分工明晰,从最初制订医疗方案到最后定期短信复诊提醒,每一个细小的环节都被作为诊所的规范来执行,不仅保证了患者的利益,而且使门诊能在整体上保持一个较高的水平。

三、博爱与凡心:一个开业医生的自然回归

2013 年,在阔别学校将近 20 年后,卢海平再次回到校园。由于谷志远教授的竭力推荐,卢海平又回到浙江中医药大学口腔医学院任教。

卢海平回归校园,似乎意味着什么。当今世界牙医学中的公立机构和私立机构,你中有我、我中有你。牙学院的教授可有自己的开业诊所,私立口腔的优秀牙医,被牙学院聘为教授的不在少数。15 年前,卢海平等一类高学历、高职称的口腔医生下海开业,中国民营口腔医生,从走街串巷不正规的"另类"成为了中国医疗卫生改革中首批被国家支持、社会认同的多元化机制的一员。15 年后,卢海平等多位优秀的民营口腔医生,又被高等院校请回去,担任教授和院校的领导,这不仅是中国口腔医学行业,也是中国医疗卫生改革进程中蜿蜒前进的一道风景吧。

关于理想的口腔医疗生态,卢海平也有自己的见解,他希望未来口腔业的发展,民营也好,公立也好,不是绝对的对立,而是互相交叉,各司其职。公立医院能够为患者提供基本的医疗保障,免除后顾之忧;私立医院能够各自凭借自己的口碑,服务于社区、企业等,为满足不同需求的患者服务;而高等院校附属医院则致力于科学研究,解决疑难病例,以及为社会输送更多更好的医疗专业人才。如此一来,在各自的发展过程中互相交叉又各自独立,共同形成一个健康的口腔医疗生态系统。就我国目前的口腔医疗发展来看,现有的基本

医疗保障无法完全满足患者的不同需求,而且当公立医疗忙于基本的医疗救治时,也很难有余力进一步提升自己的医疗水平,民营医疗正好做了有力的补充。

早年当过牙医的中国著名作家余华曾不无调侃地说:"口腔是世界上最没有风景的地方。"然而,卢海平却向我们传达了另一番理念,大千世界,每一物体都是一个世界。口腔世界因口腔医生而变得更健康、更美丽。

虽然作为一个口腔医生,卢海平对于每一个患者都尽心尽力,这也许就是"博凡"两字的含义所在——博爱、凡心。

作者简介: 唐妍,女,2011年毕业于浙江大学中文系,获文学学士学位,同年保送浙大直接攻读博士学位,撰写的诗歌多次在校园文学大奖赛上获奖,并获得校优秀学生、光华奖学金等多项荣誉。曾于2010年暑假在《绍兴晚报》实习,发表多篇民生报道。现为浙江大学中国古代文学与文化研究所博士研究生。

第三章　我的家庭真可爱

——记中华口腔医学会民营口腔分会甘宝霞主任委员

徐　薇　李世俊

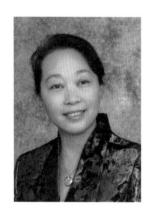

人物简介：甘宝霞，1985年毕业于中国医科大学，中华口腔医学会民营口腔分会第二届主任委员，中国医师协会口腔医师分会副会长，中华口腔医学会口腔正畸专业委员会常委，大连市中宝口腔门诊院长。1993年从口腔医院辞职成立民营口腔正畸诊所，多年来她不断地学习新技术，不断地总结经验，为省内外培养了几十名进修生，2005年被评为辽宁省三八红旗手。

我的家庭真可爱，美丽清洁又安详，
姐妹兄弟都和气，父亲母亲都健康。
虽然没有好花园，月季凤仙常飘香，
虽然没有大厅堂，冬天温暖夏天凉。
可爱的家庭呀！
我不能离开你，你的恩惠比天长。

　　聆听着英国作曲家比肖普（H.R.Bishop，1786—1855）的这曲《我的家庭真可爱》，总能让人可以感受到一种"家"的味道。对于许多人而言，"家"意味着一个安全、温暖、幸福的港湾，而对于甘宝霞医生而言，"家"的内涵，似乎显得更加宽广而厚重。

　　我们采访甘宝霞时，正值第七届中国民营口腔年会于大连召开。在大连国际会议中心，近千位来自全国20多个省份的民营口腔医生，同世界各地关心中国民营口腔事业的专家学者，一起交流经验，探讨技术，共同展望中国民营口腔的美好未来。作为会议的筹备负责人，甘宝霞付出了许多努力，从会场的布置到发言内容，从专家邀请到来宾安排，甘宝霞在每一个细节都力求完美，希望每一个与会嘉宾都感觉到一种"家"的热情。在大会的晚宴上，甘宝霞动情地说："中国民营口腔分会就是一个温馨、和谐、温暖的大家庭，人们常说有钱没钱回家过年，我希望我们的年会就像每年大年三十晚上的年夜饭一样，欢迎大家常回家看看。"

由于会务工作繁忙，我们对甘宝霞的采访时间也不得不一再调整，直到深夜方才开始。在交谈中，甘宝霞是一个笑口常开的人，她的笑容里透露出一种特别的自信与坦率。在她娓娓道来的真诚讲述中，我们看到了一个中国民营口腔人20多年的风雨沉浮。在这20多年里，甘宝霞既收获了欢乐，也收获了泪水，既体会到了个人的孤独，也常常感动于大家庭的温暖。

从20世纪90年代初摸索着走上民营口腔之路，到如今把中国民营口腔当作自己的家、自己的事业，甘宝霞的成长，也见证了这些年中国民营口腔的沧桑变迁。

一、一份辞呈：从"公立医院"到"私家诊所"

1993年，甘宝霞做出了一个改变她人生轨迹的决定，辞去了在大连口腔医院担任正畸科负责人的稳定工作，在一个小胡同里开了属于自己的第一家牙科诊所。20世纪90年代初的中国，私家牙科诊所在许多人的观念中就相当于旧社会的"修牙铺"。当时，同行朋友们对于甘宝霞的这个决定，多有不解，甚至也有人劝她不要一时冲动。谈到当初如何会做出这样的选择时，甘宝霞说："其实，开业牙医其实一直是我很向往的职业。"

甘宝霞对开业牙医的向往，来源于她在北京的学习经历。1989~1990年，甘宝霞在原北京医科大学口腔医学院（现北京大学口腔医学院）正畸科进修1年。这一年的进修经历，不仅提高了甘宝霞的专业理论与技术水平，同时也极大地拓宽了她的视野。学习期间，一位叫亚历山大的外国专家来学校讲学，这位医生用精湛的技术完成了一个个高难度病例，让当时的甘宝霞深深折服。当甘宝霞得知这位专家并不在大医院里工作，而是一名开业牙医时，她便开始对"开业牙医"这个称呼有了某种特别的崇敬和向往。随着学习的深入，甘宝霞渐渐了解到：国外的许多顶尖的牙科医生，大多数都是开业牙医。许多超高难度的治疗，大部分是在他们的私人诊所中完成的。

于是，甘宝霞暗下决心，不断研究病例，积累资料，努力提高技术水平，希望有朝一日自己也可以走到行业顶尖的行列。然而，一个人学的越多，往往就会觉得自己不懂的东西就越多。同国外顶尖牙医的技术和业务上存在的巨大差距，更加让甘宝霞产生了一种自己需要更进一步学习提高的紧迫感。从北京进修回大连2年后，甘宝霞又争取到了一次在职学习的机会，可在医院领导看来，甘宝霞刚刚进修回来，接着又要求外出学习，似乎没有安心工作，于是便对甘宝霞的请假一概不予批准。情急之下，甘宝霞自行把学习时间和看病的预约时间错开，坚持参加了进修培训。甘宝霞的这一举动，在当时引起了轩然大波。医院方面要求甘宝霞停止学习，并且做出书面检讨。于是，倔强的甘宝霞在交上检讨书之后，也交上了自己的辞职报告，成为了大连市最早的"开业牙医"。

当再回首这段往事时，甘宝霞一再强调，"我这人就这个性格，其实医院领导对我很好，出现这样的状况，于个人而言是牙医执业生涯的选择，于国家而论是医疗卫生改革开放的一个缩影"。

二、一台牙椅：从"一无所有"到"女企业家"

20多年前，当"甘宝霞口腔诊所"（即后来的"中宝口腔第一门诊"）正式开业时，中国几乎还没有像样的牙科私人诊所。甘宝霞回忆说，"那时候根本不敢让别人看看自己的诊所是什么样子的。"开业时，诊所里最显眼的医疗设备，是一台从公立医院淘汰下来的价值200元钱的旧牙椅，牙椅上的皮革因老化而破烂不堪，只好将一条白色浴巾用别针别在牙椅上。诊所的位置更是偏僻阴冷，员工们每天上班的第一件事便是烧煤炉子和掏煤灰。经济情况更是捉襟见肘，在酒店里办完开业酒之后，甘宝霞发现自己可支配的资金竟然只有50块钱！

甘宝霞回忆说："那时虽然条件艰苦，但干劲特别足。每天都想着如何把这个小诊所做得更好一点、更大一些。"凭借着过硬的正畸技术和勤奋好学的禀赋，甘宝霞逐渐获得了越来越多患者的认可。在许多患者眼中，只要甘医生在，便意味着值得托付，值得信赖。同时，甘宝霞的技术也很快得到了业内专家的普遍肯定。早在1996年，甘宝霞就加入了大连医学会口腔专业委员会，成为大连市14个口腔专业委员中唯一的正畸医生。当时，许多公立医院的专家想获得这项殊荣尚且不容易，而作为开业牙医的甘宝霞则完完全全是靠着一个个扎实的病例、一篇篇有分量的文章,赢得了专业上的肯定。甘宝霞说:"我特别感谢那些专业委员会的老同志,他们并没有因为我是一个私立的口腔医生而觉得我不够资格,相反,只要我的病例做得足够好,我的论文水平足够高,他们就敢于认可我!"

过硬技术让甘宝霞的诊所有了稳定的资金来源,而甘宝霞把这些手工操作赚来的钱一点点地投资到诊所的壮大发展之中。她说,那些年,只要有点钱就积攒去购买新设备。就这样,开业 1 年后,甘宝霞的诊所牙椅从 1 台发展到了 5 台,诊所的位置也从小巷里搬到了大道旁。1997 年,甘宝霞又创办了中宝口腔第二门诊;1998 年,创办了中宝口腔第三门诊;2001 年,创办了嘉和义齿有限公司;2001 年,创办了业和医疗器械有限公司。

离开公立医院仅仅 8 年,甘宝霞从一无所有到拥有了三个牙科门诊和两家公司,其个人也先后被评选为"大连市十大杰出女性"、"西岗区十大杰出女企业家"、"辽宁省三八红旗手",并被辽宁省口腔医学会聘为正畸专业组常务委员、中华口腔医学会口腔正畸专业委员会委员。

正是有一批又一批热爱口腔事业的"甘宝霞们"前仆后继的努力,中国民营口腔事业步入了高速发展的快车道,"甘宝霞们"在历经千锤百炼、大浪淘沙之后,也成为了当前中国民营口腔的中流砥柱。

三、一张地图:从"破碎的家"到"可爱的家"

2001 年,事业上一路凯歌的甘宝霞遭遇了一次重大的家庭变故:一同开诊所的丈夫正式向她提出了离婚。甘宝霞说:"也许是因为对工作太过于投入,而忽略了对家的照顾。当一个人家庭失败时,一瞬间就感觉一切都没有意义了。"离婚的官司持续了两年,甘宝霞从最初的无法接受,到最后不得不接受。原先两个人辛勤创业积累下来的几个诊所和公司,此时却变成了需要分割的财产,这一切让甘宝霞遭受了巨大的打击。家,成为了她最大的伤痛。

恰在此时,刚刚成立不久的中华医学会医院管理学会口腔医院管理分会民营口腔机构管理组邀请甘宝霞参与中华口腔医学会民营口腔分会筹备工作。甘宝霞坦率地说:"最初做民营分会的工作,基本就是为了换一换心情,多出去走走。"然而,对这份工作真正的全身心投入,不仅让她走出了生活的阴霾,更让她找到了一个温暖的大家庭。

谈到做民营分会工作心得时,甘宝霞觉得最重要的经验就是"有付出就会有回报"。甘宝霞说:"作为一个负责人,我应该考虑的是我可以为会员们做些什么。我不可能把每一个会员都服务好,但我至少能先把分会的委员服务好,给他们为更多会员的服务创造条件。"甘宝霞在负责辽宁省民营口腔工作时,走遍了辽宁的 14 个市,免费为会员们讲正畸课。每次出去讲课,甘宝霞都自己开车,一个城市接一个城市的跑。最辛苦的一次,5 天跑 4 个城市,开了整整 1365 公里。在讲课的同时,甘宝霞还会见缝插针地宣传了中国口腔医学会和民营口腔分会的理念和发展方向,为民营口腔的建设和品质的提升做出了应有的贡献。

学会的工作需要大量的时间,甘宝霞不得不缩小自己的经营规模,把诊所缩减到一个,每年只接诊约 100 个患者。许多人说,甘宝霞很傻,如果把这些时间用在自己的诊所上,她每年可以多赚好几倍的钱,甘宝霞却说"中国民营口腔是一个大家庭,我愿意把时间用在这个家的经营上。"

就这样,甘宝霞在委员之中,树立了极高的威望。辽宁省民营口腔协会委员都亲切地称呼她为"甘老师"。慕名前来请教学习的医生也越来越多,全国各地地方分会也纷纷邀请甘宝霞前去讲学。多年来,只要有邀请,甘宝霞从来不拒绝,从省内到省外,从辽宁到全国,甘宝霞把传授先进技术和推广民营口腔工作,紧密地结合在一起。

在讲课的同时,甘宝霞还发起了多次病例大赛,以便会员们通过病例大赛相互学习交流,共同提高技术水平。对于那些技术最为突出的开业牙医,甘宝霞会竭尽全力把他们推荐到省级乃至全国的各个口腔专业委员会之中。对于每一个民营口腔医生而言,进入专业委员会是一种极高的荣誉和肯定。近年来,在甘宝霞的不懈努力下,仅辽宁省的 15 个口腔专业委员会里,便有 60 名民营口腔医生,中国民营口腔获得了越来越多人的了解和认可。

在主持辽宁民营口腔工作时,甘宝霞的办公室里挂着一张辽宁地图,每增加一个学员,她就在这个地图上贴上一个大头贴;如今,甘宝霞的办公室里挂着一张中国地图,哪个省市区成立了民营口腔分会,她便在那里贴上一面红旗。慢慢地,这些红旗已经贴满了全国二十多个省、市。甘宝霞说:"这些年,民营口腔发展实在是太快了。最初成立民营口腔分会时,我们只有几个人,到现在已经有来自全国上千位开业牙医可以一起在大连国际会议中心聚首。当然,对于中国民营口腔而言,这仅仅是一个开始,我们有理由相信,民营口腔必将为全民的口腔健康做出更大的贡献。"

从"公立医院"到"私家诊所",甘宝霞的选择是那个年代中国民营口腔医生奋斗的一个缩影;从"一无所有"到"女企业家",甘宝霞用自己的智慧和汗水,在改革开放的大潮中掀起了一朵朵涟漪;从"破碎的家"到"可爱的家",甘宝霞以罕见的热情和付出,努力经营着中国民营口腔大家庭走向更加美好的明天!

作者简介:徐薇,1978 年出生。复旦大学中文系硕士研究生,2007年起,于复旦大学艺术教育中心任讲师。

李世俊,《2009 牙科博览》、《2011 牙科博览》、《2013 牙科博览》、《中国口腔医学文化博览 2016》执行主编。

第四章　在改革创新中涅槃重生
——记山西红十字口腔医院

黄灵海　胡　敏

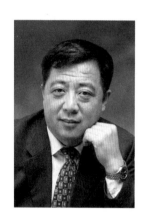

人物简介：冀新江，副主任医师，山西美源医药科技有限责任公司董事长兼总经理，山西红十字口腔医院院长，中华口腔医学会民营口腔医疗分会副主任委员，山西省口腔医学会副会长，曾发表《逐步实行内部股份化管理　不断促进两个效益增长》《政府职责定位是医改成败关键》等多篇管理学术论文。曾被授予"太原市劳模"、"太原市特级劳动模范"、"太原市改革开放杰出人物"等荣誉称号，多次荣获省市"五一"劳动奖章。

　　2015年初夏，在"三晋古都，龙城之地"的太原，一个雄伟壮观的口腔医院——山西红十字口腔医院新建的"南院(国际中心)"横空出世，其天马行空、诗情画意的总体布局，独具匠心、温馨舒适的功能设置，中西合璧、国际一流的医疗设备，"空姐式"的导医服务标准，精雕细琢的每个细节，特别是其管理机制和医护人的配置，以及已取得的国内外众多专家的参与支持，无不令前来参观的口腔同行叹为观止！

　　山西红十字口腔医院是山西省目前规模最大的民营口腔医疗集团，旗下拥有7家子公司，25家分支机构，分布于太原、大同、上海，222台牙椅，员工900余名，年接诊患者达20余万次，年产值已突破2亿元。经过多年的持续快速发展，山西红十字口腔医院不仅颠覆了山西口腔医学的格局，而且引起了中国口腔医学界的广泛关注，中国民营口腔医疗机构的许多创业者以及中华口腔医学会会长、各专业委员会的专家们，也曾不约而同纷纷到山西太原参观、考察。

据介绍，山西红十字口腔医院的前身是直属于太原市迎泽区的南城口腔医院，最初仅有固定资产 20 万元，医生 10 名，牙科椅 20 多台（部分还是 20 世纪 50 年代购置的老设备）。短短 20 年时间，这家区直属的小口腔医院为什么能发生如此这般的变化？他们是怎样一步步走过来的？带着一连串的问号，我们走进了山西红十字口腔医院。

一、在改革中更新观念，走开放合作之路

1978 年 12 月党的十一届三中全会提出对内改革、对外开放的政策。1992 年 10 月党的十四大宣布新时期最鲜明特点是改革开放，中国改革进入新时期。

1994 年，34 岁的冀新江在历任医院办公室主任、门诊部主任之后正式接任南城口腔医院院长。面对设备陈旧、管理落后的南城口腔医院，冀新江意识到：改革开放是决定当代中国命运的关键抉择，开放是国策，是发展中国特色社会主义，实现中华民族伟大复兴的必经之路、强国之路，也是我国各行各业发展进步的活力源泉。作为一所偏远地区的小医院，在国家改革开放大潮中应大胆地解放思想，适时地更新观念，应敢于走出去，把先进的东西引进来。

就在那时，冀新江做了一件至今令个人庆幸、闻者拍案叫绝的事。冀新江常年马不停蹄地奔波于京晋两地，与我国口腔医疗的著名医院——北京大学口腔医院逐步开展合作，走出了山西、走向了全国。这一开放合作，给他们带来了意外的惊喜：北京大学口腔医学院附属医院的院长、专家，定期或不定期地走到太原，到南城口腔医院出诊，给医护人员讲口腔医疗技术，给管理干部传授现代口腔医院的管理经验，还给他们立了一个规矩："照着做，不能走样！"在北京大学口腔医学院附属医院的大力支持下，南城口腔医院员工也获得了不断到北医学习的机会，这种开放、这种合作、这种密切来往，开创了地方县区级医院与国家著名医院合作的先河，员工眼界大开、医疗水平不断提高，医疗收益效应节节攀升。1994 年，南城口腔医院还与德国在北京的精良齿科合作成立了山西省第一个中外合资的门诊部，在省内率先引进了烤瓷牙技术，当年医院收入也从原来的 70 万元增长到 150 多万元。尔后，医院又对技工室"前店后厂"的经营模式进行改革，组建自成体系的技工厂，为本院和门诊服务的同时，承担大约 20% 的外部加工，品牌加创收，可谓一举多得。

随着一系列市场化探索的深入，医院收入连年翻番，1998 年收入突破 500 万元，固定资产突破 100 万元。1999 年底，在上级管理部门的关心和支

持下，南城口腔医院正式更名为"山西红十字口腔医院"，从此进入了跨越式发展的新阶段。

二、在改革中探索机制，走市场经济之路

2003年，山西省启动了"以推行事业单位全员聘用制度、岗位管理制度和内部分配制度改革为重点，以建立健全事业单位不同岗位人员分类管理体制和具体人事管理制度为主要内容"的改革试点工作。由于山西红十字口腔医院各项管理制度比较完善，原有工作基础较好，在卫生系统具有一定代表性，因而被列入山西省卫生系统的改革试点单位。

使命光荣，责任重大。作为改革试点单位，山西红十字口腔医院最初遇到最为棘手的问题就是人员身份置换。原本事业单位编制的"铁饭碗"要变成"合同制"，这让很多员工犯起了嘀咕，担心自己的事业单位编制一旦被取消，就变成了"社会人"，没了原体制的保护，以后如何晋升、以后如何防老？

体制转换、机制创新。冀新江认为成败关键是利益的权衡，他说："我的办法是在协调利益时将心比心、换位思考，解决问题的关键是抓效益，体制转换如果缺少好的绩效、好的薪酬体系，改革就会成为一句空话，员工就会敬而远之。"针对改革中遇到的"人员身份置换"、"薪酬制度"等问题，冀新江率领领导成员和医院骨干多次到北京、上海等地考察、学习，并根据医院自身特点邀请省内外专家一道研究制定"人员身份置换"和"绩效薪酬分配"的原则及实施方案，在广泛征求员工意见后正式实施，达成了各方利益的最大公约数。

改革本身是一种探索，尤其是公立医院改革本身就是"最难啃的硬骨头"。既然是探索，改革之路就不可能一马平川、一蹴而就，就必然会有曲折，就需要"摸着石头过河"，就不能奢望毕其功于一役。2003年启动改制时的山西红十字口腔医院，已经拥有总院、6家门诊部、大同分院以及技工加工厂4个分支机构。形势虽然大好，但完成第一次股改后，冀新江渐渐发现，公立医院通过改制实现了人员身份置换改革，"薪酬制度"虽然解决了旧体制下"干多干少一个样"的大锅饭问题，但人人持股，股权分散，决策效率越来越低下，沟通成本越来越高，特别是涉及资金筹措、人才引进、科室规划等重大决策时，经常议而不决，白白错失发展良机，轰轰烈烈的改革一度走向低谷。

冀新江意识到，前期的改革，仅仅是"改头换面"的开始，要发展，改革的步子不能停，改革的路子还得继续探索。为进一步加快医院发展步伐，冀新江

在耐心地说服、带领大家启动第二次股改的过程中，不得不承受员工的怀疑、冷眼相望，不得不与相处多年的"搭档"及几位核心骨干挥手告别，最终成立了有助于企业现代化决策、股权结构相对合理的山西美源医药技有限责任公司。在管理机制上，成功地探索了"医疗以质量标准为重点，经营活动实行总经理负责制的"的新路子。各子公司在总经理下面设院长、运营总监；成立医政部，对子公司的医疗质量、院感等进行监督管理；成立企划部，进行品牌建设及维护；成立客服部，运用客服系统对客户进行预约、100%回访及投诉处理。至此，山西红十字口腔医院的法人治理结构完成了基本架构，初步形成了产业链的整合，在成本、运营、统一标准方面形成了医院发展新优势。随着医院治理结构的进一步优化以及新绩效薪酬分配方案的深入实施，在外部改善了发展环境，在内部理顺了医院和员工的激励约束关系，医护人员开展新技术、新业务的积极性得以充分调动，业务范围不断拓展，接诊人次连年增长，医护人员收入也水涨船高，医院改革又开始向前迈步，山西红十字口腔医院的改革，也成为了公立医院改革的成功范例之一。

三、在改革中把握方向，要有好的带头人

俗话说："大海航行靠舵手。"带兵打仗，主将无能累死三军；兴办企业，缺少好的领导者，改革过程就可能"失之毫厘，差之千里"。山西红十字口腔医院在改革的路上，成绩斐然，原因之一就是有一位好的带头人！

作为山西红十字口腔医院 20 多年的"掌舵人"，冀新江怎么把握方向？成功秘诀何在？

1. 高瞻远瞩向上看，目标制订高标准　《论语·子曰》："取乎其上，得乎其中；取乎其中，得乎其下；取乎其下，则无所得矣。"刚接任南城口腔医院院长不久的冀新江，在谋划医院发展思路和寻找医院发展战略伙伴时，就把目光投向了北京，争取到了北京大学口腔医学院附属医院的支持、指导，这种高瞻远瞩向上看的目标制定策略，是山西红十字口腔医院的改革能取得今天的成就的原因之一。

2. 坚定改革大方向，迎难而上抓机遇　1998 年，随着太原旧城改造步伐的加快，南城口腔医院所属的四个临街门诊部全部面临拆迁。在旁人看来，拆迁意味着停诊、减产，意味着多重困难。冀新江却认为，困难中蕴藏着机遇，机遇与困难并存，毅然决定：抓住机遇筹建一栋新门诊大楼！当时，新大楼的投资需千万元，而医院账面的资金只有 100 多万元。靠国家投资显然不现实，因

为当时的迎泽区政府没有足够的财力。冀新江决定不等不靠、双管齐下解决新门诊大楼建设的资金问题。一是号召员工支持：由于冀新江接任院长4年期间，医院盈利连续几年翻番，员工待遇水涨船高，员工对冀新江充分信任，对医院发展也有了信心，因此纷纷解囊，短短3天时间里就集资到200万元；二是市场运作，从银行获得了400万元贷款。新门诊大楼1998年6月开工，1999年12月投入运营，医院从此进入了跨越发展的新阶段。回顾那段岁月，冀新江不无感慨地说："整个过程最难的是钱，当时7天盖1层，每盖1层楼要结账30万元，大楼一层一层往上盖，我的血压也节节攀升。由于神经高度紧张，1998年还出了一次严重的车祸，脸上留下了一道伤痕，成为了永恒的'纪念'……"

3. 审时度势谋全局，与时俱进大发展　古人云："不谋万世，不足谋一时；不谋全局，不足谋一域。"冀新江有个习惯，常年坚持看中央电视台的新闻联播。他认为，世间任何事物都不可能孤立地存在，口腔医疗关联方方面面，新闻联播连接整个世界，信息在联播中，方向在联播中，中国特色的改革路也在联播中。冀新江还有一个习惯，那就是常年关注口腔医疗新技术、新设备、新人物，看"上"就抓，这种与时俱进式的"喜新厌旧"，使山西红十字口腔医院在行业内外赢得了设备新潮、管理先进、人才向往的良好口碑，一步一个脚印把山西红十字口腔医院打造成了如今欣欣向荣、蓬勃发展的现代口腔医疗集团，取得了令人瞩目的辉煌成就。

历史潮流，千帆竞舞、百舸竞流，智者先，勇者达。即使历史的年轮已经走到了今天，我国公立医院改革"依然还在路上"，也还没有一个"放之四海而皆准"的样本，但山西红十字口腔医院的改革成功，仍然可以为后续的公立医院改革提供一些可参考、可复制的经验，值得我们每一个关注口腔行业发展的人去探索与深思……

作者简介：黄灵海，经济学博士，青年作家，著有《我是"海归"我怕谁？》等多部作品。曾任天使口腔集团（中国）公司办公室主任，《2011牙科博览》副主编。

胡敏，毕业于山西大学文学院，现供职于山西红十字口腔医院企划部。

第四篇　中国牙医追根索源

第一章　巫师,中国最早的口腔医生

——读周大成《中国口腔医学史考》探中国口腔医学文化之一

李晓军　李世俊

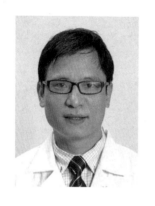

作者简介:李晓军,副主任医师。现为浙江大学医学院附属口腔医院牙周科主任,中华口腔医学会牙周病学专业委员会委员。著有《牙医史话——中国口腔卫生文史概览》,作为副主编及编委参加了《牙科博览》《临床疾病与免疫》《牙周病临床诊治要点》《牙周病学》本科数字教材等多部著作的编写。

李世俊,《2009牙科博览》《2011牙科博览》《2013牙科博览》《中国口腔医学文化博览2016》执行主编。

在周大成教授的《中国口腔医学史考》中,我国第一例龋齿报告出自淳于意的"诊籍"(即现在的病例)。"淳于意被誉为我国口腔科医师的鼻祖,想到龋齿,我们就会想到仓公"[1]。

淳于意之前,口腔有病找谁? 问题怎么解决?

周教授在《中国口腔医学史考·殷商时代口腔医学》中记述:殷王患口疮、口糜、口炎之类的口腔黏膜病,经巫师占卜而对其母进行了祭祀;殷王患舌病,由一名叫虫的巫师占卜,占卜结果是鬼神作祟。为此,殷王祭祀其母,求其母赐福于己,治愈舌病;史考还记载,"殷王舌病复发,再问巫师,我的舌病老治不好,需不需要换个地方住?"[1]

周教授《史考·殷商时代口腔医学》中所介绍巫师殷商甲骨文记载的口腔疾患症33例卜辞,仅限殷代王室(奴隶主),其他百姓(平民和奴隶等)不在其中。

巫师对口腔的疾病如何研判? 开什么样的"处方"? 有无效果?

巫师的研判和"处方"均出自占卜,方法是:在龟甲或兽骨上,钻凿凹缺,用火烧灼之后,以纹理,判断病因,并指出去除病痛的方法。

巫术是否有用? 即便从现代医学的观点剖析,当时的巫术应有一定的治病作用,因为它虽不属于解决患者生物属性需求的方法,但却能满足患者的社会、心理、文化属性的需求。简而言之,患者躯体的、器官的问题虽无力解决,但却能给患者心灵一定的安抚。

易中天教授曾说[2]:

"如果目的只是解决实际问题,巫术的办法并不管用。所以,科学必然诞生。但即便是科学,也要试错。巫师,就是人类的集体'试错'。没有巫师的千万次试错,我们就学不会天气预报,也学不会人工降雨。可以说,正是巫术,把人类领进科学之门。

因此,巫术不是'伪科学',而是'前科学',科学前的科学。"

易中天教授还指出:"巫术探索世界的方法也许是错误的,也许而已。但科学的方法即便是正确的,也未必是唯一的。至少在科学诞生之前,巫术安慰了人类几千年对不可知的恐惧,抚平了人类飞来横祸和无妄之灾的创伤,使人类对未来的仰望变得温柔和向往。"[2]

术,始于道。中国的巫术源于中国传统文化天人感应的理念:天和人同类相通,相互感应,天能干预人事,人亦能感应上天。支撑中国五千年文化大厦的三根支柱——儒、释、道,均有天人感应的深刻烙印,且延绵不断。

中国中医至今仍推崇天人相应医学理论:"人是一个由各层次结构组成的统一的有机整体。在这个有机整体中,以五藏为中心,将六腑、五体、五官、五液、五志等全身组织器官、情志等联系成互相关联的一个整体,并形成和自然界的'五味、五色、五化、五气、五方、五季'等相应的五藏系统,形成一个表里相合、内外相关的'五藏一体、身心合一'的大网络。"[3]

这种"天人相应"整体观,为中医视"医学"为"人学",医疗坚持整体观的理论之一。

一、巫的出现和口腔"医术"实践

《一切经音义》云:"事鬼神曰巫。"由于神灵不能直接和人们说话,必须借助于能够沟通人鬼间的媒介来完成,即巫的"神通"的力量[4]。因而巫是原始鬼神崇拜的直接产物,在中国,巫的出现不会晚于旧石器时代晚期[5],在上古特殊历史条件下,在人类文化摆脱愚昧走向文明的过程中,巫几乎是一个全能的人才,是上古精神文化和科技的主要创造者,举凡天文、地理、历法、算术、医药等无不与巫的活动和创造有关[6]。巫对中国医学的推进,具有不可忽视的作用,早期医学的产生,与巫术有密不可分的联系。《广雅》云:"医,巫也。"巫即医,医即巫,巫医杂糅。医字本从巫,正揭示了远古时期巫医不分的事实,口腔医学的产生也是如此。

中国的文献记载及文化遗址中发现有一些与后世口腔医学治疗不谋而合的技术,其实施者很可能就是掌握了当时最先进文化和技术的巫者。

考古工作者曾在内蒙古兴隆洼文化遗址(公元前6200—公元前5400)24号居室墓内出土的一件完整头骨的牙齿上发现有钻孔痕迹。经社科院考古所科技中心人骨鉴定,该成年男性年龄在35~37岁,属正常死亡。经测量,其右下第一磨牙有斜钻孔,直径0.5~0.8cm,深1cm;右上第一磨牙有从外向内斜钻孔,直径0.5~0.8cm,深1cm。孔洞的外缘部分相当光滑,以及孔洞的深度与斜度都充分说明不是由龋坏形成的,明显具有人工打磨的痕迹[7]。考古人员在差不多同时期的巴基斯坦古人类牙齿上也曾发现类似的钻孔,同时在现场还发现了燧石钻头。欧洲7000多年前及我国4500年前大地湾文化遗址人类颅骨上还曾发现人为开颅的孔洞。这些钻孔是死者生前还是身后所为,真的是出于治疗还是出于某种信仰的需要,目前还不清楚。但可以确定的是,距今8000年前的中国原始先民已经掌握在牙齿上钻孔的技术。

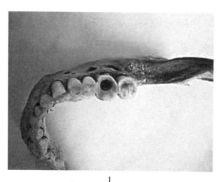 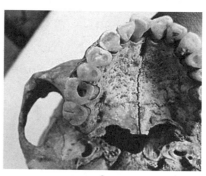

1   2

兴隆洼遗址人牙钻孔图
1 右下第一磨牙   2 右上第一磨牙

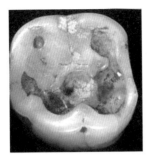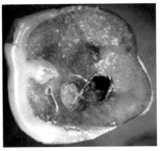

巴基斯坦古人类牙钻孔（引自《Nature》）

此外,大汶口、西夏侯、大墩子等新石器时代人骨中所见的人工拔牙习俗,以及《山海经》、《淮南子·本经训》等古籍中很多关于原始先民拔牙(凿齿、打牙)的记载[1],其实施者也很可能是巫者。

二、商代(约公元前 1600—公元前 1046)的口腔医学知识

到了商代,殷墟出土的甲骨文,使其成为了我国有文字可稽的医学史的第一篇[6]。

作为当时社会一个专门的知识阶层,巫在商代已具有相当的地位,形成为一种特殊的政治力量。在长期与疾病斗争的实践中,随着观察的逐步深入,巫医对人体的认识、疾病诊疗水平提高,以及专业医的出现等方面,都发生了重要的启蒙与变革,这也成了这一时期医药发展的一个重要方面。

1. 对口腔形态学的认知　殷墟出土的甲骨中,涉及病名的有 323 片、415 辞,占卜的时间大约距今 3278~3378 年的百余年间[6]。

显而易见,商代疾患的确定,是本之于体态特征的深入观察认识之上的。凡首、目、耳、鼻、颈、胸、腹、股、手、肘、肱、足、胫、趾等人体各部位,当时均已有专词命名,病理感觉和病灶病发部位皆因之而定,说明医学已达到相当高度[8]。反映在口腔医学上,也是如此,当时对口、舌、齿等已有专门的名词。甲骨文中包含有大量的象形、会意文字,从文字的形体上,可以看出商朝人对人体以及口腔已有一定的认识。

2. 对口腔疾患的分类和龋病的命名　甲骨文所见的疾患种类,大部分是按人体不同部位来区分的,所记疾患,大多具体而实在,可分属之内科、外科、口腔科、五官科、骨科、神经科、肿瘤科、小儿科、妇科、传染病科等不下

39种[6]。在口腔疾患方面有约50个症例，包括疾口、疾齿、疾齿惟蛊、龋、疾舌、疾茵（疑口腔疾患）、疾言、疾辞、疾𦝼（疑嗽或面颊腮腺炎症）等多种之分，明白而细微[8]。

疾口，可能是贞卜口疮、口糜或其他口炎之类的口腔黏膜病。疾舌，是贞卜舌病的卜辞。疾齿，是贞卜牙病的卜辞。疾言、疾辞系指发音困难而言，口腔科的急性冠周炎、扁桃体周围脓肿、咽旁间隙感染、舌疾患等，可引起言语困难、哑或构音障碍[9]；而舌字在卜辞中与言、告实为一字，似乎也表明疾言、疾辞与口腔疾患有着某种联系。可见商代对几种口腔疾患的细分是有医学知识的依据的。

在商代，对有些疾病甚至已能根据它的主要特征，给以专门的病名，如龋，甲骨文作𪘚、𪘚，正象齿内有虫（𧈢）之形，表示牙齿上的窟窿是因虫蛀而引起的。甲骨文关于龋病的记载，比起埃及、印度、希腊等文明古国的类似记载要早700~1000年。

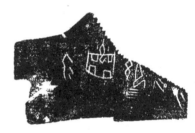

……勿……龋……御……（《甲骨文合集》13662*）

3. 对口腔疾患病因的探寻 中国殷商时期，巫者的治病过程，初步为根据征兆、占卜或请神问鬼等方式查知病由。从甲骨卜辞可看出，商人把得病归咎于四种成因[10]。

一是鬼神作祟。其能降下疾病的神灵包括上帝、自然界众神及祖先。早先人们通常把口腔疾病的病因，直接归诸自然界神祇的降灾或人鬼作祟。如卜辞"贞疾舌惟（有）𢆶"（13634）、"贞有疾齿惟有𢆶"（13644）等卜问所患口腔疾病是否有作祟者。但在更多的场合，商代人是把口腔疾病直接视为先王先妣先臣在作祟危害于生者。如卜辞"贞疾齿惟父乙𢆶"（13649）、"贞有疾齿不惟父乙𢆶……勿于大戊告……勿告于中丁……勿于大甲告"（13646）、"贞疾口御于妣甲"，父乙、大戊、中丁、大甲、妣甲等都是已故先人。

二是突变的气候。

三是饮食的不慎。如"有疾齿惟蛊"（13658）。甲骨文的蛊（𧌏）字，作皿中有很多小虫的样子。菜蔬之中有虫，或腐肉生蛆是古人常见的事。古人很容易想象诸如蛔虫、腹泻、牙痛等，是饮食不慎，吞下小虫所致。

* 注：本文所引甲骨编号均据《甲骨文合集》（在甲骨研究中，只注编号者可视同默认为出自《甲骨文合集》）

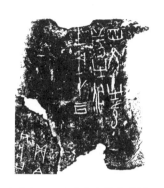
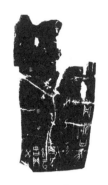

壬戌卜,亘,贞有疾齿惟有𡆥(《甲骨文合集》13644)

贞疾齿惟父乙𡆥(《甲骨文合集》13649)

四是梦魇所致。商人相信梦是精灵引起的,精灵能降下灾祸,所以也相信梦能招致疾病。如"贞王梦疾齿惟𡆥"(17385)。

4. 对口腔疾患的病理观察和病变记录　在商代,不仅能根据病发部位或病灶所在,区分何种口腔疾患,而且似乎还能就某些病情的感觉反应,作出细分。

如卜辞有云:"……齿……蛊"(13665)、"有疾齿惟蛊"(13658),可能指牙虫蠹蚀牙齿硬组织。

别辞有"……勿……龋……御……"(13662),《释名》云:龋,齿朽也,虫啮之缺也;《篇海》龋字云:齿病朽缺也。都似指有较大的牙体组织缺损而言。

别辞又有"王疾齿"(13643),据别辞有"乙丑卜,争,贞有疾齿,父乙惟有闻,在洮"(13651),记商王武丁在洮地,不料齿疾发作,疼吟不已,卜问已故父王是否有闻,则武丁的"疾齿",又似指类似于急性牙髓炎之类的疾患。

上述卜辞表明当时对龋病从发生到发展似乎已有所观察和区分。

这些因为占卜而记录的病变,也为后世留下了宝贵的口腔病例资料。

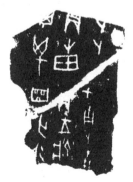

贞王疾齿亡易(《甲骨文合集》13643)

卜辞中可见商王武丁(公元前1250—公元前1192年在位)有疾舌、疾齿等口腔疾患。在商代,商王的行为,也带有巫术和超自然的色彩,有时商王本人甚至直接充任巫师。商代晚期武丁以后的几位商王,好为巫医的,尤数武丁。甲骨文中有关疾病的占卜，近96%~97%出现在武丁时期，武丁既能自己充当巫师御除病祟，还能关心众多的朝臣、王妃、子息或其他贵族成员的病患，并为他们判断病象病因，析其病症，察其病情变化，进行巫术作医。从这个意义上讲，商王武丁以及卜辞中可见的亘、殻等巫师是中国有文字可稽的最早进行口腔疾患"治疗"的巫医。

5. 巫医交合——巫医与口腔疾患"治术" 商代去原始社会已远，但巫者作医、巫医不分的行为方式仍有其广泛社会思想基础的沃土，受固有鬼神信仰观念的支配，即使巫者有过无数次失败，但其偶尔的一些成功作医例子，仍能得到人们的信从。

就商代的甲骨文而言，商人对口腔疾病的治疗，从前辞可知有两种方法：其一为"告"；其二为"御"。告，是一种比较消极的治疗方法，仅作向祖先报告病况，希冀祖先给予援助，大概为对较轻病症的做法。御(敭)字，作一人跪于某物之前有所请愿之状，其字形与驾御之字相似，为一种去除疾病的积极方法，祈求鬼神去除灾祸的根源[11]。

虽然，受认识的局限，巫师作医，通常在行为状态和信仰系统上采取了占卜、致祭、诅咒、祈禳、驱疫等一系列歪曲处理的巫术方式，但也不能排除其中或许也包含一些合理的医疗术。

对巫医方式进行自发性的分辨和取舍，早在夏商之前当已有之。据史书记载及各地遗址发现可见，在商代，人们对于疾病的治疗，药物、针灸、按摩数者俱备。《逸周书·大聚解》记武王灭商，曾效仿"殷政"，其中就有"乡立巫医，具百药，以备疾灾，畜五味，以备百草。"因此，商代巫医在"治疗"口腔疾患时，"百药爰在"的可能性也是存在的[8]。

很显然，自原始时期至夏商以来，尽管人们通过长期医疗实践所获得的许多可贵的合理性经验，已相继作为传统俗信而被继承和发扬，但认识的局限往往落后于理性的探索，许多疗法，仍基本处在盲目信奉的摸索之中，作为深层次的学说还没有产生。况且人们还没有摆脱超自然势力的支配，因而自原始时期直至商代，医疗俗信的发展并没有导入与巫术信仰截然对峙的局面，有关医术中不可思议的认识局限，复又使某些合理性经验蒙上了一定的神秘性，反而为巫医行为的施展提供了逆向发展条件，以致与巫术长期相杂糅。但是当时的传统俗信中的科学成分和经验概括，毕竟是主流所在，人们面对迷信桎梏而表现出的主动性分辨和取舍，也是态度鲜明的。后世医学，当然也包括口腔医学的出色成就，正是在这种古往今来人们的前赴后继努力中形成的。

［1］周大成.中国口腔医学史考.北京:人民卫生出版社,1991,28-29,53

［2］易中天.易中天中华史:国家.杭州:浙江文艺出版社,2013

［3］马淑然,肖延龄.天人相应医学理论·藏象学说的文化背景.深圳:海天出版社,2014

［4］朱天顺.中国古代宗教初探.上海:上海人民出版社,1982,181-187

［5］宋兆麟.巫与巫术.成都:四川民族出版社,1989,2

［6］甄志亚.中国医学史.北京:人民卫生出版社,1991,28

［7］李刚.口腔医学史.西安:第四军医大学出版社,2014,34-35

［8］宋镇豪.夏商社会生活史.北京:中国社会科学出版社,1994,407-451

［9］周宗岐.殷虚甲骨文中所见口腔疾患考.中华口腔科杂志,1956,3

［10］许进雄.中国古代社会:文字与人类学的透视.北京:中国人民大学出版社,2008,507

［11］张紫晨.中国巫术.上海:上海三联书店,1990,26

第二章　谁是中国最早的牙科医生
——读周大成《中国口腔医学史考》探中国口腔医学文化之二

李晓军　李世俊

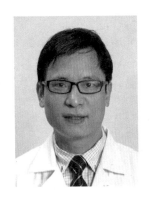

作者简介:李晓军,副主任医师。现为浙江大学医学院附属口腔医院牙周科主任,中华口腔医学会牙周病学专业委员会委员。著有《牙医史话——中国口腔卫生文史概览》,作为副主编及编委参加了《牙科博览》、《临床疾病与免疫》、《牙周病临床诊治要点》、《牙周病学》本科数字教材等多部著作的编写。

李世俊,《2009 牙科博览》、《2011 牙科博览》、《2013 牙科博览》、《中国口腔医学文化博览 2016》执行主编。

一、周大成《中国口腔医学史考》留下的遗问

周大成《中国口腔医学史考》曾提到中国近代两位最早的牙科医师:一为关元昌,一为徐善亭。

《中国口腔医学史考》第十二节中,周教授如此记述关元昌:"上海中医学院《馆藏医事照片目录》中记载有'关元昌牙医师墓碑'的说明,括号内注有'中国牙医第一人'"周大成教授遗憾地指出:"'关于关元昌牙医师的事迹,如学历、职历以及其他在口腔医学方面的贡献等,除该墓碑的照片之外,笔者尚一无所知。''希望广大读者能够协助我们,提供以下有关该牙医师的史料,则不胜感激'。"

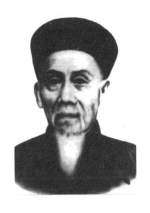

关元昌像

徐善亭医师的情况,《史考·第十三节》相对多些:"上海中医学院医史博物馆《馆藏医事照片目录》介绍了徐善亭牙医师的照片及其著作《新发明牙科卫生书》。1983年春,笔者访问了徐善亭的儿子,82岁的法语教师徐志文教授。据徐教授介绍:'我父亲徐善亭出生于清咸丰三年(1853),终于宣统三年(1911),享年58岁,他是我国第一个用现代口腔医学治疗牙病的医生。他出生于广东番禺,幼年家境贫寒,当时许多广东人纷纷去海外谋生,大约在1900年以前,他随同乡乘船去了澳大利亚,在该地半工半读学医,当时是医生和牙医不分家,即以学习外科为主,兼学牙医。学习结束后,参加了孙中山领导的兴中会、同盟会。他在广州行医时和孙中山在博医局同事。在广州聚增印刷局当董事长时,曾给孙中山印过革命小册子,运到香港去宣传,以后到香港开业当牙医,因当时香港没有其他牙科医生,他开业后生意十分兴隆,香港的一些名流都找他看牙,包括当时的香港总督及其他英国海员。他于1911年在香港去世,死于中风,葬于跑马地附近的红毛坟,立有墓碑,他生前著有《新发明牙科卫生书》现已遗失。'"

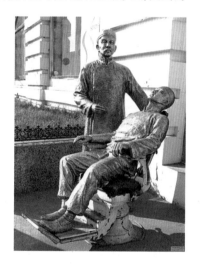

周大成教授如此评价徐善亭:"《新发明牙科卫生书》出版于1904年(清光绪三十年),至于该书的内容如何,我们还不甚了解,但从它是最早描述现代口腔医学的书籍这一点来说,徐善亭医师在我国口腔医学方面,是做出一定贡献。"

徐善亭塑像

谁是我国最早的牙科医师呢?

周教授在他的《史考》中留下遗问:"总的说来,关元昌生于1833年,徐善亭生于1853年,这两位所谓'我国牙科第一人'都终于1911年,而关元昌则较徐善亭早生20年,由于我们对于关元昌的经历尚不了解,至于哪一位是我国最早的牙科医师,尚待于进一步考查研究之后,才能够作出较为客观的结论来。"

二、关元昌、徐善亭的经历、职历史考

1. 三代出洋毕业之著名牙科——徐善亭一族 在中国近代牙医史上,家族性的从业现象很常见,子承父业,父子牙医者比比皆是。其中,较具代表性

的有徐善亭一族。徐善亭及其家族的资料除其子徐志文教授提供的上述资料外，补充如下：

(1) 维新与独立之支持者

据徐志文教授回忆，徐善亭在广州的时间约10年左右，其间曾在广州聚增印刷局当过董事长，给孙中山印过革命小册子，运到香港去宣传。从当时教会的工作内容看，医务及印刷是常见的。聚增印刷局有可能是教会开办的。

光绪二十年(1894)冬，清军在中日甲午战争中战败，清政府统治愈加动摇。光绪二十一年(1895)，孙中山在香港建立兴中会总部，徐善亭成为与孙中山兴中会缔盟的"香港的辅仁文社"首批成员谢缵泰、黄咏商、周昭岳、余育之、徐善亭、朱贵、丘四等数十人中的一员。

《天津最早的牙医——徐景文》里提到，徐善亭"曾变卖家产支持辛亥革命"，同年(1911)，徐善亭死于中风，葬于香港黄泥涌英国坟场，俗称红毛坟场。

(2) 徐氏后人

从现有的资料看，徐善亭至少育有四子：徐景明、徐景文、徐璧文、徐志文。四子中，徐景文与徐景明同为牙医，徐景明的长子徐少明亦为民国知名牙医。

徐善亭长子徐景明：徐景明当时在上海牙医中声名显著，一是达官显贵莫不延请镶补、赐额赞扬。

1909年11月4日《民吁日报》庞莱臣、周金箴、沈仲礼、朱葆珊同启的《徐景明由外洋回沪》如此赞扬徐景明：上海牙科夙推徐景明先生首挺一指，内而王公尚侍，外而督抚将军，即如肃亲王、伦贝子、振贝子、端制军、张制军、恩中丞、陆中丞、暨各司道大小官员，富绅巨商，莫不延请镶补。赐额赞扬，无待鄙人赘述。兹由外洋回沪，敬述数言……

其次是曾有过出洋考察的资历：1912年7月《申报》的《牙科医生徐景明敬告有牙患者》谈到他出洋考察：满清季年，商部奏派出洋考察各国商务时，牙科内事多由数学生等料理，以致诸君光顾招待固或未周，即镶补亦闻或未妥，殊深抱歉。

再次因为他与他的弟弟徐景文、中国第一位牙科博士一起悬壶沪上、相得益彰：1914年8月26日《申报》，张人骏的儿子张允言所启的《恭颂牙科博士徐景明徐景文先生》广告："徐景明景文先生牙科驰名中外，洵为20世纪独一无二之绝技"。

徐善亭次子徐景文，中国第一个牙科学博士：光绪二十八年(1902)，徐景文留学美国费尔特费尔牙科大学，光绪三十一年(1905)毕业，获博士学位，是我国第一个获得牙医学博士学位的医师；后来还曾到欧洲国家进修。有趣的是,在光绪丙午三十二年(1906)10月29日清廷组织的第二次游学生考试中,清政府按清廷颁布的《奖励游学毕业生章程》还赏给了徐景文"医科进士"。同时获清廷第二次游学生考试赏医科进士出身的还有谢天保医师。谢天保,字卫臣,福建省侯官县人。毕业于美国典化大学内、外医科,兼牙医科。谢天保本职为内科医生,牙科只是其副业。也就是说,徐景文是中国历史上唯一的一个牙科进士;《大清德宗景皇帝实录》卷五六四记:

三十二年九月丙午,引见游学毕业生。得旨:陈锦涛、施肇基、李方、张煜全著赏给法政科进士,颜惠庆赏给译学进士,谢天福、徐景文赏给医科进士,颜德庆赏给工科进士。

宣统三年(1911)3月11日《申报》的《牙科第一》广告上也有"先生长游美洲,毕业返国,考列最优等,以进士观察显其实于时"之语。

既是美国牙科博士、又是钦赐进士出身,当是时京城的徐景文声名鹊起:"王公贝子、显臣富绅、巨商闺秀,赐额颂扬,指不胜屈"。

宣统元年(1909),徐景文主要在上海行医。当年10月徐景文在于右任等主办的《民吁日报》上的牙科广告写道"弟与家兄景明悬壶沪上";同月《民吁日报》、《治牙之圣》广告里写有:徐景文牙医局的主要诊疗项目有修牙、补牙、续牙、镶牙等。

其间,有顾凤书和程成章等在10月4日的《民吁日报》上发表《敬颂中国第一牙医》的文章,赞扬徐景文的医术、医德和鼎鼎盛名。1912年6月28日《申报》的广告称"春申江中西牙科不下百余家,……徐景明先生无愧新世界之牙科第一"。

徐善亭的第三子徐璧文:曾留学法国,其夫人黎绍芬是曾两度出任民国大总统的黎元洪的长女,亦是1919年创建的南开大学的第一届学生、周恩来的同班同学。徐璧文育有一子一女,女儿徐世敏就是短文《天津最早的牙医——徐景文》的作者。

2. 现世业此道者,胥以公为鼻祖——关元昌一族

(1) 关元昌的西式牙科经历略考

据关肇硕《祖父元昌公小史》[1]记载:祖父振容,字普能,号元昌,生于壬辰清道光12年11月初9日未时(即阳历1832年12月30日),终于辛亥清宣统3年11月24日未时(即阳历1912年1月12日)。葬于香港跑马地黄泥涌英国坟场墓碑7821号,享寿80岁。

关元昌祖籍福建建宁,先祖关肇治,宋朝时任京官七年后被贬到广东冈州(今新会县),关肇治则为关氏家族在广东的始祖,其子孙遂为粤人。至14世,

为逃避匪患,有名关翔者携两子移居番禺,遂为番禺关氏之始。关元昌为关翔所传之 18 世孙[2]。

关元昌是怎样成为牙医的呢?

早年,关元昌曾在英国设香港的伦敦教会印字馆工作,其间跟随美国哥伦士医生习牙科。同治十三年(1874 年)学有所成,到广州开业,成为广东省最早的牙医,并被同行尊之为鼻祖[3]。

关元昌孙子关肇硕医生所藏手抄油印本《中国近代牙医始祖:关元昌翁暨德配黎氏夫人略传》[1]记载:"关元昌在传教士介绍的英华书院工作,因作事勤谨,年少聪慧,为叻士医生赏识(关元昌的业师是叻士或哥伦士,从发音看,大约是同一人。多数的文献都认为关元昌的业师是美籍牙医,而关颂姚的《祖父、母》里说是英国牙医,可能有误),选为学徒,从其习艺,授以西法镶牙技术。不数年,尽成所学,手术娴熟,……时穗垣尚未有牙医馆之设,遂于西历 1870 年举家迁穗,卜居西关光雅里,并就其寓开设牙医馆。本其所学及经验问世,创我国人西法镶牙之先声。执业垂廿余年,迄其哲嗣相继在社会服务,始告休养,复回港居住,以终余年。"

关肇硕的《祖父元昌公小史》中还提到"传教士要退休回国时,就将他的整套牙医仪器用具赠给元昌,那套工具,一直被存留着,由关元昌家族学牙科的后辈们保存,先是在关元昌之子关肇昆处,后传到肇昆之子关家扬手里。"

关元昌从事牙医与教会有着莫大的联系,关家从关元昌父亲关日(1797—1863)一代开始即信奉基督教,关元昌大约在道光末年及咸丰年间至香港,至晚不会超过咸丰四年(1854),由于父亲是基督徒的关系,得以入伦敦会谋生,并跟随哥伦士学习牙医[1]。有资料还说,关元昌选择在广州开业,一个重要原因是"为了方便下乡传道活动"。对此,关家《牙医始祖》一文如是说:"关元昌改行牙医以后,来往省港两地,热心伦敦传道会会务"。

(2)风雨横斜——风云际会中的关元昌一族

关元昌之妻关黎氏:因其子关景良与孙中山同学、宿友,平常待孙中山如家人,常邀孙中山到家中与她的孩子们谈天,孙中山尊关元昌夫妇为谊父母。

据说,关黎氏见孙中山言论激烈,曾问孙中山:"你志高言大,想做什么官? 广东制台吗? "孙中山回答道:"不。""想做钦差吗? "又答:"不! ""然则想做皇帝吗? "孙中山则说:"皆不想,我只想推翻满洲政府,还我汉族河山,那事业比做皇帝更高更大了。"黎氏惊讶,给了孙中山一个绰号"孙悟空"。

关元昌的七男关景良(1869—1945),号心焉,他比孙中山小 3 岁,是孙中山入读中国香港西医书院时的同班同学。关景良与孙中山同住在医院二楼之宿舍，既是同学，又成宿友，交情至深。关家与孙中山的交集也肇始于此。

关景良的婚姻，亦与孙中山有关。孙中山之兄孙眉在檀香山的邻居叫李康平，其女叫李月娥，孙中山在檀香山求学时就与李月娥认识，后经孙中山介绍和撮合与关景良结婚。

关氏夫妇是虔诚的基督徒，反对儿子们参加革命，1893 年在西医书院毕业后，关景良终生行医，为中华医学会及香港养和疗养院（养和医院前身）的创办人之一。

关家五女月屏（1865—1899）：其丈夫温秉忠是道济会堂、公理堂、礼贤堂三堂元老温清溪（1834—1915）之子。温秉忠是 1873 年清政府派遣赴美留学的第二批留学幼童之一。在留美期间的 1878~1879 年冬，温秉忠经常和同学牛尚周（第一批留美幼童）到波士顿宋查理伯父经营的中国商店访问查理。1899 年月屏去世后，温秉忠和一倪姓家庭的女儿再婚。这位倪小姐的两个姐夫分别是宋查理和牛尚周。宋查理和倪氏育三男三女，其长子即是宋子文，三个女儿即是宋霭龄、宋庆龄和宋美龄。

关颂姚在《我母亲》里写道，关家六男景贤的婚礼，孙中山也在场，"而且是闹得最起劲儿的一个呢"！

八女月英（1870—1962）：其丈夫夫容星桥（1865—1933），是第三批赴美留学幼童，由堂兄容闳（1828—1912）带赴美国。经温秉忠介绍，容星桥于 1891 年和关月英结婚，孙中山也有参加婚礼，由此容星桥通过关家结识孙中山。后来容星桥成为兴中会早期会员之一，同盟会成立后，他加入了同盟会。1933 年容星桥逝世时，林森、蒋介石、汪精卫、胡汉民、唐绍仪、孙科等都送了挽联。

十二男景星的妻子杨舜华：其四兄是与孙中山先生齐名，被清廷称之为"四大寇"之一的杨鹤龄。杨鹤龄自幼和孙中山相识。孙中山在香港求学和在澳门开业时，经常到两地的杨家物业与好友相聚，香港哥赋街杨耀记商号更是众人发表革命言论的据点。杨家支持孙中山的活动经费不少。孙中山毕业后在澳门设立中西药局，由吴节微作担保人向镜湖医院借款银 1440 两，这个吴节微就是杨舜华的七姐夫，杨鹤龄的妹夫。

三、徐善亭与关元昌，谁是我国最早的西式牙科医师

根据有关资料关元昌学习西式牙科的时间大致在 1860 年代。徐善亭出

生于 1853 年,小关元昌 20 岁。1860 年代的徐善亭尚未成年,从事西式牙科的可能性不大。此外,徐善亭的儿子徐景文于光绪十一年(1885)出生于香港,徐善亭的学习西式牙科时间大约不会晚于此,因此徐善亭的学习西式牙科经历大约在 1870 年代至 1880 年代初(同治末年至光绪初年)。所以基本可以推断的是,关元昌的牙医经历要早于徐善亭。

但徐善亭曾赴澳大利亚学习外科,兼习牙医,应可称为中国第一个海归派的西式牙医。

有意思的是,徐善亭和关元昌两人的经历有很多重叠之处:两人同是广东番禺人,同是基督徒,都曾在广州和香港开业治疗牙疾,先后一年去世后(徐善亭 1911;关元昌 1912 年),都葬于香港黄泥涌英国坟场,俗称红毛坟场。

由此不由地会让人产生联想,这两人会有过何种交集?

但不管何种说法,《中国医学通史》所谓我国近代口腔临床治疗诊室的建立,最早始于晚清光绪年间皇宫太医院中的牙医室;以及《口腔医学史》中提出的"1907 年,英美教会派加拿大第一位牙医学传教士林则博士来成都开设牙科诊所,为平民医治口腔疾病,成为我国最早建立的西式牙科诊所[4]"等说法都值得再商榷。

[1]关肇硕.中华牙医之父与国父孙中山.//关肇硕,容应萸.香港开埠与关家.香港:广角镜出版有限公司,1997,45-61

[2]光景燊,关颂声,关慧馨,等.关氏家谱.香港:香港商业印刷所,1937

[3]刘粤声.香港基督教会史.香港:香港基督教联会,1941,258-259

[4]周学东,唐洁,谭静.口腔医学史.北京:人民卫生出版社,2013,104

第三章　近代京沪港澳粤牙医寻踪
——读周大成《中国口腔医学史考》探中国口腔医学文化之三

李晓军

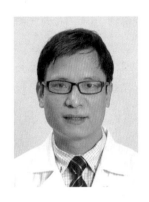

作者简介：李晓军，副主任医师。现为浙江大学医学院附属口腔医院牙周科主任，中华口腔医学会牙周病学专业委员会委员。著有《牙医史话——中国口腔卫生文史概览》，作为副主编及编委参加了《牙科博览》《临床疾病与免疫》《牙周病临床诊治要点》《牙周病学》本科数字教材等多部著作的编写。

一、皇家牙医陈镜容

据《中国医学通史》，在光绪二十四年（1898）或稍后，清皇朝已建立了宫廷式的牙医室，首届主持人陈镜容牙医师。

曹明在 1933 年《齿科季刊》创刊号《清廷的牙医室》[1]一文中说：

前清光绪二十四年间，西太后因上颌左侧门牙脱落，曾召北平牙医陈镜容入宫装镶有义齿一枚。嗣因宫内宦宦罹有牙患者颇多，爰即令召该牙医入太医院，添设牙医室，专为宫内各部亲王大员修疗牙患。

查近英、日诸国之皇家医院中，多设有极完备之牙医室，我国医学素落人后，牙医尤告缺乏，然此太医院之牙医室，殆即中国皇家牙医室之嚆矢欤。

从曹明的"召北平牙医陈镜容入宫"看，在太医院牙医室设立之前，陈镜容应当已开展了牙科的行医。

据《中国医学通史》，太医院牙医室中，已应用西方的口腔科药品和材料来治疗口腔疾患和修复牙齿缺损及牙列缺失。清《太医院志》[1]记载：光绪末年，派恩粮生陈鉴赴上海购买牙科材料。陈鉴，很可能就是陈镜容。

溥杰在《清宫会亲见闻》[2]里记录他首次见到同治皇帝的瑜妃（敬懿皇贵太妃）时写道：

吃完了饭，我们先退到殿中两端的山水屏风后面，就有太监端来漱口盂、热手巾把，让我们漱口、擦手，并拿来装在小银盒内的盐槟榔、豆蔻等，供我们噙在口中帮助消化之用。

太妃吃罢，即坐在东北南炕上，宫女、太监们将她的漱口盂、牙刷等准备好，即纷纷退下来，由太妃自己一人在里面漱口、洗假牙。这时，太监又悄悄地关照我们兄妹，不要朝里边看，因为太妃最不愿意让别人看见她的假牙。

瑜妃的假牙或许亦是陈镜容所镶亦未可知。

二、将瑜掩瑕，观瞻亦佳——孙丽川医师与何桂笙的牙病

清穆宗同治十一年(1872)5月《申报》已可见安徽文士、外科医师孙丽川"善修补门牙等齿"的广告，诊室设上海城隍庙园内：

外科孙丽川先生，安徽之文士也。深谙医理专治痈疽等患，一切毒症无不立效。并善修补门牙等齿，与真者形色无别。今游沪水，设室邑庙园内，如有疾家延治就治，两听贵便。红药轩主人告白。

外科孙丽川先生也深谙医理专治痈疽等患一切毒症无不立效并善修补门牙等齿与真者形色无别今游沪水设室邑庙园内如有疾家延治就治两听贵便红药轩主人告白

《申报》孙丽川医师广告

光绪年间，有个署名高昌寒食生的，经常写些牙病的诗词在《申报》刊出，其中也有请孙丽川诊治齿疾的诗词。

高昌寒食生即何桂笙，浙江绍兴人，幼年时有神童之誉，曾考取秀才。清同治年间曾得到著名学者冯桂芬和俞樾的指点，后为苏州知县周鹤生门生，屡试未中举，遂绝意仕途，进入《申报》，担任总编辑钱昕伯的副手。光绪十三年

(1887)前后,钱昕伯已年逾六旬,由于身体不好,时常不能到馆,实际上总编辑工作已由何桂笙代行。因了这一层关系,加之何桂笙素对音律、诗词、歌、赋、绘画均有研究,他写的一系列关于齿患及治疗的诗词可以及时发表,给近代牙医文史留下了珍贵的资料。

从光绪十四年(1888)起,48岁的何桂笙牙齿松动已两年,并开始掉牙,到光绪十五年(1889),已至少损失了5个牙齿,应该是个严重的牙周炎患者。光绪二十年(1894),何桂笙辞世,年仅54岁,与严重的牙病可能也不无关系。

光绪十四年(1888)4月,何桂笙第一次掉牙,30日的《申报》刊有其《一叶落》一阕,取一叶知秋之意:

> 余行年仅四十有八,而齿牙动摇者两年矣,戊子季春十八日一齿忽落,余曰此一叶知秋之意也。因谱此以自警。
>
> 一齿落,心惊愕,似闻报道秋声恶。屠门日日过,鸡肋年年嚼,年年嚼,今日思量著。

不到一年,光绪十五年(1889)3月,又掉一牙,3月20日《申报》有其《梦江南》一阕:

> 去年落一齿,曾作《一叶落》词以记之,昨又落一齿,感赋《梦江南》一阕。
>
> 牙再落,那更动摇多,唇牙本来相倚惯,今朝奈此辅车何,未笑也留涡。
>
> 惊心处,豪情渐消磨,嚼字咬文过半世,算来空胜口悬河,旧梦醒春婆。

第2颗牙脱落后1周,右侧邻牙伸长,影响饮食及言语,经友人介绍后前往孙丽川医师处拔除,3月27日《申报》的《忆少年》一词序中见,此时孙丽川医师诊所已迁至英大马路:

> 毁落第二齿后,右边门牙突长一齿有半,不绝如缕,饮食言语皆碍之。乃介王君海峤至大马路请徽州孙丽川先生去之,应手而落,绝不知痛,为之一快,然齿则已去其三矣。赋《忆少年》一阕以志感。
>
> 青年牙慧,高年齿德,何能相借,穿龈只成恨,算青春难再。
>
> 鼎足三分都见背,问余芬,而今安在。含咀弄柔翰,剩比奴故态。

齿德,语出《孟子注疏》卷四上《公孙丑章句下》:"天下有达尊三:爵一,齿一,德一。"后用"齿德"指年龄与德行。

5月,外地友人闻其落齿,书信慰问并寄来秘方,6日《申报》上有何桂笙的《江神子》志谢词:

汪君述堂闻余落齿,由豫章邮书见慰并示秘方,致可感也,拍《江神子》一阕以志谢。

明年才是学诗年,话从前,诩翩翩。其奈焚身,象齿渐成烟。最是汪伦情可感,千里外,尚相怜。

从来牙慧拾难全,志虽坚,恨谁填。目顾增将,马齿也徒然。咬得菜根还似旧,我与我,且周旋。

9月12日《申报》有何桂笙的《沁园春·祝齿》,模仿人与齿的对话:

齿尔近前,吾有一言,尔尚听之。尔居子拙口,尚谋肉食,伴子钝舌,却厌黄盖。相聚多年,顿增离思,临别那禁迟复迟。尔今去,我更无所恋,早断情思。

齿云侬亦待时,岂安土重迁不愿离。但千钧一发,尚相维系,三生片石,兀自因依,君即不留,我须自去,甘苦同尝安敢违。从今后,恐苦多乐少,莫强支持。

10月,何桂笙掉了第4颗牙,17日《申报》有何桂笙的《如梦令》词:

己丑九月十八日落第四齿,赋《平调如梦令》以寄慨。
四门辟到朔方,四时数到冬藏。回首建牙久,不同髫龀时光。无妨,无妨,且自嚼微含商。

之后不到10天,第五颗牙齿相继脱落,10月27日《申报》上有何桂笙的《浪淘沙》词:

落第四齿之十二日,又脱上牙一,是为第五齿,时十月朔日也。记以《浪淘沙》一阕。
跳出五行中,五蕴皆空,五湖随处总流通。欲待咬牙指五岳,笑问鸿濛。
不去怨东风,花岂长红,纵教富贵等朱翁(时余年四十有九)。俐齿伶牙都已改,何处争雄。

何桂笙从初始的"一齿落,心惊愕",到"无妨,无妨,且自嚼微含商",及至后来的"俐齿伶牙都已改,何处争雄"。可见,掉牙心境,即便历经千年,也未曾稍改。

看到何桂笙反复掉牙,孙丽川多次催其就诊,光绪十五年(1889)10月20日《申报》就有何桂笙的《答谢词》:

孙君丽川,牙科高手也,屡促余补齿,赋《醉太平》以答之。
将瑜掩瑕,观瞻亦佳,驻颜竟说餐霞,可能延岁华。
牙车半斜,唇船半遮,从教嚼嚼胡麻,苦难吹暮笳。

是年冬月23日,何桂笙终于在孙丽川医师处完成了门牙的修复,12月18日《申报》有《补牙词》:

序:余年未满五十,而齿牙零落已脱五枚矣。他尚所耐,惟门牙豁然,殊不雅于观瞻。徽州牙医孙君丽川,请为余补之。因循未果,屡嘱泊舟、海峤寄语至。冬月二十三日,适值星期,稍有暇。咎至英大马路,踵孙君之门,嘱为先补门牙。孙君竭尽所长,端详仔细,而后举手补毕。自镜门面如故,两旁无牵痛,诚牙科中之妙手也。孙君喜近风雅,修补时恐余不耐闷坐,出《松风余韵》一卷示余,正投所好。不觉切磋之迟速,意甚感之。乃知中法补牙直与西法无异,因记之以词《调寄满江红》,录请海内词坛拍正。

静掩双扉,偏成了,阃门居左。怪舌剑,拂枨飞舞,斩关除锁,啮雪全须填粉箦,餐风半已开青琐。猛回头,门径已全非,如何可。

补天手,谁能荷。补海恨,君真妥。算英华,芳润含咀犹颇。漫说螟蛉非骨肉,慰情聊当无花果。喜今朝,一笑镜中看,依然我。

光绪十六年(1890)2月,何桂笙再次到孙丽川医师处完成其余的镶牙,23日《申报》的《重补牙赋谢孙君丽川,调寄沁园春》词中见,孙丽川医师的镶牙似乎颇为成功,何桂笙愉悦轻松的心情跃然纸上:

齿落更生,返老还童,岂易得哉。乃先生妙手,补天有石,神仙可学,何叹无材。琢月成毬,扯风作毯,缺陷填平又一回。真堪笑,笑出奴人主,去了重来。

衔杯细嚼寒梅,更一晌豪吟塌石苔。幸廉颇善饭,任啮腹负,子卿啮雪,皎道心灰。纵受挤排,还堪援系,莫羡他人笑口开。何须恨,且枕流淑石,砺我清才。

三、城南旧事——陈顺龙牙医馆

自 1982 年电影放映以来,台湾作家林海音的《城南旧事》在内地几乎家喻户晓。而不太为人所熟知的是,在故都北平的城南,曾有过一所陈顺龙牙医馆,且陈林两家还有着不小的渊源。

1. 陈顺龙生平

陈顺龙(也叫陈竹民),同治八年(1869)[3]生于台南,亦有说生于同治六年(1867)[4]或同治七年(1868)[5]者,前说系陈顺龙孙女陈春瑞所作,似较为可信。祖籍福建省同安县,父亲陈雷是贫苦的农民,因无法维持生活,很小便到台湾省去谋生,后在台湾省娶郭氏为妻,生有三子,陈顺龙为长子。

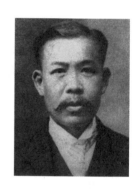

陈顺龙

陈顺龙娶台南市安平县人洪和为妻,共有三子一女,长子名叫陈玉麟,生于台湾省,早年病逝,未婚。次子名叫陈玉麒,生于台湾省。三子陈玉贵(后改名为陈仁杰),生于北京。小女陈慧,与林海音是好友,后嫁给谢雪堂先生的四弟谢宗明为妻,1946年去台湾省谋生[1]。谢雪堂(1904—1976),台湾省台南人。早年毕业于台湾省台南永康公学,后曾在上海清德齿科公司任高级职员。

陈顺龙在北京的主要居住地是同安会馆[6]:

我的祖父热心公益事业,同安会馆兴建时,他主动捐赠银两。祖父爱好交友、乐于助人。……八国联军进北京后,祖父的几个朋友遭遇不测,因我祖父跟德国牙医学习时也学会了德语,他利用语言上的方便,四处奔走,拯救了这几位朋友。及至义和团进京,提出杀洋人的口号,我祖父有几位朋友是基督教徒,受到威胁,祖父把他们隐藏在家里。不料被义和团知道了,这件事使祖父受到牵连,义和团将他捉去,险遭杀害,后来总算死里逃生捡了一条性命。以后他常对我父辈们开玩笑地说:"闹义和团时,我还没有结婚,幸亏那次我没有被杀,才有现在你们兄妹几人,否则……"祖父还爱养鸟,记得我家住在前门外板章胡同同安会馆时,虽然院子不大,祖父却在东房和北房之间的夹道里,用铁丝亲自编了一个很大的鸽子笼,笼里养了许多鸽子,品种不同,颜色各异,祖父工作之余,以喂鸽子自娱,按时喂食、换水,定时放飞,鸽子常发出咕咕的叫声,此时,祖父捋着胡须脸上泛起微笑。

据《同安会馆碑文》记载,福建同安会馆最早建于明朝,乾隆年间郡人捐金捐地复建。咸丰年间(1851—1861),因太平天国起义和第二次鸦片战争,同安会馆"业契无存",遂荒废。至同治光绪年间(1862—1908),同安会馆由在京的同安籍官员士绅等捐资修葺扩建,"规模之宏壮,超过乾隆"。上文所说陈顺龙在同安会馆兴建时,曾主动捐赠银两云云,当即在此时。

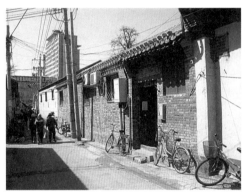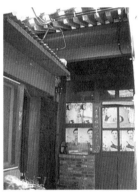

北京宣武区前门外板章胡同 3 号原福建同安会馆及其北房

1938 年 7 月 12 日,陈顺龙因病去世,享年 70 岁,葬于北京虎坊桥东南侧的同安义地(现前门饭店所在地)[4]:

20 世纪 50 年代初,为建设征地,政府要求迁坟,我们在香山附近买了一块地,把祖父及其他亲属的坟迁到那里,后来该地段被划归北京植物园。1997 年植物园为修滑雪场又要求迁坟,由于我们得知消息较晚,在园内平整土地时已将祖父的坟墓埋于地下,我们费尽周折才将祖父的坟墓找到,迁入海淀区红旗村附近松柏常青的北京市金山陵园。至今我祖母的墓地仍在台南市……

2. 京师之创举——陈顺龙牙医馆
由于生活艰难,陈顺龙 16 岁便离开台湾省,只身去香港学徒,跟随一位德国医生学牙科[4,6]，时间大约在光绪十一年（1885）前后。张光正则认为陈顺龙"师从一位美国牙医学习"[5]，不知所据何处。林海音的文章说他是在德国学牙医，应该有误。

陈顺龙勤奋学习、刻苦钻研、熟练地掌握了牙科技术。光绪十七年（1891），陈顺龙由香港转至北京，开设了北京城内第一家牙医馆，1921年《顺天时报》的陈顺龙牙医生广告中有"本医生抱济世主意，于前清辛卯年入都为京师之创举已历二十余年"之语：

夫牙医一术，非有专科医学不能道其精妙，何也？盖牙齿关于人之全体，实非普通医学所能言者也。即如人生牙齿之作用，为其能使食物合宜于胃中消化也。是以牙齿有疾坏，则食物不能得合宜之咀嚼，口中之助消化涎液即不能与之混合，则必苦用胃力以消化之，则胃力因此而弱。滋养因之不足，肌肉因之不生，其害曷可胜言！而老年失牙之人，其害亦皆相同。尚有微菌杀人者，其害尤甚。验该菌俱生于不洁者之口内牙孔、牙缝及牙根中，且皆有毁烂全口牙齿之能力，故从食物一同下咽，致生杏核炎、肠胃炎，入血中发生心房肿炎等疾而毙者亦多矣。若食物嚼入疾牙孔中，则生殖更繁，而为害即能达于人之全体。故有牙疾诸君而不急思调治，则其浸染为害实不堪设想。本医生抱济世主意，于前清辛卯年入都为京师之创举已历二十余年……本医室设在北京前门外廊房头条路西南口。

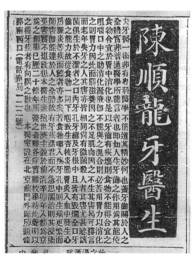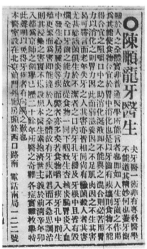

《顺天时报》陈顺龙牙医生广告

据说陈顺龙到京后,最是先在前门外观音寺开一小药房,后来才在前门外廊房头条西口路南开设了"陈顺龙牙医馆":

牙医馆是一座两间门脸的二层小楼,楼上朝北设有治疗室,不仅有先进的治牙专用椅子,而且所有的牙科医疗设备、器材及药物,在当时都是一流的。

另据北京台湾会馆史料称,陈顺龙的牙医诊所,当年就开在台湾会馆。北京台湾会馆原称全台会馆,始建于光绪十六年(1890)前后,作为众多台湾同胞早年进京求学、赶考、经商的落脚点,

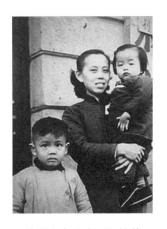

陈顺龙家人在牙医馆前

在前门外廊房头条牙医馆开设前,陈顺龙曾在此行医也是有可能的。

约在 20 世纪 30 年代中期,因陈顺龙有病退居家中,由次子陈玉麒继承父业,继续在廊房头条行牙医,仍沿用"陈顺龙牙医馆"的名字。20 世纪 40 年代初改为经营牙科材料,牙医馆也更名为"顺龙商行"。陈玉麒小名阿贵,后改名为陈英杰,娶王氏玉芳为妻,共生 4 男 3 女,夫妇俩于 1981 年、1983 年相继去世,现尚有 3 男 1 女在北京[4]。

陈顺龙的牙医馆原址现仍保留,但已改为多户人家居住。

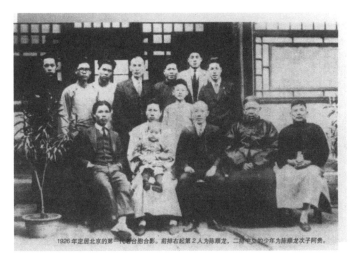

1926 年定居北京的第一代台胞合影。前排右起第 2 人为陈顺龙,二排中立的少年为陈顺龙次子阿贵。

1926 年在京台胞合影,前排右二为陈顺龙,二排中立少年为陈顺龙次子陈玉麒(引自《最早在北京定居的台湾同胞——我的祖父陈顺龙先生》)

3. 陈顺龙与恽毓鼎及鲁迅先生

据说陈顺龙曾为慈禧太后治牙，当时北京许多名人有了牙疾都到陈顺龙的牙医馆医治，如著名京剧演员梅兰芳、马连良先生等都曾到牙医馆就诊[4]:

由于祖父治牙技术高超，在北京颇有名气，曾几次应诏进宫为慈禧太后治牙，宫中赏有绸缎、被面及马褂等。据说一次治牙后慈禧太后十分高兴，当即赏银500两，但不知是宫中太监层层盘剥，还是出宫后家中被盗，总之这份丰厚的赏银所剩无几。

有据可查的是陈顺龙曾为清季遗老恽毓鼎及鲁迅先生疗齿。

恽毓鼎（1862—1917)，光绪十五年（1889)进士，历任日讲起居注官，翰林院侍讲，国史馆协修、纂修、总纂、提调，文渊阁校理，侍读学士，国史馆总纂，宪政研究所总办等职，担任晚清宫廷史官达十九年之久。恽毓鼎的《澄斋日记》[7]里记有1915年十二月在陈顺龙处治牙的经历:

初六日（十号)。……归后齿大痛，彻夜不得眠。

初七日（十一号)。丁未晴。痛稍减。饭后访衡亮生。又至存处诊疾。归后齿痛又作。

初八日（十二号)。……齿痛不已，乃至陈顺龙，将痛齿拔去。陈氏肯多敷麻药，但觉齿离肉而不痛，出血亦不多。其技胜于美国人恩格斯。片刻间所苦顿失。异日去恶人、除秕政，毅然决然如此齿矣。

十二日（十六号)。……饭后至社政会略谈，即至陈顺龙处修齿，使之齐平，以便镶补。

鲁迅先生1917年至1922年间的日记[8]中也曾多次提到去前门外陈顺龙牙医馆治牙:

（1917年十二月)十一日昙，晚微雪即止。齿小痛。

二十九日晴。……下午以齿痛往陈顺龙寓，拔去龋齿，付泉三元。归后仍未愈，盖犹有龋者。

三十日晴。……复至陈顺龙寓拔去龋齿一枚，付三元。

（1919年四月)一日晴。……牙痛，就陈顺龙医生治之。

七日晴，大风。……下午寄孤儿院函。往陈顺龙医生寓治牙。

中国口腔医学文化

博览

三日晴。……下午往疗齿。

十日晴。下午往陈医生寓治牙。

十五日晴。午后往陈顺龙医生寓补齿讫,计见泉五元,又索药少许来。

(十月)十四日晴。午后往瑞蚨祥买布匹之类。夜齿痛。

(十一月)二十一日晴。……往陈顺龙牙医生寓,属拔去一齿,与泉二。过观音寺街买物。

(1922 年一月)十九日昙。上午往高师校讲。午后往牙医陈顺龙寓,切开上腭一痛,去其血。

4. 最早定居北京的"番薯人"

光绪二十一年(1895)4 月,清政府同日本签订丧权辱国的《马关条约》,割让台湾省,台湾省一些知识分子不甘遭受日本人奴役,陆续迁返大陆定居。由于台湾岛的形状很像一个白薯,所以老一辈台胞常常自称"番薯人"。

1987 年林海音在台湾省出版《家在书坊边》一书,其中刊出一张极为珍贵的照片,是 1926 年他父亲林焕文(1889—1931)在家里召开台湾省同乡会时,十二位"番薯人"的合影(图 4-3-6),其中有几位是最早定居于北京的,包括陈顺龙[4]。

林海音的父亲林焕文是台湾省新竹人,于 1922 年携妻和林海音定居北京。陈顺龙孙女陈春瑞的文章中提到,由于同是台湾人,陈林两家过从甚密[4]:

他(陈顺龙)与台湾省著名作家林海音的父亲林焕文先生是知己,交往甚密,两家很熟,林海音与我姑姑陈慧是好朋友,她常到我们家来玩,有时就住在家中。林焕文先生去世时,祖父帮助办理丧事,以后也常去看望其家人。

林海音的回忆[9]里也提到,1931 年她父亲去世时,帮着料理丧事的,除陈顺龙外,尚有林家亲戚张我军、同乡柯政和。张我军是台湾省著名作家;柯政和也是早期到北京的留日音乐教育家,一直在北师大、师大附中教音乐,林海音的丈夫何凡曾做过他的学生。

四、澳门第一个西式牙医——李星泉

1922 年《申报》消息里有"广东李星泉君及其子郁才,向在澳门为牙医,凡二十余年","李君父子向在澳门业牙医二十余年"之语,可知李星泉原籍广东,大约在 1900 年左右在澳门设牙医局。1926 年 2 月 15 日《良友》上海李星泉父子牙科医局广告里见,"老医局澳门大马路"。陈树荣的《澳门华人支持孙中山国民革命》一文里称李星泉为"澳门第一个牙医"。不过,光绪三年 (1877) 5 月 30 日《申报》有胡少垣精医牙科广告:"广东胡少垣,祖传医牙术业已多年。……蒙澳门崔凌翁邀,在澳门镜湖医院赠院赠医。今寓上海新关后成章栈……"可见,在李星泉之前,早有胡少垣曾在澳门镜湖医院赠医,但胡所习是祖传医牙术。因此,称李星泉为"澳门第一个西式牙医"或许更为准确。

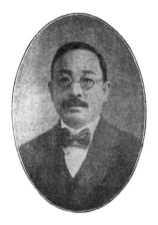

李星泉,引自 1926 年 2 月《良友》　　　　《申报》胡少垣精医牙科广告

蔡珮玲主讲的《辛亥革命时的澳门》提到,"李星泉牙医是一名虔诚的基督徒",则其西式牙科经历大约也是跟从西方传教士习得。

澳门华人基督徒兴建的第一所教堂是澳门中华基督教会志道堂,前称为澳门中华基督教会,于 1906 年在黑沙湾兴建。1917 年,因为环境和交通不甚适中,另建新堂在今日马大臣街。当时,由绅士崔诺枝介绍李星泉医生购买蕉园围的小屋二间,并向澳葡政府申请将屋前后两段荒地建成新的志道堂。

在今日澳门中华基督教会志道堂,三楼礼堂门口挂有"福音初至之地"的金漆黑字的牌匾,但在门口之内亦挂有一块金漆黑字"其道大光"的牌匾。右方上款刻有两行的年份,第一行字是"主降壹千九百有六年";第二行字是"光绪三十二年季春"。这说明澳门基督教志道堂是在1906年建堂落成,亦是该堂在黑沙湾的堂址。

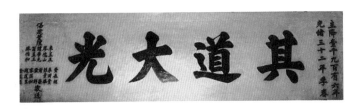

在"其道大光"的左方下款刻有十三位创堂董事值理"倡建董理"的芳名,排名第一的即是李星泉,其他尚有廖德山、钟荣光、翁星三、林伯和、黄在朝、李澍贵、彭景华、谢荣、欧彬、容汉如、司徒迩臣、余美德[10]。

无可置疑,能够成为倡建董理,对于志道堂建堂的工作必有重大的贡献。刻名的排列,应以先后次序显出他们地位和贡献。可见李星泉对于志道堂的建堂居功至伟。

五、国人自办西式牙医院校的先行者——戎咏荪

宣统元年(1909)3月19日《申报》中已可见戎咏荪牙医士迁移广告,戎咏荪牙医室迁至四马路石路口大观楼对面,则戎咏荪的开业时间当在此前:

> 仆本应聘他往,经同乡朱葆三、李云书、虞洽卿、周金箴四观察再三挽留,暂移寓四马路石路口大观楼对面专治各种牙患,兼精象皮金银嵌镶垫补等术……并寄售德国著名牙膏……

《戎咏荪牙医士迁移广告》

广告中提到的"同乡朱葆三、李云书、虞洽卿、周金箴四观察"均为宁波富

绅，可见戎咏荪也是宁波人。以后的广告中也可见戎咏荪自署"四明牙科医学士"，四明即是旧宁波府的别称。

宣统元年(1909)10月21日《民吁日报》戎氏专术牙科时间广告中见，戎咏荪牙医室已迁移至英大马路泥城桥下福源里二弄廿八号洋房。宣统二年(1910)6月18日《申报》戎氏牙科广告中见，戎咏荪牙医室又已迁移至英界二洋泾桥北堍五号洋房。

宣统元年(1909)8月7日《申报》中可见戎咏荪创办的中国牙科医学院招生广告，戎咏荪自任院长。

该校办校宗旨为"本院专修牙科，养成完全牙医之资格，为吾中国牙科前途放大光明为目的"。设有"牙科生理学、算学、物理、化学、药学、牙科解剖学、组织学、病理学、技术学、诊疗学、口腔微菌学、器械学、内科学、冶金学、填补学、语试学"等学科。"品行端正、文理皆通"的"十八岁至二十五岁"青年均可报名，学期二年，学费"总共二百元，分二期预缴"，膳宿杂费"每学期三十六元，每学期预缴"。院址在新垃圾桥浜北森广里，报名处"四马路石路戎氏牙科及本院"。

从宗旨、课程、学期等来看，这大约是国人自办的最早的西式牙医学院校。该校的最后招生及开设情况不详。

［1］曹明.清廷的牙医室.齿科季刊,1933,1(1):7

［2］周大成.中国口腔医学史考.北京:人民卫生出版社,1991,181

［3］溥杰.晚清宫廷生活见闻.北京:北京文史资料出版社,1982

［4］陈春瑞.最早在北京定居的台湾同胞——我的祖父陈顺龙先生.台声,2003,4:47-48

［5］张光正.城南旧事.炎黄春秋,2000,10:66-69

［6］朱真一.台湾早期留学欧美的医界人士.台北:望春风出版社,2004,5-9,240

［7］恽毓鼎.恽毓鼎澄斋日记.杭州:浙江古籍出

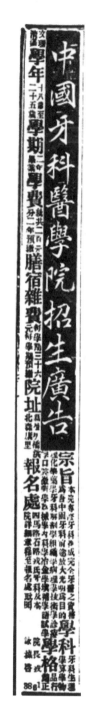

中国牙科医学院招生广告

版社,2004

[3] 鲁迅.鲁迅日记.北京:人民文学出版社,2006

[9] 林海音.家住书坊边·番薯人.台北:纯文学出版社有限公司,1987,5-9

[10] 浩然.澳门志道堂——"其道大光".基督教周报,2004

第三章　近代京沪港澳粤牙医寻踪

第四章 牙医先祖,逝者如斯夫

哈志年

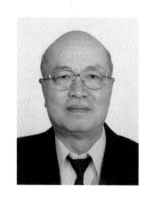

作者简介:哈志年,毕业于哈尔滨医科大学,内科主任医师,社会医学教授。业余科普作家。中华医学会科普委员会委员,中国科普作家协会理事。曾任哈尔滨市卫生局副局长等职。现为中国老教授协会、哈尔滨市老年书法协会会员。哈尔滨圣安医疗研究所法人代表和齿科博物馆馆长。已出版医学等科研科普作品四百余万字。

中国近、现代牙医先祖,南有关氏父子,北有傅家叔侄。

一、关氏父子

在我国口腔医学界,曾流传"中华牙医鼻祖关元昌"的典故,但对关元昌的详情,一般则知之甚少,就连《中国口腔医学史考》的作者——周大成教授,也在该书第 182 页"关元昌牙医师墓碑"一节中,不无遗憾地写道:"上海中医学院《馆藏医学照片目录》中载有:'关元昌生于道光十三年(1883 年)十一月九日,终于宣统三年(1911 年)十一月二十四日,享年 78 岁。'至于关元昌医师的事迹,如籍贯、学历、职历,以及其在口腔学方面的贡献等,笔者尚一无所知……为了搞清关元昌其人其事,希望广大读者能够协助我们,提供一些有关该牙医师的史料,则不胜感激!"

有鉴于此,笔者自 1998 年退休后,在哈尔滨、大连、北京、上海、南京、广州等地图书馆、档案馆悉心收集有关资料。最后,终于在香港图书馆和商务印书馆,寻到了关元昌后人关肇硕,荣应英编著的《香港开埠与关家》一书,真是

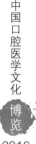

喜出望外,如获至宝。特书于此,以飨读者。

关元昌,男,原名振容,字普能,号元昌。生于道光十二年十一月初九日末时(公元 1832 年 12 月 30 日)。

据史书记载:1795 年英国几个教会(公理教、长老教、圣公会、循道会)成立伦敦传道会(London Missionary Society)以此作为联合向海外传道的机构。1805 年该会决定派传教士马礼逊(Robert Morrison)到中国传道,于 1807 年抵达广州,秘密居住在一个美国仓库里,继续学习中文和中国生活习惯。之后,他迁居澳门。1809 年和一位莫小姐结婚。1818 年马礼逊在马六甲创办英华学院,教育培养当地青年华人子弟。

1839 年鸦片战争前夕,马礼逊之子任英国驻广州领事。广州人梁发(中国第一位牧师)之子梁进担任林则徐的英语翻译。在梁发 1832 年写给伦敦传道会的报告中,提到了十名徒弟,其中就有关元昌的父亲关日。

关日于鸦片战争前在广州接受基督教洗礼。香港割让给英国后,他带着一家人到香港,并于 1832 年生了第三子关元昌。当时,国土不宁,四乡土匪抢掠,平民生活困苦,元昌与其兄沧海,在香港的伦敦传道会做杂役。其兄不幸于 1854 年 5 月 10 日病逝(终年 29 岁),后元昌继续在传道会工作,并专职印刷业务。其时该教会一位总理传教士理雅各教士(James Legge),正在翻译圣经成为中文版,非常赞赏关元昌为人和蔼可亲又勤劳节俭,同时又深受其他牧师及教友信任和爱戴。数年后,一位美籍牙医传教士对关元昌特别关爱,他外出治牙传道时,必带元昌同行,并时常劝勉元昌跟他学牙医,做他的助手。当这位传教士退休回国时,就将他的整套牙医仪器用具和书籍资料,全部赠送给元昌,以表示对元昌忠诚服务的谢礼。此后,又经香港政府医务署考试及格,并领得注册证书。因此,元昌便成为首位华人牙医。1870 年,元昌全家返广州行医。1887 年,再度回香港定居。元昌边行医边作道济会堂的筹建工作。其妻黎氏则服务于新落成的雅丽氏医院。

据关家《牙医始祖》一书介绍:元昌结发妻子黎氏(1840—1902)可谓女中巾帼。出身原是南海四樵黎乡望族。在兵荒马乱的年代,其父母携子女二人逃难到广州。途中母病亡,幼弟散失。千辛万苦逃到广州桓十三行街时(即今十三路,昔日全为外国人住宅)将其女(即黎氏)坐于一大洋楼门前休息,即去寻子和食物。此楼即英华民政务司波先生(人称波大人)的住宅。当时波家人发现黎氏,见其依门面泣甚悲,既延入室内,询以实情,爱护备至。其父寻子未获返回见此状喜出望外。波夫人提议留女在家,其父深感盛意,慨然允诺。逐介绍与元昌结婚,共组新家庭。其时,香港雅利士医院成立,医务极为发达,妇女应门求诊,日以百计,均感英语隔膜,苦无翻译之人。因黎氏娴熟英语,逐聘为翻译,此为中华女子擅操英语之首,并创女子职业之新纪元。

香港西医书院正式成立于1887年10月1日,在首批入学的12人中,即有孙中山和关元昌第七子关景良。孙、关二人同住该校的二楼宿舍。当时,关元昌夫人关黎氏亦在医院担任护士长,常约孙中山到家与儿辈同游共食,因此,孙中山便尊关元昌夫妇为义父母。

关家长女月明出生(1858—1913),说明黎氏约于十七岁与关元昌结婚。纵观关元昌夫妇以下关氏家族,自公元1843~1993年150年间,五代共206人(不包括外嫁女儿之后代)。其中29人服务于医学界,并有五人为牙医,分别是香港、广州、上海、天津及新加坡等地名医。此外,关氏子女与医生结婚者尚有三十余位。可见,称其为"中国西医世家"并非言过其实。

二、傅家叔侄

史书记载:中国第一所正规西医齿科高等学校哈尔滨俄侨第一齿科专门学校,始建于1911年。创建人是时任哈尔滨中东铁路局局长霍尔瓦特的夫人冯·阿尔诺里德。她毕业于俄国瓦拉沙亚齿科大学。1903年7月,中东铁路通车后,即随夫来到哈尔滨,先在与世界牙医联盟(FDI)同年(1900年)成立的哈尔滨中东铁路医院牙科坐诊。因霍氏夫妇二人常与时任滨江关道的道台杜学瀛夫妇会面,并见诸报端,社会影响日盛,遂于1911年在哈尔滨市中心区邮政街创办了哈尔滨俄侨第一齿科专门学校。耐人寻味的是,霍尔瓦特对医疗卫生工作相当重视,特将其在香坊区建设的霍尔瓦特庄园(俗称白毛将军府)所在地,命名为"卫生街",将南岗区中东铁路医院所在地命名为"病院街",文政街改为"军官医院街",将道里区外国人集中居住的二道街命名为"药铺街"。

起初,该校师生皆为外国人。从1929年起,开始有中国人士,1920年毕业于南满医学堂的张柏岩便在该校任外科教授。同年,1927年毕业于俄国教古拉牙科学校的傅涵溪,也于1929年到该校任教,并于不久升任教授会主任,获得签发学生毕业证书权。

20世纪初,众多山东老乡闯关东讨生活、谋发展。傅涵溪、傅有铎叔侄,便是其中较有成就的一例。

傅涵溪,男,道光二十七年(公元1901年)生于山东黄县,少年家贫,10

岁才上村私塾读书,18岁随同乡闯海参崴。先是半工半读,在夜校学习俄语,1923年进入教古拉诺牙科学校学习,1927年毕业后,任海参崴劳动保健医院牙科医师。他不仅医术精湛,而且能说一口流利的俄语,深受医院和同乡的器重。但当时前苏联十月革命胜利不久,局势混乱,特别是中国人在当地受歧视。于是,他在1929年毅然回到哈尔滨,成为当时哈尔滨最早的中国牙科医师。

由于中东铁路的修筑,不仅给哈尔滨带来经济繁荣,而且于1900年,开设了铁路中央医院,揭开了医疗卫生建设的新篇章。该院设有完备的牙科,从1930年起傅涵溪即任该科牙医,1932年开始还兼任哈尔滨俄侨第一齿科学校教授。该校毕业生大多成为中国牙科建设的技术骨干力量。

哈尔滨在日伪统治时期,他这样在前苏联留学的人,被不断监视、干扰甚至迫害。虽然满铁医院待遇丰厚,他仍决然辞去铁路医院牙科医师职务,先后到青岛、昆明等地开业行医。

1941年,他应邀到成都空军医院任牙科主任,后又转到南京。由于他的技术高明,经常为当地高级官员治牙、镶牙,甚至还给蒋介石镶过全口义齿,用的是金钉磁牙,英国塑胶牙托。1947年,他辞去军医职务,到塘沽新港工程局所属医院做特约牙医师,并曾一度代理院长。1948年,新中国成立前夕,他到北京,最初自己开牙科诊所。1951~1953年,在北京军区医院第一门诊部做特约牙医师。晚年在北京开牙科诊所,直到1977年因病逝世,享年76岁,厚葬于北京八宝山公墓。

傅涵溪的贤侄傅有铎,1921年10月生于山东黄县一个农民家庭。年幼家贫从小粗茶淡饭,布衣草鞋长大。他十几岁到哈尔滨后,经常去二叔傅涵溪家玩耍,并看叔叔给人治牙,见到各种牙科医疗器械,感到新奇又好玩,逐渐对牙科产生浓厚兴趣,并于18岁那年,考入哈尔滨医科大学齿科医学部。1940年21岁毕业,由于刻苦努力,成绩优秀,得到校长赏识。获校长、医学博士植村秀一亲自签发的《赏状》。

伪满时期,哈尔滨医疗主要靠私人诊所,公立医院有牙科的只有三家,而且都是日本人。到1943年,哈尔滨中国牙医师18名,镶牙技工45名,俄侨牙医60余人,比较出名的有黄东尚、刘凤书、唐华庭、周崇志等人。傅有铎开设首善齿科医院并任院长,同时兼任滨江省医师会理事、哈尔滨齿科医师公会副会长。

哈尔滨解放初期,刘成栋任哈尔滨特别市市长,张柏岩任卫生局局长,李亚非任副局长,组织各科医师会、药学会、中医针灸、妇科助产、牙科技工等人,成立了医药卫生联合会,各系科的带头人都担任执委。如中医高仲山、马骥,西医石增荣、郑宝琛、于湘浦,药学孙玉林,傅有铎为牙科执委。当时卫生局人手很少,许多卫生行政事务都依靠医药联合会来做,如卫生防疫,出战勤医疗队支援前线解放战争,以及检查医疗和药品的质量,取缔非法医药,等等。在防疫工作中,傅有铎担任道里区分队副队长(各区防疫队长均由区长担任),仅道里防疫队就有百余名队员。傅有铎工作认真负责,多次受到上级表扬奖励。同时,他还兼任医联齿科技工班的教导主任,当年培训的青年学生日后都成为全市各医院口腔科的技术骨干力量。当时人民政府对医药联合会举办各种培训班特别重视,毕业生均由哈尔滨特别市人民政府颁发证书。由于傅有铎在解放初期的卫生事业中贡献突出,1950年他被推选为哈尔滨市第二届人民代表大会代表。

1954年,全国统一换发医师证书时,傅有铎领取了第506号《牙医师证书》,上面有中华人民共和国中央人民政府卫生部大印、李德全部长和副部长贺诚、徐运北、傅连璋、王斌的签名印章。

傅有铎从事口腔科临床60余年,不仅为上至省、市领导,下至平民百姓,无数的口腔疾病患者解除了病痛,而且在口腔医学的科研、科普等方面,建树颇丰。他非常重视疾病预防工作,在市二院任口腔科主任期间,身先士卒,率领全科医护人员与道里区牙病防治院协作,进行龋齿普查11万多人,涂氟25万余人次,并总结实践经验,编写出《牙病防治手册》在全省推广。1979年在广州召开的全国龋齿防治工作会议上,推广了"哈尔滨市道里区20年防治龋齿的工作经验"。同时,他悉心学习中医理论,结合临床积极开展中西医结合工作,采用中西药并用的方法治疗口腔黏膜病、牙周病、口干综合征等,都有显著疗效。他的论文《温清饮治疗复发性口疮疗效观察既药理试验》,1998年9月在日本第二回和汉医药学术会上发表,并受到广泛好评。

傅有铎从1960年起,即连年被选为道里区第四、第五届人民代表和政协常委,1981年当选市政协委员,并连任第五、第六、第七届,1980年加入九三学社,并担任市直属医务支部主任委员。1986年又光荣加入中国共产党。由于他潜心学术研究和交流,热心普及科学知识,先后被选为黑龙江省口腔学会副主任委员、哈尔滨市口腔学会主任委员、市老年医学会副主任委员,以及省、市医学史学会理事、《中华口腔医学杂志》特约编委等职。

傅有铎先生于2006年9月因病逝世,享年85岁。

第五篇　中国口腔医学人文理论探讨

第一章　你从哪里来要到哪里去

——探寻牙/口腔医学的演进历程和未来的道路

张震康

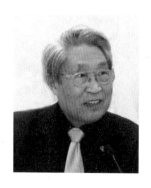

作者简介：张震康，我国著名的口腔颌面外科教授、北京大学口腔医学院名誉院长、院务委员会主任委员。原卫生部口腔计算机应用工程技术研究中心主任。口腔颌面外科研究室主任。中华口腔医学会名誉会长、中国信息学会口腔计算机学会名誉理事长、中国牙病防治基金会名誉理事长、首届国家临床重点专科建设项目管理委员会专家顾问组成员等。

编者按：医学作为直接面对人的科学，是一切科学技术中最美和最高尚的，医疗活动应以患者而不是以疾病为中心，在诊断治疗过程中应始终贯穿对患者的尊重、关怀，充分体现"医乃仁术"的基本原则。随着医学模式向"生理—心理—社会—整体"医学趋势的转变，我们不得不把目光投向未来，我国口腔医学发展至今将何去何从？面对发展过程中出现的一些问题，我们将如何明辨和抉择？你从哪里来，要到哪里去？通过回顾口腔医学发展历史，反思、讨论口腔医学/医学的基本问题，使我们更深刻地认识口腔医学和医疗服务的本质，以推动我国口腔卫生事业、教育、学科的发展，帮助政府、医疗机构、口腔从业人员进一步了解口腔医学的内涵和发展方向。

口腔医学是怎么来的，其将怎么样发展，通过研读国内外史料思考以及对思考的思考，本文将从以下七个方面的问题，以探其究竟。

一、医学的起源

在人类进化过程中,最初人的疾病就是动物的疾病,出现疾病后的自疗或互疗等均是动物的本能体现。从动物进化到直立人,再到后来出现群居后才出现所谓"人的疾病",出现了自觉互救互治,这就是疾病的起源。

从这种自觉互救互治行为的出现开始,便产生了医疗,并始终与人类文明相伴;人类文明的过程又始终相伴对疾病的斗争,因此可以说医学是人类文明/文化的一部分,医学的起源伴随着人类的起源。著名的医史学家阿尔图罗·卡斯蒂廖尼(Arturo Castiglioni)曾这样阐述:"医学是随着人类痛苦的最初表达和减轻这份痛苦的最初愿望而诞生。"这就是医学的起源。

二、医学发展阶段和模式

迄今,医学发展阶段可分为原始经验阶段、巫医阶段、僧侣医学(宗教医学)阶段、经验医学阶段、实验医学阶段、机械论医学阶段、生物医学阶段、生物—心理—社会医学阶段等八个阶段。

医学发展的最初几个阶段就是靠人类对自然的原始经验和认知。在原始社会,一些族群的长老、部落首领、家族族长等权威往往既是领袖又是医者;对一些久病不愈的危重患者,人们出于对大自然的畏惧,认为是神的惩罚或魔鬼附身,遂出现了自称能和天神鬼魔通话的巫士,通过念咒语、施展魔法等求得保佑和良方,因此才有巫医一家的说法。

随着宗教兴起,医学进入到僧侣医学阶段,因为宗教与医学有相似的目的,防范邪恶、消除天祸、随身祛病、互助互济、乐善好施、济世利人等。基督教、佛教、道教等均可以说是广义上的医学。

约在中世纪公元 1000 年,宗教改革不再允许僧侣行医,随之出现专门以医疗为职业的群体,自此执业医师诞生,但当时无专门的医科学校,医者凭个人经验积累、师徒传承、父子传承等执业,即经验医学阶段。

16 世纪后,随着近代科学精神和方法的诞生,意大利和法国最先把自然科学引进到医学中,开创了实验医学阶段。由此,医学被纳入科学的轨道,这是现代医学发展的第一个里程碑。

从 17 世纪开始,也跟当时的文艺复兴有关,法国著名哲学家和医学家笛卡尔开创机械论哲学,对宇宙有了新的认识,被誉为现代哲学之父。其认为人本质上是一架机器,各器官是人的零件,生病是零件出了问题,坏了零件就换一个,医学由此发展到机械论医学阶段。在这个阶段,人体解剖学日趋完善,并出现物理诊断、化学检验、化学药品等,这是医学史上最为辉煌的第二个里程碑。

然后是生物医学阶段。19 世纪,随着生物学的发展、生物进化论等出现,人们开始质疑机械论医学,认为人不同于机器,最著名的是达尔文《物种起源》的出版。19 世纪下叶,医学除了人体解剖学外,出现了病理学、细胞病理学、生物化学、生物物理学、细菌学、药理与免疫学等,一直持续到 20 世纪上叶。

19 世纪中叶,弗洛伊德提出心理分析学说;1977 年,恩格尔提出医学的生物—心理—社会模式,医学由此进入生物—心理—社会医学阶段。

通过上述历史简要回顾,我们还可以发现一个问题,医学为什么如此与哲学相伴? 我们看看一些著名的哲学家都是或曾经是医师:毕达哥拉斯、希波克拉底、亚里士多德、哥白尼、伽利略、达·芬奇、培根、笛卡尔、盖伦、阿维森纳、达尔文、哈维、哈勒等,还有意大利文艺复兴时期的旗手、伟大的诗人但丁也是医师。他们要么是著名哲学家兼医学家,要么是著名医学家兼哲学家,这进一步说明医学与哲学相通,医学中许多是哲学问题,哲学中重要部分是探讨人的问题。因为从医学 / 哲学 / 宗教和科学的演化上看,医学和宗教同源,目的均是行善救人;哲学和医学是姐妹,相继诞生;科学和医学 / 哲学 / 宗教是兄弟,相伴相随。

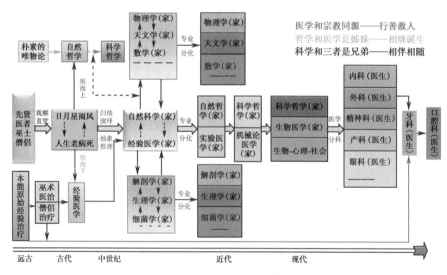

医学、哲学、宗教演进简图

上述 8 个医学发展阶段,不是截然分开的,时间段上有叠加,前后有交叉,后者否定前者,同时后者又包容前者,这就是我们讲的医学在否定中的否定、发展。

进入 21 世纪,可以说开始进入医学发展的第九个模式,即生物—心理—社会—整体模式(Bio-Psycho-Social+Holistic-Medical-Model)阶段,医师不应只重视技术本身,而更应关注人体的整体性。

三、中西医发展路径形成剪刀差

中西医同根同源,在远古—古代—公元 5 世纪左右,中西医基本处于同样的医学阶段,但在公元 5 世纪后,中医出现了自己的黄金时代,西医则处于中世纪的昏暗期。17 世纪后,欧洲文艺复兴点燃了科学精神,发动了轰轰烈烈的科技革命,还原论、机械论、实证科学将西方医学推向现代西医发展之路,成为当今世界医学主流。

其次,中西方社会发展阶段存在时间差。在西方,自然科学从自然哲学中完全分离出来,而我们的自然科学未从哲学中完全分离出来,我们的中医坚守天人合一,不强调还原和分科,一直在哲学里未完全独立出来。西方形成了严密的逻辑思维和成熟的演绎归纳体系,主动吸取自然科学、新发现等一切,重物质实体,重形式结构,重实证验证,等等。我们的先贤思考方法是观察和探索,靠感悟、体验进行认知。因此在历史上,中西医发展水平呈现剪刀差。16世纪后,同根同源的中西医走了两条截然不同的路。

但中医博大精深,有非常好的东西我们没有挖掘,解释不清楚,其思想方法不像西方医学是线性的,而是复杂多元的东西。现在还解释不清楚不等于不科学,其可能是潜科学、前科学或准复杂科学。我们正在寻找解决中医发展问题的思想武器、科学方法和高科技设备仪器等,与西医结合。这就是我们讲的学科后时代的整体医学,例如在口腔医学中,牙周病、口腔黏膜病、关节病、肿瘤都可以采取中医中药的方法进行研究和治疗。

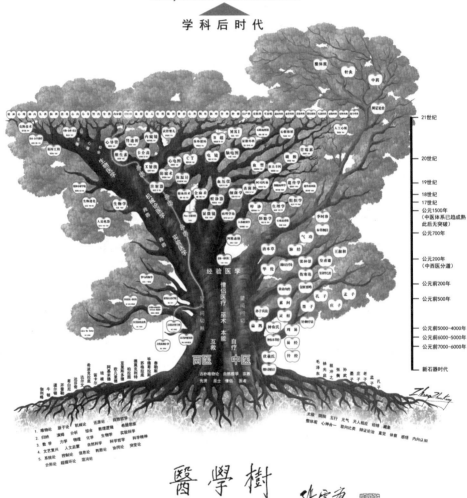

"医学树"

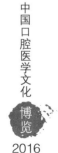

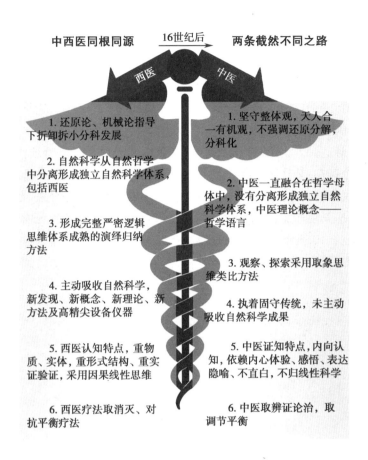

中西医同根同源　16世纪后→　两条截然不同之路

西医　中医

1. 还原论、机械论指导下拆卸拆小分科发展

2. 自然科学从自然哲学中分离形成独立自然科学体系，包括西医

3. 形成完整严密逻辑思维体系成熟的演绎归纳方法

4. 主动吸收自然科学、新发现、新概念、新理论、新方法及高精尖设备仪器

5. 西医认知特点，重物质、实体，重形式结构、重实证验证，采用因果线性思维

6. 西医疗法取消灭、对抗平衡疗法

1. 坚守整体观，天人合一有机观，不强调还原分解、分科化

2. 中医一直融合在哲学母体中，没有分离形成独立自然科学体系，中医理论概念——哲学语言

3. 观察、探索采用取象思维类比方法

4. 执着固守传统，未主动吸收自然科学成果

5. 中医证知特点，内向认知，依赖内心体验、感悟、表达隐喻、不直白，不归纳性科学

6. 中医取辨证论治，取调节平衡

四、牙医学的起源和演进

牙医学的起源和演进也类似于医学经过的上述 8 个阶段。公元前 3000 年，古埃及已有专科牙医，如 Chief of Toother，姓名为 Hesi-Re，至今未发现比这更早的有文献记载的专科。中外古代在民间均有散在牙匠，游离于医学之外。

近代牙医学的兴起与一位外科大夫，被称为现代牙医学之父——福查德 (Fauchard) 有关。牙医最早的治疗手段就是具有外科性质的拔牙，以及后来发展起来的治牙、镶牙也均是和外科一样为手艺性操作。早期的近代牙医大多是外科大夫兼任，所以有一种说法："牙医学是从外科中分化出来的"，但要注意，这时外科还未完全被医学接受，外科还不能和医科即内科平起平坐。因牙科(医师)的起源和演进与外科相似,但社会地位更低,很长一段时间不被称为医师,如称 Treater for teeth、Operator for teeth、Toothist。到 18 世纪,Fauchard 首称 Surgeon-dentist,和外科一样也不被医界接纳。

直至 1840 年,出现全球范围第一所牙医学院(Batimore College of Dental Surgery),其也是独立于医学院之外;以后,学位制开始实行,这是牙医学发展上的重要里程碑。

关于牙医师/口腔医师源流脉络,大致如下:①民间牙医师徒传承、父子传授,至今存在;②理发师兼牙医,铁匠兼拔牙,师徒传承;③理发师兼外科兼治牙;④民间外科大夫兼牙医,师徒传承;⑤正规外科大夫兼牙医,专职牙医;⑥正规牙医学院毕业(有学位或无学位);⑦上述①~④再接受正规牙医学院培养毕业;⑧1950 年后,中国牙医师接受大医学基础课和临床课包括实习的教育后,更名为口腔医师。

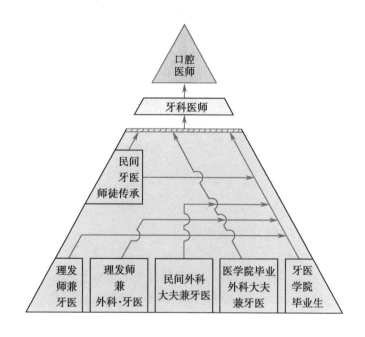

五、牙科从手工技艺向学科的转变

随着牙解剖学、𬌗架、等边三角形学说、球面学说、𬌗曲线概念、平衡概念、下颌运动轨迹等的出现和阐明,标志着牙科从手工技艺向学科的转变,进入机械论医学阶段。此后龋病和牙周病细菌病原学说的创立以及细菌病灶学说的出现和口腔细菌学、口腔病理学等的建立，牙医学进入生物医学阶段。这二者皆比大医学晚了近一百年。

六、牙医学向口腔医学转变

成为医学的一个分支——回归大医学。

从医学、外科以及牙科的演进历程揭示出：牙科从起源就不在医学之内，游离于医学之外发展，即使到了 18 世纪成立牙医学院，也游离于医学院之外。那时，牙医学教育家自身也未认识到牙医学是大医学的一部分，牙医学院本科也不学习大医学和临床课。大医学也未把牙医学看成自己的一部分，也未曾接纳牙科。在称谓上也亦与临床医学不一样，称 Dentistry，牙医师也不称 Doctor 或 Physician，而称 Dentist。即使美国哈佛大学牙医学院的年制比一般的多一年，用了 Medicine 这个词，毕业生的牙医学博士称 Doctor of Dental Medicine(DMD)，而未写成 Doctor of Dentistry。但随着医学发展的大趋势，牙医学必将向口腔医学转变成为医学的一个分支——回归大医学。中华人民共和国的牙医学率先实现了这一转变。

1949 年，毛燮均教授在《中华医学杂志》发表《中国今后的牙医教育》一文，确定口腔医学系专业名称，文中提到"牙科应该扩大教学目标，努力开发新知识，以衔接牙科与医学中间的断环，取消不必须之技工练习，节省时间以增加生物学与医学方面之课程，口腔医学与牙科学的分野在于能否很好的联系口腔与机体，因此革新牙医学教育是发展牙科为口腔医学。"1950 年，中央人民政府卫生部和教育部批复，同意将牙医学更名为口腔医学；1951 年，柳步青教授在成都出版的《中华口腔医学杂志》发表《关于口腔医学的命名问题》一文，提出将牙医学变更为口腔医学。

我们的口腔医学现在在全世界有如此高的称赞，因为我们国家不称之为牙医而是称口腔医师。我国口腔医学教育和大医学的内、外、妇、儿等医师所受教育一样，接受大医学和各临床医学学科的教育，所以我们称"口腔医师(Stomatologist)"，取得博士学位者称"Doctor of StomatologicalMedicine"，简写为 SMD，是大医学中的一个分支，一个学科。所有这一切均受益于新中国成立后，在党的领导和政府的政令推动下把牙医学改革为口腔医学的体制创新。

七、中国口腔医学未来走向

在回应这样一个问题之前,有必要重复理清以下认识:

中国口腔医学不能再回到牙医学,否则是倒退。本科教育除了学习基础医学课外,必须学习大医学有关临床学科(包括实习)不能少于1年,人文教育和全人品格教育(包括医师职业道德教育)不能少于1年半。口腔本科教育无论5、6、7、8年制都是口腔专业的全科教育,培养目标是口腔医师。理论思考的逻辑必然——口腔医学专业本科教育不能分为牙医学/口腔系和口腔颌面外科学两个亚专业。其实,类似的改革,在我国20世纪80年代已尝试过,但两年后停办,以失败告终。

口腔一级学科内容比大医学小得多,比大内科也小得多,现在分科越来越细,愈来愈碎,要警惕某些口腔医师知识面愈来愈窄,疏远医学,要警惕自己退变为只有一技之长的工艺师。这种现象一旦成为主流,则会像有的国家把牙科归类于足疗科(Podiatry)等,属高职范畴。要提醒大家的是,执业口腔医师,如果知识浅薄,尤其是大医学知识浅薄,是很危险的。

不能混淆本科专业教育、学位教育、住院医师培训、专科医师培训、继续教育和职业教育的概念。尤其不能混淆本科教育和专科医师培训概念,教育、培训的含义、目标和方法有很大不同。本科专业教育在诸多教育、教学和培训中,对于培养高级专业人才是最具决定性、最具根本性的最核心环节,属于高级专业人员基石性的全人教育。所有住院医师培训、专科培训、继续教育必须在本科完成之后进行。

本科教育是大学、学院的校长、院长、教师诸多任务中的第一要务。当今我国约200所口腔医学院/口腔系无论哪一个年制的毕业生都是口腔医师,全国应该约70%~80%是口腔全科医师,服务于农村和城市社区基层口腔医疗机构,约20%~30%是口腔专科医师。

最后,我还想提醒大家,国家法规定的专业称谓是"口腔医学、口腔医院、口腔科",不是"牙科、齿科"等;人体解剖学规范的名称是"牙",动物称"齿";同样规范的称谓是"口腔颌面外科",而不是"颌面外科",不能随意性使用。

总之,我们不是修理牙的牙匠和技师而是口腔医师;我们已不是口腔颌面部开刀修理师而是口腔医师(口腔颌面外科专科医师别名、称谓等,政府尚未正式出台);我们不仅是牙科医师而是口腔医师;我们不仅是技术高超的口腔医师,而且是能关心患者、患者至上、与患者共情的口腔医师。

(本文由乔朋艳整理,张震康教授审阅)

第二章　中国牙防一路走来

——中国牙病防治人文印记

张博学

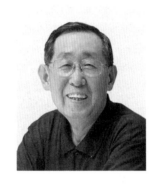

作者简介：张博学，北京大学口腔医学院教授。长期从事口腔预防保健工作，参与全国牙病防治指导组（简称全国牙防组）的成立并主持全国牙防组日常工作；参与发起和确立"全国爱牙日"并策划和组织历年"全国爱牙日"主题活动；主持完成全国第三次口腔健康流行病学调查，主编《中国牙病防治二十年》专著。曾任北京大学口腔医学院预防教研室主任，全国牙防组副组长兼办公室主任、中国牙病防治基金会副理事长兼秘书长、中华口腔医学会口腔预防专业委员会副主任委员，世界卫生组织预防牙医学科研与培训合作中心主任。

有关中国牙病防治的文章很多，记录了中国牙病防治的发展历史和取得的成绩，本文将从另一个角度即人文的角度记录中国牙病防治发展的人和事，着重反映身处中国牙病防治发展历程之中当事人的思想、精神和活动，希望有助于更深入地了解和认识中国牙病防治发展的历史和内涵。

一、佛教对中国牙病防治发展的影响

刷牙是口腔保健维护口腔卫生最基本也是最有效的方法，中国是最早出现植毛牙刷的国家。但在佛教传入我国之前，人们普遍采用的洁牙方式是漱口，如春秋战国时期《礼记·内则》里的"鸡初鸣，咸盥漱"。道教中还提倡漱口辅以叩齿来达到坚齿、固齿的目的，但是不刷牙。那么刷牙是从何开始的呢？据考证，人们用牙刷刷牙之前是用"柳枝"刷牙的，就是将柳枝一端先用牙咬软，反复咀嚼后使柳枝末端呈刷子状，然后用之擦牙。也可用其他软木如杨枝，故统称为"杨柳枝"。佛经记载称"齿木"，在印度多用竭陀罗木作齿木。这种树在中国十分罕见，但又与杨柳树相似，故又翻译成杨枝或柳枝。杨柳枝刷牙是随印度佛教传入中国而由西域的来华僧人带来的，可追溯到约2500年前佛祖释迦牟尼讲到用杨柳枝刷牙可使"口齿香好，方百齐平"。因此，大致可以推测，在中国，首先出现杨柳枝刷牙的时代大约在汉末。在我国著名的敦煌莫高窟壁画中就有我国古代有关刷牙的壁画，为我们了解我国古代口腔卫生风俗习惯和佛教仪轨提供了形象的资料。

二、文人墨客笔下的口腔卫生与保健

古代和近代文人墨客笔下多有关于口腔卫生与保健的文字记载和描述，从文化的角度为我们提供了一个了解和研究中国牙病防治发展史的渠道。例如：白居易的《齿落辞并序》，陆游的《老疾戏自赠》就谈到牙齿的重要和无牙的痛苦；陆游的许多诗中都写到了漱口："晨烹山蔬美，午漱石泉洁"，"漱罢寒泉甘齿颊，梦回斜月入窗扉"，"寒泉未漱神先爽，静听铜瓶汲井声"；元人王旭词曰："漱齿汲寒井，理发趁凉风"；宋代的苏轼在《漱茶说》中提到："吾有一法，常自珍之，每食已，辄以浓茶漱口，……而齿便漱濯，缘此渐坚密，蠹病自已"；苏轼还配制过牙粉，在《东坡志林》卷九《赠米元章》中就有记载；元代著名画家赵孟頫有《老态》诗云："食肉先寻剔齿签"；有一首鄂尔多斯民歌中唱到："金葫芦牙签儿，捎给我的父亲"；文康的《儿女英雄传》和李汝珍《镜花缘》中都有用牙签剔牙的描述；梁实秋专门写过一篇《牙签》的文章对西洋人使用牙签的事颇有议论，并引用莎士比亚的诗句："我愿从亚洲之最远的地带给你取一根牙签"；梁实秋还写过《论牙签》一文，曾对"从前北平致美斋路西雅座所预备的那种牙签"念念不忘；鲁迅日记里有多处买牙粉的记录；林语堂的《我怎样卖牙刷》里称"自己是预防牌的信徒，轻易不改变我的主张"；王蒙的《半生多事》里对20世纪50年代的供给制以及共用牙刷就有很生动的描述；张恨水的《纸醉金迷》、钱钟书的《围城》、老舍的《茶馆》、矛盾的《官舱里》周立波的《暴风骤雨》，以及文学名著《西游记》、《水浒》、《红楼梦》、《金瓶梅》等都有有关口腔卫生方面的描述。这些名人著作和经典书籍，用字推敲讲究，描写生动细腻,不失为当作中国牙病防治的一种史料。

三、他们开启了新中国牙病防治事业

新中国成立后,一批从事预防和儿童牙科的老前辈做了大量的调查研究、人员培训、国际交流和科学研究工作,开启了新中国牙病防治事业。他们是中国牙病防治事业的奠基人。

第四军医大学的姜元川教授1958年编著了第一本《牙病预防学》专著,阐述了牙病预防的原理和方法。姜元川教授明确提出:牙病预防学的科学性质是"自然科学结合与之有关的社会科学",对象是"群体口腔健康",内容是"调查统计、实验研究、宣教推广三个类型,组成相互联系的一门完整科学……是口腔科方面的一种社会医学和预防医学"。20世纪60年代开始对龋病病因学的研究,氟化物防龋的研究,高氟地区的氟牙症流行状况研究以及龋病与口腔乳酸杆菌关系的研究,取得了丰硕的成果。

刘大维教授(1919—2008)是国内在口腔内科教研室中对预防口腔医学领域开展研究的先驱之一。他于1982年重新组建了当时四川医学院口腔系的口腔预防医学教研室,同时他也是国内最早招收和培养口腔预防医学专业研究生的教授。他的研究成果,口腔变形链球菌血清学分型及大白鼠致龋模型的建立获得原卫生部科技进步二等奖,1987年由刘大维教授主编的第1版高等口腔医学专业教材《口腔预防学》正式出版,口腔预防医学作为一门独立课程开始正式纳入教学课程。

中国儿童口腔医学创始人之一——王巧璋对儿童龋病病因学、流行病学方面有着深入的研究。在华西大学工作期间,在儿童龋病的病因、发病率及防治方面积累了丰富的经验,形成了自己的儿童龋防治方法。1953年在王巧璋教授的带领下,对数所幼儿园和小学的儿童进行龋病的检查和防治,收到了显著的效果。在北京医学院口腔医院工作期间,1959~1961年,王巧璋教授领导了一个工作组对北京小汤山地区13个公社近百个自然村落的饮水含氟量进行了测定,并对该地区2万余名学生进行了氟斑牙和龋齿的普查和治疗。20世纪60年代以来,王巧璋教授致力于龋病病因的研究,提出了糖原致龋学说,此项工作1977年被列为中国医学科学院重要科研成果。

李宏毅教授,1915年12月出生,北京人,我国儿童口腔医学创始人之一。北京大学口腔医学院儿童牙科创始人。1957年参与制定我国龋齿牙周病的

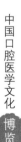

调查标准,并负责北京地区的口腔预防保健的技术指导工作;1961年提出"学校口腔预防保健防治原则"和一整套"组织普及及医学统计方法",并参加全国保健牙刷的统一设计;1977年以来担任北京地区激光防龋协作组组长工作,首次试验了激光对牙齿硬组织改变的研究,建立了北京大学口腔医学院防龋实验室;设计制成的激光防龋第一代试验样机,填补了激光应用在口腔预防的空白,获得北京市科技成果奖和北京大学科技成果奖;20世纪90年代初,主编了《口腔预防医学》教材中"儿童牙医学"篇。

乌爱菊教授,1943年毕业于南京大学医学院,著名口腔预防医学家。1980年报道了口腔变异链球血清分类,1983年研制防龋凝胶APFI和双氟牙膏,1986年参加龋病致病菌研究,获国家教委科技进步二等奖。

郑麟蕃教授,我国著名口腔病理学专家,但热衷于口腔预防工作。在担任于1978年成立的北京医学院口腔医学研究所所长期间设立了我国首个防龋研究室。1982年4月北京医学院口腔医学研究所被世界卫生组织批准为"世界卫生组织预防牙医学科研与培训合作中心",郑麟蕃教授任中心主任。该中心连续几年内举办了5期口腔预防保健和社会牙医学讲习班,为我国培养了200多名口腔预防保健骨干,使我国初步形成了一支口腔保健队伍。郑麟蕃教授积极进行口腔预防领域的国际交流,将世界口腔预防医学大会引进我国,并成功举办了两届大会。

邱志芳主任医师,上海市牙病防治所所长,长期从事社区和学校口腔保健工作,从50年代开始建立并逐渐完善的覆盖全市各区县牙防所体系,成为城市开展社区和学校牙病防治工作的典范。

杨是教授,1980年北京医学院附属口腔医院率先在全国成立首个预防科,杨是教授任主任。杨是教授最早与世界卫生组织合作引进国际口腔健康流行病学调查方法并主持了我国首次1982—1984年进行的全国学生龋病、牙周疾病流行病学抽样调查。

四、执着与智慧铸造中国牙病防治里程碑

1988年12月16日对于牙病防治工作者来说是永远不会忘记的日子,这一天原卫生部批准成立了全国牙病防治指导组(简称牙防组)和顾问组,实现了老一辈口腔医学专家多年的夙愿。时任原卫生部部长的陈敏章说:"全国牙病防治指导组、顾问组的成立,是我国口腔医学发展史上的一件大事,也是

我国口腔医学事业发展到一个新阶段的标志。"全国牙防组首任组长,时任原卫生部医政司司长的张自宽说:"实践证明,有没有这样一个全国性的组织情况是大不一样的"。"完全可以这样说,目前是全国牙病防治工作已经走上了有组织、有领导、有关计划的轨道"。所以全国牙防组的成立是全国牙病防治的里程碑。

全国牙防组是怎样成立的呢? 以下是张自宽司长回忆时的讲话:

"我记得那个会(指1988年8月下旬中华口腔医学会在北京召开的一个全国口腔专家的座谈会)是由当时的中华口腔医学会的主任委员朱希涛教授、朱老主持的。到会的大概有七八十位,都是来自全国各地的口腔界知名专家,包括'四大家族',北医大算一大家族,华西算一大家,上海第二医科大学算一家,还有第四军医大学算一家。除此之外,像301医院的,湖北医科大的,反正全国知名的口腔专家都到了。

这次会议的主要内容,就是给卫生部提意见。提什么意见,就是大家反映,现在中国的牙病防治形势非常严峻。当时专家估计,可能有60%~70%的人患有不同程度的牙病。可是,我们的牙科机构、牙科医生,实在是太少了。他们说,国外发达国家在当时口腔科的医生占人口比例的千分之一,而我们国家是十万分之一,牙科的专门机构更是寥寥无几。改革开放以后,经济发展了,广大人民群众生活水平提高了,对牙病防治的要求也越来越迫切了。在这样一个情况下,牙防工作始终列不到卫生部的议事日程上。他们还举了很多例子,很多发达国家在卫生部里都有专门的机构,一般都设司、局级的机构,至少要有个处。所以一致建议在卫生部设立一个口腔卫生司,或者叫牙病防治司,至少要在医政司下面设一个口腔卫生处或者牙病防治处。几个老教授慷慨激昂,说他们这个意见提了10年,历经三任部长都没有解决。所以对卫生部意见很大,说卫生部不重视牙防,始终摆不到议事日程上,希望尽快在卫生部把口腔卫生司或者处成立起来。

当时我听了这个意见后就跟到会的专家一起来分析这个问题。我说,我的看法是这样,这个事,卫生部决定不了,现在涉及增加行政机构的问题,不要说成立一个司,就是成立一个处,卫生部也决定不了,这得报国务院,报国家编制委员会。我的看法是不可能的。不仅现在不可能,再过两任部长、三任部长,恐怕也解决不了这个问题。究竟怎么办? 咱们能不能想一个变通的方法。

什么方法呢? 我当时是临时动议,咱们能不能搞一个牙病防治指导组,这个名字我当时就提出来了。这个指导组,第一、不跟国家要编制;第二、不跟国家要经费;第三、也不要基本建设和设备。我估计这样的方案可能容易通过。

这个指导组不作为卫生部的一个行政机构，而是作为一个"三结合"的这么一个有业务指导性的组织。哪"三结合"呢，一个是在职的卫生行政官员，要有卫生行政部门领导干部参加；第二，要有口腔界的专家参加；第三，要有有牙防工作经验的牙防工作者参加，这样"三结合"的一个业务指导性的组织。

后来陈部长说，'老张，你弄个方案出来'。我回到医政司以后研究了一下，很快弄了个方案，就是全国牙病防治指导组的组建方案，而且征求了专家的意见，拟定了两个名单，一个是指导组名单，一个是顾问组名单。报到部里很快批了。1988年12月，就正式以红头文件的形式下发了。"

全国牙防组的成立，是老一辈口腔专家执着追求的结果，更是张司长高度智慧和责任心的体现。全国牙防组指导全国牙防工作20余年，对中国牙防工作发展，提高中国老百姓口腔健康水平做出了不可磨灭的贡献，张司长功不可没。

五、陈敏章部长亲自确立"全国爱牙日"

全国牙防组成立以后，面临的头等大事就是千头万绪从何抓起迅速打开局面，这也是全国牙防组成立大会暨第一次工作会议上的重要议题。经讨论有一点很快就达成了共识，这就是从群众性的宣传教育入手。记得朱希涛教授提出，就从宣传刷牙着手，让群众每天都把牙刷起来就是我们了不起的功绩。当时参会的有一位来自基层的代表，就是兰州铁道勘测设计院一个叫白成平的老大夫，他在基层长期坚持开展儿童口腔健康教育并取得显著成绩。他在20世纪80年代初就在当地创建了"爱牙日"这么一种形式，他把每年的5月4日定为爱牙日，因为5乘4是20，寓意为20颗乳牙，正是我们要必须关注和保护的。这样在当地就形成了5月4日为"爱牙日"，这一天全社会都开展针对保护儿童乳牙的宣传教育活动。在全国牙防组成立大会上，大家了解到这种情况，都觉得这是一个非常好的宣传爱护牙齿的形式。于是大家就讨论是不是借鉴兰州的做法在全国选一天，叫全国爱牙日。当时时任原卫生部部长的陈敏章也参加了会议，陈部长非常赞同大家的意见。但时间定在哪一天呢？有的专家说定在6月1日吧，这一天的知名度很高。也有的说6月1日不行，因为儿童节会把我们的爱牙日掩盖了。后来有专家提出爱牙日的宣传对象主要是学生，建议定在9月1日学校开学这一天。但仔细想想也不行，因为开学之日学校忙得不得了，没有时间搞爱牙活动。就在大家举棋不定的时候，陈部长说能不能这样，我们宣传的重点是爱牙，爱牙的重点是学生这个人群,所以能不能等学校开学以后,学校各方面的工作都就绪了,学生也安定了我们再选一个时间作为爱牙日。根据陈部长的思路,大家一致认为9月20日比较好。9月1日开学,忙过以后,20号踏实了,好,咱们来爱牙。日子定了,陈部长又说,请专家写一个倡议书报到原卫生部。会后原卫生部联合其他八个部委共同确立了每年的9月20日是全国"爱牙日"。了解了全国爱牙日确立的过程,我们会悠然升起对陈部长的敬意,爱牙日寄托了陈部长对我国牙病防治工作的期望和深情。我们怀念陈部长。

令我们怀念的还有1997年陈部长亲自倡导的牙防新长征活动。1997年3月全国牙防组工作会议之后,在推动全国牙防工作发展座谈会上,陈部长即兴发言谈了对全国爱牙日的认识。陈部长说你们能不能这样,为了教育我们的年轻后代,要像老红军一样,去体会一下我们的工作。我们爱牙工作就像万里长征一样,中国的牙病不是一天两天能做完的,也不是一年两年能做完的。而且西部地区老百姓的口腔卫生状况更差,是不是你们也来个长征,一个新长征。第一个意义就是说,要把爱牙的知识送到西部落后的边远地区;第二个意义,让我们年轻的口腔医生体会当时老红军走过的这个艰难的历程,同时也要体会到我们搞爱牙这种健康教育不是一时的而是长远的。全国牙防组常务副组长张震康院长当即代表全国牙防组感谢并接受陈部长的倡议,表示一定组织好这次牙防新长征活动。一场轰轰烈烈的为期一年的牙防新长征活动于当年爱牙日在原卫生部举行启动仪式,陈部长亲自将牙防新长征大旗授予全国牙防组。由此可见陈部长对中国牙病防治工作是多么的重视,对全国牙防组寄予多么大的厚望。

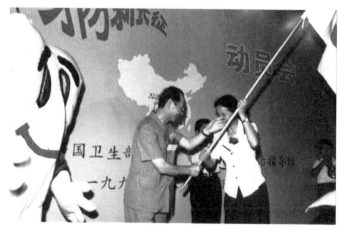

原卫生部部长陈敏章为牙防新长征授旗

六、感动两个"上帝"

全国牙防组成立初期,1990 年 2 月,全国牙防组副组长、时任北京医科大学口腔医学院院长的张震康教授提出来著名的"形成专业人员、领导、群众的强大联盟,发展预防口腔医学事业"的策略。张教授指出:面临 20 亿颗龋齿要充填,成百吨牙石要清除;面临农村刷牙率仅为 20%;面临"牙痛不是病"和"老掉牙"等根深蒂固的不科学传统观念;面临不少领导至今还认为口腔医学是医学领域中的一个小科的狭隘的旧观念,仅仅依靠目前已有的 1 万名口腔医生去完成如此艰巨的任务,达到人人享有口腔卫生保健是不可能的。我们应该醒悟到走预防口腔医学的道路,必须通过口腔专业人员和领导的力量,并与群众的力量结合,形成以口腔专业人员为核心的专家、领导、群众三结合的强大联盟,这样三结合的联盟迸发出来的力量将是几十倍、数百倍于 1 万名口腔医生。如何实现这三结合大联盟,张震康教授进而提出感动两个"上帝"的思路。第一个上帝是各行各业工作的决策人和政策执行者,其中不仅包括卫生系统的行政领导人,还包括卫生管理的研究人员,卫生界有权威有影响人士,医学院校负责人,有关的人民代表,政协委员,甚至包括可以解决大问题的"小人物"等。我们一定要开发领导层,开发这个关键人物集团。第二个上帝就是人民群众。我们一定要以坚韧不拔的力量来开发群众的爱牙意识和口腔卫生意识。全国牙防组始终按照张震康教授这一极其人性化,极具情感色彩和感召力的策略积极开展工作,有效地推动了中国牙病防治事业的发展。

七、医、工、商联合渡难关

全国牙防组挂靠在北京医科大学口腔医院,办公室设在预防科,没有经费预算,要开展工作最大的困难是钱的问题。当时牙防组开会,会场就是北医口腔医院的教室,会后就在医院食堂吃盒饭,看似如此简单却成了最大的难题。因为医院没有这笔费用。好在中国牙膏工业协会秘书长焦玉峰先生,向全国牙防组伸出援助之手。焦玉峰先生是北医口腔的老朋友,我们都亲切地称他为焦工。在了解到全国牙防组的这一困难后,焦工主动承担了专家们的饭费,而且在会后还要宴请专家。其实牙防组成立之初所面临的困难远不止吃饭问题，更重要的是没有宣传费用，印制爱牙日宣传画需要钱，到学校去宣传需要钱，上街咨询需要钱，但钱从哪里来呢？又是焦工慷慨解囊给予资助。可以说，在牙防组成立之初的日子，是焦工帮助我们度过了难关，使全国牙防工作逐步地发展起来。

早在1957年焦工就提出来，只有"医、工、商"联合起来，才能真正促进我国口腔保健工作。用医学作指导，从医学的科学的角度指导生产，这样生产出的牙膏才能真正起到口腔保健的作用。通过牙膏工业去试验和生产，通过商业渠道去销售，最终让老百姓用上好的牙膏。20世纪50年代初，天津牙膏厂与北医口腔医院合作就研制生产出我国第一支含氟牙膏并投入市场，这是"医、工、商"联合取得的成果。所以焦工对中国牙防工作的支持是由来已久的，是有思想基础的。

张震康教授曾说："在我们全国牙防组开展工作的头一年，我们全国的牙膏在库房积压了大概几十万支，因为当时我们全国70%的人不刷牙，牙膏卖不出去。但是作为牙膏工业协会的秘书长，焦工想到，我们搞爱牙、搞宣传，就是要老百姓刷牙，这样牙膏销售量就会增加。果然是这样，我们第一个爱牙日之后，当年的牙膏就脱销了。所以，焦工很有眼力，他一方面支持我们是为了这个共同的事业，另一方面又想到老百姓肯定要刷牙了，那么牙膏工业就会发展起来。后来，我们就得到了牙膏工业协会和一些牙膏企业家的支持，这个经费支持对于牙防组成立之初的工作开展很重要"。

八、中国牙病防治基金会的成立

与中国牙防结伴而行、助中国牙防发展的还有另一位企业家，是他捐助了第一笔资金使中国牙病防治基金会得以成立，他就是时任建设部下属的深圳广顺公司总经理，后来又在南宁成立天使口腔医院的李世俊。我们都亲切地称他为李总。

李总的家乡在贵州毕节，是国家贫困县，是高氟区。李总回忆说："我小时候在家里面就是一口大黄牙。那时哪家娶媳妇，不是看脸蛋漂不漂亮，身材好不好，往往都说她的牙怎么样。如果哪一家娶到一个一口漂亮牙齿的媳妇，邻居都会相互传送，这个媳妇真漂亮，一口漂亮的牙齿。牙齿的好坏等同了相貌和身材。我小时候就有个愿望，如果我长大了当了大官，发了大财，我要解决家乡人的牙齿问题。"

1993 年李总以深圳广顺公司总经理的身份来到全国牙防组找到张博学教授、卞金有教授、张震康教授等谈公司与牙防组的合作。当时李总提出两条建议,第一条,推广窝沟封闭预防龋齿项目。当时窝沟封闭预防龋齿在国际上一些发达国家已普遍开展,是一项成熟的预防项目,为此李总还专门到美国进行过考察。第二条,搞一个中国牙防基金会,公司愿意资助 100 万启动基金。李总的这两条建议得到全国牙防组的认可和响应。经过周密的运作,1994 年7 月 3 日中国牙病防治基金会在北京正式成立。李世俊在谈到成立中国牙防基金会的历史意义时说:"全国牙防组工作的宗旨是口腔保健,但是它有两个薄弱环节:一个是缺乏行使硬指标的权利;二是缺乏经济上的支撑。这两个问题如果不解决,我认为全国牙防组就没有生命力。因为它应该有一个长久的渠道来保证它可持续的发展。所以基金会的成立,以及提高从政府到老百姓对牙防的认识,这是保证全国牙防组良性运作的两个轮子,缺一不可。一方面,提高民众和国家各个部门对牙防的认识,这是一个轮子;第二个轮子就是提供一个长期的资金保证,这个轮子如果没有,它也运作不了。所以,基金会第一个意义是为全国牙防组的良性运作,良性循环提供了保证,提供了动力。"以后的事实印证了李总的论述。国内企业也以不同形式向基金会提供钱与物的支持,使中国牙病防治事业不断发展。

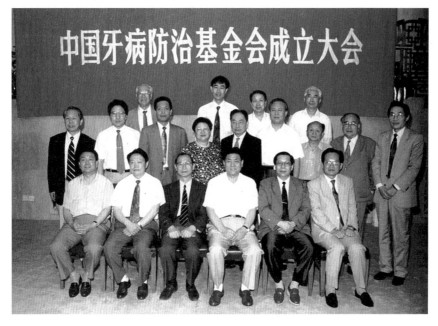

中国牙防基金会合影

九、牙防精神

全国牙防组在工作实践中，形成了一种"牙防精神"，这就是：开拓进取，坚韧不拔，科学防治，无私奉献。

诠释这种牙防精神，我们有一个非常突出的典型，就是浙江武义县牙防所所长何德文医生。在牙防新长征活动中，武义县组建了一支"牙防新长征扶贫医疗队"。这支医疗队由11名口腔专业人员组成，何德文任队长。他们背着自己的被褥，带着4套轻便牙科器械，深入到最贫困的南部山区，进行了历时两年的巡回医疗服务，为全县四万两千多名学生，四千多名在职教师进行了牙病普查普治和口腔健康教育。何德文回忆说："我们的队员们，无论是已有40年专业工龄的老队长，或者是具有20多年临床经验的业务骨干，还是那些刚从学校毕业分配来的年轻人，个个都把这次'牙防新长征巡回医疗'工作当做是一项'口腔卫生革命'，把自己当成一名光荣的战士。我们学习和发扬当年红军战士的长征精神，吃苦不吭声，受累不下阵，'桌子拼的床儿摇啊摇，方便屁股高高翘，拍着蚊子睡大觉，赶着苍蝇吃小灶'。队员们每天早晨6点起床一直干到晚上学校晚自习结束熄灯为止。由于山区校舍紧张，我们就两个人睡一张床，有时就睡在课桌上。"队员们在这次活动中始终保持着高昂的革命乐观主义精神，以低标准的生活要求，高涨的工作热情，严肃认真的工作态度，赢得了所到学校师生的高度评价和热情欢迎。大家亲切地称他们是"护牙卫士"。许多称赞和表扬是对他们最好的奖赏："你们这种不怕苦、不怕累地为我们师生办实事、办好事的工作作风，无愧于牙防新长征这面红色的旗帜"；"现在已经是90年代了，居然还有这样的医疗队，那真是无话可说，几十年以前见过的医疗队，现在又回来了"；"我们总以为我们山区老师最辛苦，想不到你们这支医疗队比我们还辛苦"。

还有另一个典型，是新疆牙防组办公室主任，乌鲁木齐市口腔医院预防科主任杨志强。新疆地域广，民族多，口腔保健意识落后，开展牙防工作困难很多。1994年，杨志强到南疆和田地区去督导工作，在路上车翻了，因为从乌鲁木齐到和田2000公里，路况也不好，车翻了以后杨志强昏迷了好几天，报病危8天，后来终于抢救过来了。骨盆骨折，两根肋骨骨折，休息了4个月。上班以后，领导安排上半天班，实际上每天都是上整天班，而且节假日基本都不休息，特别是到下面去检查、督导、验收都是连轴转没有休息日。最后由于劳累过度,最终因心梗倒在了他挚爱的牙防岗位上,年仅 48 岁。

　　"牙防精神"造就了一大批"牙防人","牙防人"书写了中国牙防史,创造了中国牙防的辉煌。

第三章 资料检索应避免以讹传讹，混淆视听
——三则有关宋代牙科文献的「e 考据」

林伯谦

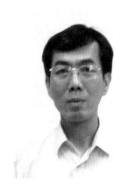

作者简介：林伯谦，台湾省东吴大学中国文学博士毕业。曾任东吴大学中文系主任，现为东吴大学中文系教授。多年从事学术研究，主要领域为佛教文学、六朝文学与韩柳文，著有《刘宋文研究》、《韩柳文学与佛教关系之研究》、《宝藏璎珞》、《标点注释智证传》、《古典散文导论》、《中国佛教文史探微》、《贝叶里的说书人》。曾于《国文天地》、《人间福报》撰写专栏，发表论文及杂著上百篇。

编者按：熟能生巧，熟亦能生流、生油。伯谦先生文章，尤其是他"在网络检索时发现的有商榷余地、需进一步探讨的三则有关宋代牙科文献"表明：做学问也一样，同样的资料，同样的信息，往往会有不同结果，两种结果道出一个真理，正确的价值判断来源于资料、信息的真实，即便是"大数据时代，检索数据便利，可以找到许多有用的知识"，"但如不假思索的引用、转发或转载，往往会以讹传讹，混淆视听"。

一、前言

网络信息时代，检索数据极为便利，只要打上关键词，相关讯息便逐笔呈现，令人目不暇给。例如在「Google」打入「牙齿」两字，只 0.26 秒就有 13 200 000 笔数据供人查阅，透过大数据确实非常方便群众吸收信息，增广见闻，而「e 考据学派」的研究路径也由此产生。「e 考据」是台湾省中研院

院士、台湾省清华大学历史系黄一农教授在 2005 年出版《两头蛇：明末清初的第一代天主教徒》所提出，后来黄教授于 2014 年出版《二重奏：红学与清史的对话》，同样是透过 70 亿字的网络与数据库文献进行爬梳探析，为《红楼梦》开辟前所未有的新路。

笔者从事文史研究，多年前曾撰写《论古代寺院的牙刷——杨枝》，所以对于网络论述古代口腔医学的文献颇感兴趣，刚好几年前，友人以 e-mail 寄给我清代陈修园(1753—1823)「固齿神方」:「青盐 5 钱、石膏 5 钱、补骨脂 4 钱制、花椒 1 钱 5 分(去目)、白芷 1 钱 5 分、南薄荷 1 钱 5 分、旱莲草 2 钱 5 分、防风 2 钱 5 分、细辛 1 钱 5 分。」据称效用极佳，但其中「南薄荷 1 钱 5 分」与原书记载「南薄荷 2 钱 5 分」稍有差异。陈修园此方见于《医书七十二种·经验百病内外方》，陈氏云:

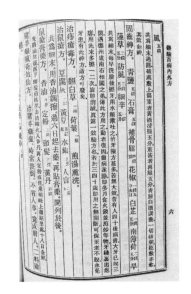

陈修园《医书七十二种·经验百病内外方·固齿神方》(台南:世一文化事业公司,2000 年 11 月)

共为细末，每早晚洗脸后擦牙，用水频漱吐之。治牙陈方甚多，苦无大效。昔有人四十后病齿，大牙已脱三个，遇德州卢南石相国之弟，传此方用之，动者复固，齿病遂除。即冬月食火锅，并煎炒等物，牙缝里出疙瘩，用此末多擦一、二次，即消减，真第一效验方也！若于三、四十岁即用之无间断，可保至老不脱落，永免牙患，有此神方，诸方可废矣。

《经验百病内外方》是否为陈修园所著，尚有商榷余地；笔者上网检索此方是否可靠，果然见到多人自述心得说有效，但也有牙医师对此神方质疑。于是好奇到中药店依方配制，亲自用后的感想是，平时刷牙保健无妨，若牙齿已经出问题，仍应就诊治疗，「动者复固」是言过其实了。

在网络上搜寻保护牙齿的方法，可找到许多正确护牙的知识，其关键不外刷牙，而最有效的是「贝氏刷牙法」广受牙医推荐。一般饭后可以先漱口，过 30 分钟再刷，避免珐琅质遭破坏；水温也不宜过冷或过热刺激牙齿；牙刷容易滋生细菌，务必定时更换保持洁净；刷毛不可太粗太硬，一味使劲猛刷必伤牙齿；还有尽量不共享牙膏，别以为嚼口香糖便能洁牙；辅以牙线、牙间刷及漱口水可去除牙菌斑，饭后浓茶漱口也是好方法；少用美白牙贴，应固定每半年找牙医洗牙；另外在饮食中多补充丰富含钙、磷、铁等矿物质食物，有助牙齿健康。这些讯息如果及早在幼教普及，口腔卫生保健才能真正落实。孟子说过：「尽信书则不如无书」，网络信息固然便捷，但如不假思索的引用、转发或转载，往往会以讹传讹，混淆视听。以下三则有关宋代牙科文献，也是笔者在网络检索时发现有商榷余地，于是提出来进一步探讨。

二、补牙和装牙的起始

网络上介绍苏轼（1036—1101）生平，有一段资料道及苏轼与相国寺师傅对装补牙齿的禅机问答：

苏轼到相国寺寻禅，误入医务室，一师傅抬头见是居士，抱怨道："现在庙里的徒众，补牙、装牙的比例太高。"又问："居士，是要叫他们补一补蛀牙好呢，还是给他们换一口好牙？"苏轼说："换好的牙齿虽然花费很多钱，不过，我宁可他们讲不出好话，也不能没有一颗好牙。"师傅说："佛曰：不恶口，不两舌，不妄语"。

相国寺「医务室」，当时应称为福田院或养济院。宋代寺院医疗体系可以补官医的不足，刘淑芬的《从药方洞到惠民局——僧人、国家和医疗的关系》谈到四个因素使得宋代僧人和寺院的医疗十分普遍："首先，由于官医和官方药局在地区、城市和乡村分布的不均衡，而僧人行脚遍及各地，他们以医术济世的普及性是较官方为广、为大。再则，僧人以医术济世，或是免费，或是由患者自行捐献，不至于让病家负担不起。第三，施药是僧人的修习之一，所以用药不至于欺伪。第四，由于僧人的医疗传统，有些僧人的医术精湛，即使是王公贵人有疾，有时候也特别求诊于僧医。"相国寺师傅说患牙疾的人不少，不是需要补牙就是要装牙。补牙是修补蛀齿；装牙是修复牙体缺损或整排齿列，也就是"镶牙"。禅宗问答，"当下即是，拟议即乖"，然此"当下"，对我们而言已非"当下"；何况禅问答往往语带双关，具有多重涵义，如同"诗无达诂"，不易言诠，因此苏轼可能重视健康，或直觉徒众修行可更精进，所以回答宁愿讲不出好话，也不能没有好牙；师傅则引佛说，反驳佛教十戒中的戒规怎能不持守？

中国口腔医学文化

博览

2016

此条资料映入眼中,令人感到好奇:原来在苏轼的时代已经有装补牙齿,而且寺院有专门执业者,看来装补牙在北宋已相当普遍。

宋代孟元老《东京梦华录》卷三云:"大内前州桥之东,临汴河大街,曰相国寺。"相国寺位在开封内城东南汴河大街上,苏轼确实去过,但在苏轼诗文集中,只见他慨叹年老齿衰:"岁月今几何,齿髪日向疏"、"齿发付天公,缺坏不可修"。《与黄州故人》还提到友人寄揩齿等药:"洗眼、揩牙药,得之幸甚!切望挂意,覆盆子必已采得,望多寄也。"又从海南岛北还,得了热症,临终之前牙龈流血,《与钱济明》说:"一夜发热不可言,齿间出血如蚯蚓者无数,迨晓乃止,惫甚!细察疾状,专是热毒,根源不浅"!但却未发现任何装补牙的记录。另苏轼喜与方外往来,例如南宋志盘《佛祖统纪》卷四六叙述苏轼撰写《以玉带施元长老,元以衲裙相报,次韵二首》,因为苏轼于元佑四年(1089)与佛印禅师斗机锋输了,只好将玉带留在金山寺;不过佛教文献也未见苏轼有关牙齿的禅问答。

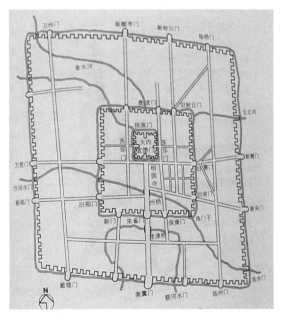

北宋汴京复原图(引自:田银生.走向开放的城市:宋代东京街市研究.北京:三联书店,2011,77)

那么古人装补牙的历史又如何? 或有认为长沙马王堆三号汉墓出土帛书《五十二病方》,用榆皮、美桂等充填牙齿,"这是我国最早治疗牙病的一种牙齿充填术"。实际上《五十二病方》关于"虫蚀"共九治方，第九治方据严健民《五十二病方注补译》的文字为："贷(蠹)食(蚀)齿，以榆皮、白苫、美桂而并治，彘膏弁傅空(孔)"。意思是以榆皮、白苫、美桂三味药一并粉碎为末，加猪膏调和后敷在龋齿上。「傅」即是「敷」，所以根本与补牙无关；至于东汉张仲景《金匮要略.小儿疳虫蚀齿方》："雄黄、葶苈，右二味，末之，取腊日猪脂溶，以槐枝绵裹头，四五枚，点药烙之"。这也是治疗龋齿，不是补牙，西晋王叔和集《金匮要略方论》卷下，甚至于此条注云："疑非仲景方"。所以补牙技术没那么早开始。

再有一种说法认为"唐代于公元 659 年颁行的药典《新修本草》中记述了用汞合金充填牙齿的内容"。此补牙的汞合金当时称为"银膏"。这是根据北宋徽宗时代，唐慎微《重修政和经史证类备用本草》(简称《证类本草》)卷四中《一种唐本余》(指银膏是《唐本草》遗留下来的一种方剂)所载：

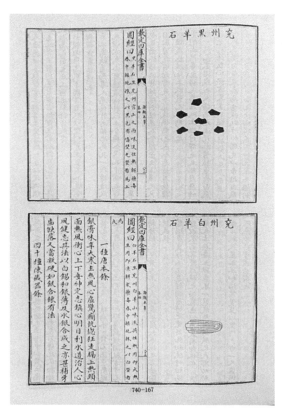

唐慎微《证类本草》卷四中《一种唐本余》(引自：文渊阁四库全书．台北：台湾商务印书馆，1985)

"其法以白锡和银薄及水银合成之，亦甚补牙齿缺落，又当凝硬如银。合炼有法"。

唐高宗显庆年间由苏敬（又名苏恭）编着的《唐本草》已亡佚，现今辑本并未见此资料；但另外在明代李时珍《本草纲目》卷八"银膏"条也注出"《唐本草》"，因此可知至少在北宋已有补牙的概念，但真正施用恐仍稀少，否则苏轼也不致"缺壤不可修"；又苏轼《乞校正陆贽奏议进御札子》说过："药虽进于医手，方多传于古人"。他重视养生，留下不少医方，在《苏沈良方》中可见灸牙疼法、服松脂法、服丸散汤药诸齿方，却未记录补牙药方，宋代医书，例如南宋初年许叔微（1079—1154）《类证普济本事方续集》卷四《治诸口舌牙齿等患》有治牙疼及令齿落等药方，但也没提到补牙，可见补牙在北宋即使有也不普遍。至于装牙是南宋才有的技术，清代梁玉绳《瞥记》卷七有段珍贵资料云：

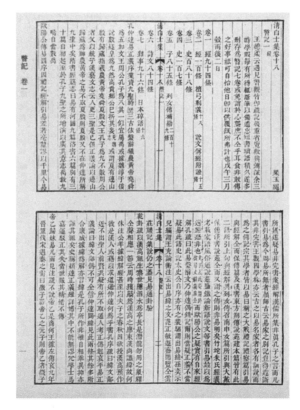

梁玉绳《瞥记》卷七[《续修四库全书》（上海古籍出版社，1157 册）将之从《清白士集》中独立出来，由标题仍可见《清白士集》之名]

今市肆有补齿铺，悬牌云"镶齿如生"，盖宋以来有之。楼攻媿《赠种牙陈安上》文："陈生术妙天下，凡齿之有疾者，易之以新，才一举手，使人终身保编贝之美"。陆放翁《晚岁（按：应作岁晚）幽兴》诗："卜冢治棺输我快，染须种齿笑人痴。"自注："近闻有以补种堕齿为业者"。《七修类稿》有种齿说，与今补齿不同。

文中所言明代郎瑛《七修类稿·种牙》，下文将会谈到，此处暂且不表。《瞥记》共七卷，收入梁氏《清白士集》十八至二十四卷中，《清史稿.艺文志三》误记为："《清白士集》二十八卷、《瞥记》七卷，梁玉绳撰。"《瞥记》变成《清白士集》之外的一部书了。

南宋楼钥(1137—1213)号攻媿主人，生卒年比陆游(1125—1209)晚，《赠种牙陈安上》说："终身保编贝之美"，显见其时已有镶牙。而陆游《岁晚幽兴》诗共四首，梁氏所引为第二首，首联云："残年欲遂迫期颐，追数朋俦死已迟"。意思说他是接近百岁风烛残年之人，朋友们多数都走了，似乎他死得太慢了。所以他才要早早寻好墓地，办好棺材，而他也笑人染须种齿太痴傻…。由"近闻有以补种堕齿为业者"，可知镶牙的行业是到陆游晚年才兴起，在苏轼时代不可能有装假牙。

综上论证，显见苏轼与相国寺师傅的禅问答，乃是现代人杜撰的文献。

三、颌颚的移植重建

南宋洪迈(1123—1202)著作《夷坚志》，卷帙颇浩繁，《夷坚甲志》卷十九有一条《邢氏补颐》，叙述晏肃妻子面颊生疽，导致下腭与齿皆脱落，幸好医师为她做了器官移植，才得以安然存活，过二十多年才去世：

晏肃字安恭，娶河南邢氏，居京师。邢生疽于颐，久之，颐颔连下腭及齿，脱落如截。自料即死，访诸外医。医曰："此易耳！与我钱百千，当可治"。问其方，曰："得一生人颐与此等者，合之则可"。宴氏惧，谢去之。儿女婢仆辈相与密货医，使试其术。是夜以帛包一物至，视之，乃妇人颐一具，肉色阔狭长短，勘之不少差，以药缀而封之，但令灌粥饮。半月发封，疮已愈。后避乱寓会稽，唐信道与之姻家，尝往拜之。邢氏口角间有赤缕如线，隐隐连颐。凡二十余年乃亡。

洪迈《夷坚甲志》卷十九《邢氏补颐》(《续修四库全书》，1264 册)

　　故事中的医师竟能轻易摘取他人齿腭进行手术，别说器官移植并非易事，就是术后如何防止相互排斥也是大学问，而邢氏居然在家中就可以动如此大手术，手术后竟能灌粥喝汤，简直匪夷所思！

　　其实洪迈《夷坚志》是一部志怪小说，《四库总目》子部小说家类有云："是书所记，皆神怪之说，故以《列子》'夷坚'事为名。考《列子》谓'大禹行而见之，伯益知而名之，夷坚闻而志之'，正谓珍禽异兽，如《山海经》之类。迈杂录仙鬼诸事，而名取于斯，非其本义。然唐华原尉张慎素已有《夷坚录》之名，则迈亦有所本也"。《四库总目》评论这部神怪小说的命名不当，但说唐人已有此用法；晚清陆心源《仪顾堂集》卷五《重刻宋本夷坚志甲乙丙丁四集序》则是赞叹其卷数庞大，"文思隽永，层出不穷，实非后人所及"，"信乎文人之能事，小说之渊海也"：

　　自来志怪之书，莫古于《山海经》，按之理势，率多荒唐。沿其流者，王嘉之《拾遗》、干宝之《搜神》、敬叔之《异苑》、徐铉之《稽神》、成式之《杂俎》，最行于时，然多者不过数百事，少者或仅十余事，未有卷帙浩汗如此书之多者也。

由此可见古人并不将此书当成真实的记录。《夷坚志》的成书速度颇快，但聪明的洪迈知道，即使是荒唐志怪，也要说得天衣无缝，合乎逻辑才能传神吸引人。他在《夷坚乙志·序》曾故意说他书中记录的故事远不超过一甲子，都是耳目相接，斑斑可考，如不信，"其往见乌有先生而问之"。"乌有先生"典出司马相如《子虚赋》，纯属虚构人物，怎能问得到！又《夷坚丁志·序》乃是回应旁人嘲笑他的著作无用，他引据司马迁《史记》记秦穆公、赵简子的史事，说不是太神奇了吗？汉武帝祭祀长陵神君、张良尊崇圯下黄石，不是太怪诞了吗？但谁会说太史公书无用？所以他反而夸奖自己最善学太史公。而《夷坚丙志·序》则是平实的说："但谈鬼神之事足矣，毋庸及其他，于是取为丙志，亦二十卷"。洪迈如此遣兴解颐之作，南宋陈振孙《直斋书录解题》卷十一即批判他谬用心力：

> 洪迈景卢撰稗官小说，昔人固有为之者矣。游戏笔端，资助谈柄，犹贤乎已可也；未有卷帙如此其多者，不亦谬用其心也哉！（迈）晚岁急于成书，妄人多取《（太平）广记》中旧事，改窜首尾，别为名字以投之，至有数卷者，亦不复删润，径以入录。虽叙事猥酿，属辞鄙俚，不恤也。

古代将小说当成不登大雅之堂的小道，所以洪迈著作被陈振孙等人看轻，而现代人根据志怪小说，便称颌颚的移植重建始于宋代，未免梦中说梦，荒诞不经。

四、神奇的植牙术

《宋史》记载宋太宗命医官王怀隐等集《太平圣惠方》百卷，"以印本颁天下"。至政和年间(1111—1117)，宋徽宗复令圣济殿御医将内府所藏及民间征集而来的医方，整理汇编成《政和圣济总录》二百卷。其中卷一二一《口齿门》有"治牙齿摇落，复安令着"的"坚齿散方"：

> 熟铜(末细研二两半)、当归(切焙三分)、地骨皮、细辛(去苗叶)、防风(去叉各半两)。上五味，捣研为细末，再同研如粉，齿才落时，热粘齿槽中，贴药齿上，

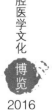

五日即定，一月内不得咬硬物。

本条文献被认为是"我国已知最早的关于植牙处方及手术的记载"。"坚齿散方"，又称为"铜末散"、"熟铜末散"，元代王好古《医垒元戎》卷六、许国祯《御药院方》卷九；明代朱棣《普济方》卷七十、王肯堂《证治准绳》卷三十七皆承续《圣济总录》的记载，认为此方"治牙齿非时脱落，令牢定铜末散"。因为铜末具有接骨焊齿功效；地骨皮性凉，去骨热，止疼痛；当归和血行血；防风、细辛辛温祛风，行经络，除齿痛。但实际上在《太平圣惠方》卷三四《治牙齿脱落牢牙诸方》已见到此方，《太平圣惠方》于此卷之始，即有《口齿论》云："夫口齿者，为腑脏之门户，呼吸之机关，纳滋味以充胃肠，通津液以润经脉。故口为脾之应候，齿作骨之荣华，在乎一身，实为大要"。于《治牙齿脱落牢牙诸方》又云：

夫牙齿脱落者，由肾气虚弱，骨髓衰损，不能荣润也。而又风邪之气，搏于经络，上注于齿。

既言"诸方"，就表示不只一种药方，所以除了"铜末散"，还有"治牢牙齿痛胡桐泪散"、"治牙齿脱落牢牙散"、"治牙齿动摇欲落牢牙散"、"治牙齿动摇，却令坚固贴齿方"等。若是牙齿动摇，终不牢固，也有让牙脱落的"乌头散"、"治齿痛及落方"、"出牙神验方"。"治牙齿非时脱落令牢定"的"非时脱落"，并非指意外撞击的牙齿掉落，而是因齿疾之故；"治牙齿动摇欲落牢牙散"，在后来的医书称之为"五倍子散"，才有特别说到接回断牙："治牙齿摇及外物所伤，诸药不效欲落者"。遭受外力导致牙齿脱落或折断，台湾省台北荣总护理部的"网络护理指导"有教民众如何保护断牙，以利送医重植；但断牙超过 1 小时，成功回植的概率仍然不高，没想到在北宋医术高超，齿疾掉牙，竟然还能"热粘齿槽中，贴药齿上，五日即定"！如果这么有神效，还会有"牙齿动摇，终不牢固"的情况吗？还需要治牙疼的拔牙医方吗？这是互相矛盾的说法，如何取信于人？明代郎瑛《七修类稿》卷五十奇谑类《种牙》，同样是先让牙齿脱落，再种回原孔中，但过程比《太平圣惠方》还更神奇：

（明世宗）嘉靖初，有邓云翁者，福建闽县人。少遇异人，授以种牙之方。其法欲治者，先令寻活鼠一枚，然后至其家，俾患者饱食，而吞丸药七粒，复与没药入汤漱口，片时，牙皆动软可下矣。下时，洗净而记其序焉，复洗牙龈，乃

七三一

俑。則神亦不明矣。是夢也。死也。疾之愈也。火也。復然也。灰之有與否也。皆偶相值耳。或者神同欲之憧憧顚顇。影影示兆。是特假此二人也。苟謂事寧如斯。吾未之信矣。

種牙

嘉靖初。有鄧雲翁者。福建閩縣人。少遇異人。授以種牙之方。其法。欲治者先令嚼活鼠一枚。然後至其家。俟患者飽食。而呑丸藥七粒。俄與沒藥入湯噀口片時。牙皆動軟可下矣。下時。洗淨而記其序焉。復洗牙齦。乃用生鼠去皮腸和藥搗爛成膏。依牙之序。逐枚蘸鼠膏以種原孔。三日不可食。亦不饑。由前丸藥之功也。凡延治者。通種過則至死如少壯之齒。有懼而只使醫其病者。則他日老而不種者皆落。而種者堅固也。往往士大夫多受其益。真仙方也。今聞死矣。子亦不能傳。

喫苦稱寃

嶺南用蜥蜴。以其能致雨也。宋熙寧間旱。令捕蜥蜴。一時無獲。多以壁虎代送官府。民謠有壁虎。你好喫苦之說。國初。大江之岸常崩。人言下有穭龍也。一時恐犯國姓之音。對上諱言下有龗也。太祖惡與元同音。令捕殛之。時亦有魑魅魍魎。何不稱寃。嗚呼。世受誣而殺害者。不知其幾龗與壁虎哉。救得與雷震哉。

七修類稿卷五十　奇謔類

郎瑛《七修类稿》卷五十《种牙》(台北：世界书局，1984年)

用生鼠去皮肠，和药捣烂成膏，依牙之序，逐枚蘸鼠膏以种原孔，三日不可食，亦不饥，由前丸药之功也。凡延治者，通种过则至死如少壮之齿，有惧而只使医其病者，则他日老而不种者皆落，而种者坚固也。往往士大夫多受其益，真仙方也。今闻死矣，子亦不能传。

用药让牙齿松软到可以取下，洗净之后再蘸鼠膏种回，而患者服药之后，可以三日不饿，种牙之后，到老永保坚固不脱，不少士大夫皆蒙受其益，可惜邓云翁死了，技术失传了。这故事夸张炫奇，人都死了，死无对证，说也白说，但里面存在不少疑点，如：什么药可以服用后立即脱牙且三天不饿？牙齿与牙肉分离，如何不造成细菌感染，并可在短时间内痊愈？未经种牙处理，到老便牙齿脱落；全部种过的，至死牙齿不掉，是需要经历多长时间、多少人的试验，才能得此结论？郎瑛此书虽有史料价值，但仍杂有小说家言，《四库总目》子部杂家类存目评曰："间有足资考证者；然采掇庞杂，又往往不详检出处，故踳谬者不一而足"。因此不能与宋代医书相印证，神奇的植牙，仅能姑妄听之而已。在《太平圣惠方·口齿论》开宗明义谈到齿疾疗治，说得极好：

先看唇颊里有紫赤或青黑脉处，即须针去恶血，不然烙之亦好。附齿有黄黑色物，似烂骨之状者，名为齿状，凡治齿者，先看有此物，即须用疳刀掠去之；附齿有物如蝉翼，或如鸡子膜，或如丝缠着齿根，亦须用疳刀掠去之，不尔，则齿龈永不附着齿根也。

显然牙齿不善加护理的结果就是"齿龈永不附着齿根"，而齿根不固，地基不稳，又如何奢谈植牙？

以上对宋代牙科文献进行检讨，实际并非笔者鄙视中医药学，中药方剂有其神妙之处，但诚如《后汉书·方术·郭玉传》所云："医之为言意也"。中药须由医师针对病患体质予以增减，尤其不少特殊偏方又缺乏广泛实验，我们往往看到前代医书如此记载，后人便沿袭照录不误，它可能仅是一种疗疾的思考方案，聊备一说，却未经过实证，又岂能轻率盲从？对于先贤智慧结晶，吾人理应敬重，但只见药方或文人笔记，是否就能证明当时医学已达到极高成就，仍应慎思明辨。

第三章 资料检索应避免以讹传讹，混淆视听

第四章　回归医学本源的舒适医学和舒适美学牙科

刘　峰

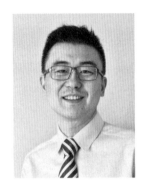

作者简介：刘峰，硕士、副主任医师、北京大学口腔医院门诊部副主任、培训中心主任，院教学质量管理委员会委员，中华口腔医学会口腔美学专业委员会常务委员兼学术秘书。出版主编主译《口腔数码摄影》《口腔美学修复临床实战》《美容口腔医学》《纤维桩修复技术》《中国牙齿美学病例精选 2015》等专业著作 12 部，在核心期刊发表论著、讲座 50 余篇。

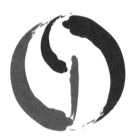

舒适美学牙科

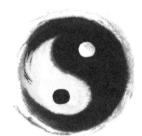

中国太极

一、医学和口腔医学的起源和发展

医学是人类在长期与疾病作斗争的实践中产生和发展而成的。在漫长发展过程中，大致经历了原始医学、古代经验医学、近代实验医学和现代医学的过程。

东、西方医学的起源都是从巫术和巫医开始，由于原始人智力尚未开化，对自然界的变化以及宇宙间的反常现象心存恐惧，误以为有超自然的力量主宰其中。西方医学在古希腊时期就开始医巫分家,亚里士多德曾详细描述了动物的内脏和器官,希波克拉底将唯物主义哲学运用于医学之中。医学从那时开始关注的就是人而不仅是疾病。《剑桥医学史》这样描述古希腊医学:"医学强调心与身、人体与自然的相互联系,医生应当特别重视研究每个患者个体健康的特殊性和独特性。"

近代医学是指文艺复兴以后逐渐兴起的医学,人体解剖学的建立极大地促进了现代医学的发展。古代的人认为身体是灵魂寄居之处,在封建社会各民族无一例外地禁止解剖尸体。到了文艺复兴时代,医学领域内人们首先重视的就是研究人体的构造。首先大胆进行人体解剖的是意大利的达·芬奇,他作为现实主义的画家,需要了解骨骼与肌肉,于是进行了大量的人体解剖,他所绘制的 700 多幅解剖图,至今还有 150 余幅流传。之后现代人体解剖学逐渐被医学家们建立起来,接下来的几百年里,生理学、病理学、细菌学、药理学、诊断学等学科不断建立,现代医学体系逐渐形成。

近代医学历经 16~17 世纪的奠基、18 世纪的系统分类、19 世纪的大发展、到 20 世纪与现代科学技术紧密结合,发展为现代医学。现代医学一方面进一步向微观发展,如分子生物学;一方面又向宏观发展。一是人们认识到人本身是一个整体,二是把人作为一个与自然环境和社会环境密切相互作用的整体来研究。

1728 年法国医生 Pierre Fauchard 出版了现代口腔医学第一本专著 *The Surgeon Dentist or Treatise on Teeth*,这被认为是现代口腔医学成为独立的学科的标志。现代口腔医学和现代外科系统在发源上具有强烈的同根性。最初的口腔医学治疗目标主要是减低疼痛和改善功能,随着知识理论体系的逐步建立健全、材料设备器材的发展和丰富,达到更好的牙齿美学效果逐渐成为口腔治疗的一个重要目标。

二、口腔美学的几个发展阶段

回顾自己在口腔美学临床医疗工作 20 年来的发展,思想层次可以归纳为以下几个阶段,这也基本上可以认为是口腔美学发展的几个历史阶段:

1. 常规牙科治疗阶段(conventional dentistry) 遵循经典理念,依据生物、机械和美学三原则完成治疗,实际操作中,为保证修复体的近远期成功率,口腔医生通常不自觉地将机械因素视为首要考虑因素,生物原则是次要考虑因素,美学因素是酌情考虑因素。

2. 美学牙科阶段(cosmetic dentistry) 牙科治疗工作中,更多的考虑美学效果,在改善功能或者保持功能的基础上,强调获得更好的美学效果,即美学牙科,这是牙科治疗技术在理念上的一次提高,美学因素的重要性被提升。

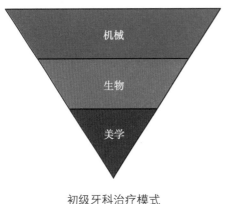

初级牙科治疗模式

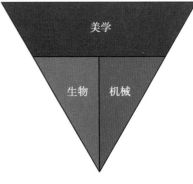

美学牙科治疗模式

3. 微创美学牙科阶段(minimal invasive cosmetic dentistry) 在美学牙科中,追求获得最佳的美学效果的同时,通过采用适当的技术、设备、工具和材料,尽量降低对牙体组织和周边软组织的损伤,即微创美学牙科,这是牙科治疗技术在量上的又一次进步,美学因素虽然仍为首要考虑的因素,但需要和生物因素、机械因素均衡考虑。

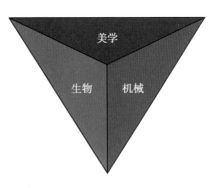

微创美学牙科治疗模式

4. 舒适美学牙科阶段(comfortable cosmetic dentistry) 在微创美学牙科中,不仅仅关注治疗对患者产生的实际创伤,同时注重患者的心理需求和心理感受,在治疗中尽量保证患者的舒适程度,同时获得合理的功能效果和患者需求的美学效果,即舒适美学牙科,生物因素成为首要考虑,生物、机械和美学三原则均衡考虑,同时与社会、心理、人文等因素综合考虑。

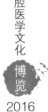

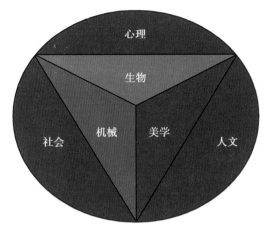

舒适美学牙科治疗模式

三、舒适美学牙科

舒适美学牙科（Comfortable Cosmetic Dentistry，CCD）是本人在 2013
年提出的美学理念。从 1994 年学习第一节口腔医学基础课，到 2014 年，我
在口腔医学领域浸淫已经整整 20 年了。从一个初出茅庐的小医生，到积累了
一定的经验的成熟医生，直至吸纳融汇各家所长，萌发出了一点点自己想法，
我的思想在 20 年间发生着一次次的变化。舒适美学牙科是一个集合了自己
在口腔医学领域 20 年来学习、实践、思考的结果，即包含着朴素中国传统文化
情怀，又是一个回归医学本源的治疗理念，是将经典的牙科治疗与前沿发展以
及美学、人文等因素相结合的治疗理念。

舒适美学牙科的核心，是在充分了解患者的心理和需求的前提之下，以对
人体和心理最小的创伤，配合使用适宜的技术、设备、工具和材料，达到合理的
功能效果和患者需要的美观效果，使患者在尽可能舒适的前提下获得治疗，同
时使医务人员在尽可能舒适的状态下完成工作。其内涵包括：

1. 治疗目标的确定，是在充分了解患者的心理和需求之后，根据患者的
美学需求和舒适度需求而确定，治疗以满足患者的生理、心理需求为目的，避
免以满足医生的美学追求为目的、忽视患者实际需求的过度治疗。

2. 治疗过程采取尽量微创的治疗形式，努力减少对牙体硬组织、牙周软
组织、口唇黏膜组织以及全身的实质性创伤，同时尽量避免对患者心理的创
伤，兼顾人体和心理的关怀。

3. 配合使用适宜的技术、设备、工具和材料,选择适宜的技术是最重要的,设备、工具和材料即是达到治疗目的、减少创伤并获得舒适感受的重要支持,也是使医师或者良好工作体验的重要保证。

4. 治疗的目的首先是达到合理的功能效果,之后是患者需要的美观效果。合理的功能效果,是指功能的改善,功能的维持不变;在保证舒适的前提下,满足患者的美观需求,或者超越患者的美观需求。

5. 治疗过程的舒适度是需要持续考虑的问题,医护人员应该时刻谨记减少治疗中的不适感受,以保证治疗的顺利进行,使患者在治疗中获得最佳的心理体验,维持牢固的医患互信。

6. 通过给予患者舒适的治疗体验,使医务人员能够在舒适的状态的完成工作。

回顾

作为修复专业医生,在最初的那些年,曾经认为全冠修复几乎是美学修复的唯一选择。通过全冠修复,患者的美观确实能够得到一定的改善,但是治疗过程经常是痛苦的。尤其当患牙是活髓牙时,牙体预备是痛苦的,预备完成后无法保证牙髓的健康,试戴粘接也是痛苦的,治疗完成后也经常会遗留很多痛苦。由于经常看到患者在治疗过程中的痛苦,因此开始寻求不必如此痛苦的治疗方法。

最早进入视线的微创治疗方法是牙齿漂白。少量文献报道漂白治疗对釉质可能有表浅的、一过性的、可复性损伤,更多的文献认为漂白治疗的损伤是可以忽略不计的。许多牙齿颜色轻微缺陷的患者,经过漂白治疗可以获得明显的美学改善,对于这类患者,漂白治疗可以成为首选的治疗形式;对于很多氟牙症或者比较严重的四环素牙,漂白治疗的效果和修复效果有明显的差距,很多专业医生并不完全认可,但因为几乎没有创伤,仍然获得很多患者的接受,对于这类患者的治疗方案选择存在一定的争论。

为了切身体会到患者接受牙齿外漂白治疗所需要经历的感受,我自己在 2004 年接受了这项治疗。我的牙齿是中度的四环素牙,治疗前颜色为4M1~4R1.5,在同事的帮助下对自己的牙齿进行了 3 次漂白治疗,每次术后确实感到牙齿酸痛,需要口服止痛药物,每次都是在次日清晨就不再有不适感觉。经过了 3 次漂白治疗,牙齿颜色改善到了接近于 2M1 的颜色。

对于我自己的治疗效果,该如何评价,站在不同的立场看是完全不同的。从一个"美学修复医生"的角度来看,如果采用全冠修复,能够达到的治疗效果会远远超过漂白治疗,因此对这种治疗效果不会感到满意,事实上确实很多"美学修复医生"对这个治疗效果并不满意;但是作为患者本身,由于没有进行机械预备,术后也没有影响咀嚼语言等任何功能,并且达到了牙齿变白的愿望,因此对于术后效果是非常满意的。同时事实上也有很多朋友看到我这样的治疗效果后对漂白治疗产生了兴趣、接受了漂白治疗。通过自身真实的经验,我们感受到患者对治疗效果的评价并不是仅仅以美学效果为核心的,会考虑治疗痛苦、功能影响、治疗费用等许多因素,其中治疗舒适度是极其重要的考虑因素。

在牙齿美学缺陷中,除了颜色缺陷,还有形态缺陷、排列缺陷。这些缺陷是漂白治疗无法解决的。针对合并有形态和排列缺陷的病例,如果只能进行全冠修复,作为修复医生的治疗手段就过于局限了,于是我开始学习更加微创的修复治疗形式。最需要学习的,就是瓷贴面修复技术。

北京大学口腔医院樊聪老师从 1999 年开始应用全瓷贴面,是我国最早应用瓷贴面修复的专家之一。由于可以明显减少备牙量,并且能够达到很好的美观效果,于是全瓷贴面技术成为替代全冠修复的重要治疗手段。2004 年跟随樊聪老师学习全瓷贴面修复以后,很快就切身体会到全瓷贴面牙体预备量比起全冠修复体明显减少,大部分患者无须在局麻下进行,对于患者而言,这种治疗过程感觉更舒适,美学效果也很满意,因此全瓷贴面修复很快就成为最基本的微创美学修复手段。

2009 年提出的"美学牙科中的微创修复理念",主要包含两个思路:第一,修复治疗是有创伤的治疗,面对牙齿的美学缺陷,我们应该首选非修复、无需牙体预备的治疗方法解决临床问题,包括采用漂白纠正牙齿颜色缺陷、用正畸纠正牙齿的排列缺陷、应用种植的方法修复缺失牙、避免制作固定桥带来的大量牙体预备等;第二,如果一定需要进行修复的病例,就应该考虑尽量减小牙体预备量,比如在可能的情况下制作全瓷贴面或嵌体来代替全冠修复。

标准瓷贴面修复是微创美学牙科的开始,但不是终点。标准全瓷贴面可以获得很好的治疗效果,但是还有更为保守的牙体预备形式,微创预备全瓷贴面、无预备全瓷贴面呼之欲出。进一步的微创理念,应该考虑根据具体情况,确定未来的修复体需要什么样的修复空间,医师要在天然牙上如何精确创造出这样的修复空间。

近年来,微创已经成为医学领域中很重要的一个发展方向。在口腔医学里,不只是美学修复在倡导微创治疗,牙体治疗、颌面外科治疗等各个分支学科中都在积极发展微创治疗。对于每一个具体的病例,需要综合考虑才能确定哪种治疗方案最符合微创的理念。对于从事各个专业的医师来讲,从本专业出发来判断哪种治疗方案更符合微创理念是比较容易的,但是同时应具备横向比较的思想意识。

理念

在不同的角度看待同样一个治疗手段和效果,对治疗带来的改善和创伤的评价是完全不一样的。作为医生,我们需要考虑,从谁的角度出发体会到的感受才更重要? 医生,还是患者?

问题看似简单,但实际上是经历了经过多年的思考,自己的思想才得以转化:当然患者的感受才是最重要的。

对于很多患者,首先希望治疗过程中尽量减少痛苦,尽量舒适,而美观效果只要满足了的需求,就认为这是很好的治疗。创伤不仅仅是生理角度的,在评价创伤大小的时候要将生理上的各种损伤,加上时间的因素,与患者对治疗效果的期望结合进行综合的考虑,才能正确地对损伤进行总体评价。这样才能得到最符合微创理念的治疗方案。作为医生,我们可以引导患者作出选择,但我们更要尊重患者的意愿,为患者提供最适合的治疗。

在为患者设计治疗方案时,我们要在治疗带来的创伤和美观效果之间进行权衡。牙体预备的目的是创造出修复空间,从美学效果的角度讲,没创造出修复空间就达不到好的修复效果。但反过来,我们有时也需要根据患者的期望来调整治疗目标,必要时可以在获得正常功能的前提下,放弃一些美学效果,以此换取更大程度上的舒适感受。

体会

10 年前自己接受了漂白治疗,没有进行有创伤的修复治疗,虽然美观效果确实很一般,但作为患者已经非常满意;能够熟练的完成标准的全瓷贴面以后,仍然没有选择给自己进行全瓷贴面修复,因为还需要进行牙体预备,而这是自己不希望发生的;在能够完成无预备贴面后,我选择了给自己进行无创伤的全瓷贴面修复。

如果严格从美学修复的角度分析,我的牙齿有很多问题,比如中线偏移、两颗中切牙形态不一致、牙龈顶点位置不一样,整体牙列的牙龈曲线不够协调,个别后牙扭转等。如果想获得理想的美学效果,正畸治疗、牙周手术、少量牙体预备都是有必要的。但是作为一个患者,其实并不觉得这些问题那么重要,因为实际上日常生活中这些细节很难被人所注意到。我认为最重要的

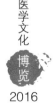

美学改善,就是颜色;由于牙齿长轴非常直立,因此存在少量预备甚至不预备的可能性,于是决定给自己最舒适的治疗,完全不进行牙体预备,在原有基础上进行无预备贴面修复,在最舒适的前提下达到尽可能的美学改善。首先直接扫描天然牙模型三维形态数据,再在模型上制作蜡型,之后将蜡型扫描,在CEREC系统内采用复制功能设计每个修复体的形态,然后开始切削修复体。每7~10分钟切削完成一个修复体,在切削下一个修复体的时候刚好完成前一颗修复体的修形、打磨和抛光,然后自己对着镜子试戴,全部完成后由同事帮助完成粘接。

最终完成的修复效果,整个牙齿的风格和原来完全一样,只是略微加厚了一点点(0.3~0.5mm),同时颜色和质感获得很大提升。最终修复完成后,原来存在的很多美学缺陷仍然存在。作为一个美学修复的病例来分析,修复效果有很多值得商榷的地方;但作为一个真实的患者,没有磨牙、毫无痛苦,牙齿颜色获得极大改善,这是非常成功的,从患者的角度感受非常好;并且,这样的效果令非常多的非牙科专业人士感到非常满意,许多患者正是由于见到了这样真实的治疗效果而决定开始自己的美学改善治疗。

反思

当具有专业知识的我们躺在牙椅上的时候,我们很明白心里想要什么样的治疗效果;当我们明白治疗可能会带来的创伤和不舒适时,我们会本能地避免不是完全必须的痛苦。患者虽然不具备和我们一样的专业知识,但是他潜意识里也明白他想要什么样的治疗效果,也会本能的希望痛苦和不适感越低越好。

作为医师,应该充分的体会患者的心理和需求,为患者提供最符合健康功能和心理需求的治疗。健康的功能是首要的,这是治疗的根本。而患者的美学需求是什么呢? 因人而异。并非每个患者都认为必须获得最大的美学效果,尤其是当需要通过更多的治疗步骤、更多的不适感才能获得时,很多患者会放弃。作为医生,不应该把自己对“美”的追求强加在患者身上,因为这种治疗最终达到的美学效果虽然会更好,但是很多时候并不是患者想要的,而只是医生自己想要的,而由此带来的不适感则是患者一定不希望的。

在给自己完成修复治疗后,进一步坚定了舒适美学牙科的认识:医师要努力在令患者舒适的前提下,达到患者的美学需求,这就是好的治疗方案。这需要医生充分理解患者希望接受什么样的创伤,美学需求是什么。

患者希望接受什么样的创伤? 如果可能,患者希望没有创伤。

我们要理解患者的需求,达到最合适的效果,控制治疗过程最舒适,这就是最好的治疗。在尽量舒适的情况下去达到患者的美学需求,就是我们最关心的问题。我们不一定需要超越患者的美学需求,达到患者要求的美学效果,同时保证更舒适,这一理念就是舒适美学牙科的核心理念(Comfortable Cosmetic Dentistry,CCD)。

理解

舒适美学牙科可以从几方面理解。首先,创伤要从对人体生理和心理的影响两方面综合考虑;接下来要配合最适宜的技术,这是很重要的;然后是考虑采用适宜的设备、工具和材料进行治疗,这有助于使治疗更顺利,减少患者的不适感;治疗完成,应先达到合理的功能,然后是患者需要的美学效果,合理的功能比美学效果更加重要。

如何理解合理的功能呢?如果患牙的功能本身有问题,能通过治疗加以改善获得更好的功能,那么肯定属于获得了合理的功能;如果患牙本身功能存在一些问题,但是有些情况下患者并没有改善的意愿,如果治疗改善了美观、没有影响原先的功能,也可以认为是达到了合理的功能。在达到了合理的功能的基础上,要让治疗达成患者的美学要求。

舒适美学牙科不仅仅是微创,更要让患者在整个治疗当中都尽量舒适。医师要在制订治疗方案的时候就要从心理上充分考虑到如何让患者尽量舒适。在这样的治疗过程中,医师也能得到更好的配合和理解,因此舒适美学牙科也可以让医师获得更大的舒适感受。

舒适美学牙科的LOGO来自中国太极的理念,具有阴阳两极相融相生的韵味,暗示着在美学牙科中医生与患者的和谐关系,舒适美学牙科理念具有中国传统的"中庸"的味道。作为医师,要具备做到极致之美的能力,但同时必须知道什么时候应该做到极致,什么时候不必做到极致,这就是一种中庸之道。当患者追求极致之时,应该有能力做到极致;当患者并不想追求极致的时候,不应该强加给患者我们想要的极致。很多时候医师追求的极致美,并不一定是患者诉求,因为很多时候这需要用舒适作为交换条件。过分追求极致美甚至可能会让患者对医师的目的产生怀疑。

四、回归医学本源的舒适美学牙科和舒适牙科

舒适美学牙科理念实际上不是孤立的存在。特鲁多医生曾说,医学,有时

是治愈（cure），常常是帮助（relieve），总是去安慰（comfort）。医生的职责不仅仅是治疗、治愈，更多的是帮助、安慰，医生应该更多的关注患者作为"人"的需求。

在医学治疗中，健康和功能永远是第一位的，治疗中努力令患者获得比较好的舒适感受是患者的期望。在"美学牙科"领域，"安慰"也同样是非常必要的，这也是将治疗引向成功或失败的重要因素。但是我们该如何去安慰一颗牙、一个微笑？很显然，作为医生最深层次的工作，我们的对象更重要的是一个个不同的人、一个个鲜活的生命，和患者之间形成专业知识以外的沟通渠道、建立专业操作以外的感情基础、维护专业治疗以外的信任感和依赖感，是推进治疗成功的重要动力，而这对于"美学牙科"这样一个与心理、人文密切相关的细分医学行业来讲，更是至关重要的。

理解、接受、运用舒适美学牙科的理念，从关注牙齿、关注微笑，回归到更加关注"人"，实际上是回归了医学的本源。

舒适医学近年来其实已经是医学领域发展的一个重要方向。牙科治疗作为医学治疗的一个分支，也正在向舒适牙科发展，比如外科治疗中通过笑气吸入、无痛麻醉等手段尽量达到舒适体验，比如采用激光治疗减弱、避免患者的不适体验，等等，这些都在逐渐成为舒适牙科治疗中越来越普遍使用的治疗方式。美学牙科作为牙科治疗中一个分支，舒适美学牙科理念的产生与发展也是水到渠成的一步。

在牙科治疗中，在健康和功能之外，附带的"美学"是更高一级的追求。在不给患者带来更多的创伤和不适的同时，为患者带了更大的美观是非常有意义的；如果更多的"美"是要用更多的创伤和痛苦来换取，就要客观、准确地评估患者的需求，在患者有愿望的情况下就去创造，在患者并无追求的情况下应该更尊重患者的想法。

舒适美学牙科的治疗理念，旨在提高对患者人文心理的关怀，减少侵袭性治疗方式的使用，同时打破学科界限对于微创治疗的局限，促进医师在尊重患者感受和要求的前提下，综合运用口腔医学各个分支学科的知识和诊疗技术，制订出最合理的个性化治疗计划，尽量确保长期稳定的治疗效果，利于患者口腔健康的长期维护。

遵循舒适美学牙科治疗理念，将最大限度地维护患者的利益，并关注患者的切身感受，促进患者建立积极的口腔医疗态度，帮助医师与患者建立互信的坚实基础，使得医师与患者共同享受舒适的治疗过程和令人满意的治疗效果，使口腔美学治疗回归到医学的本源。

第五章　唐诗宋词说牙齿

全春天　包柏成

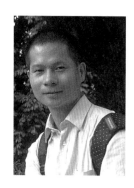

作者简介：全春天，毕业于中山大学光华口腔医学院，在读南方医科大学博士学位，现供职于广东省口腔医院·南方医科大学附属口腔医院，《广东牙病防治》杂志编辑，发表医学科普文章100余篇，与导师包柏成教授合编《唐诗宋词说牙齿》一书，参编高等学校教材《口腔医学史》。

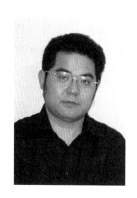

包柏成，医学博士，中山大学光华口腔医学院正畸科主任医师，硕士研究生导师。北京大学医学人文研究院客座研究员。已发表艺术评论、艺术研究及艺术杂文41篇、美术作品100余幅，出版个人美术专辑两部，参编《中国画技法大全》等3部艺术著作，出版散文诗歌集《溪岸飘雪》。合编《唐诗宋词说牙齿》，参编教材《口腔医学史》。

编者按：我们已经进入了大数据时代。每个人的日常生活都会产生数据，被收集、分析和应用。不仅是我们，古诗词资料也在不断被发现、整理成数据，供我们分析、分享。

全春天，2009~2011年为中山大学口腔医学院在读口腔正畸研究生，因为热爱古诗词，时时徜徉于诗词歌赋中，不能自已。也许是在大数据海洋里浸淫已久，他头脑一热，通过搜索引擎寻找古诗词中的牙齿故事，没想到，随着数

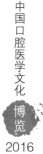

据洪流,很多很有趣的古诗词跃然眼前,数量竟达两三千首之多!

在导师包柏成的鼓励和指导下,全春天将其中一部分诗词整理出来,和包柏成以《唐诗宋词说牙齿》为名出版。《中国口腔医学文化博览 2016》约稿过程中,全春天欣然应邀成文。

本文的精要是:在《唐诗宋词说牙齿》基础上追根索源,广征博引,以文论牙、以牙说文,相得益彰;科学性、文学性、艺术性融于一体。

总览

中国是诗歌王国,自诗经以降,历代诗词歌赋灿若星汉,而其中尤以唐宋诗词为盛。牙齿是人体容貌美的重要载体,是受到病伤后最容易引发感慨的身体部位,也是诗人们借以褒贬社会众生的题材。

中国文学史上,唐宋诗词占据着特别重要的位置。唐宋诗词中的一些作品,可谓妇孺皆知,其影响非其他朝代的文学作品所能及。唐代有所谓"诗仙"(李白)、"诗佛"(王维)、"诗圣"(杜甫)之诗界大腕,宋代有所谓"豪放派代表"(苏东坡、辛弃疾、陆游等)、"婉约派代表"(柳永、李清照、欧阳修等)之词界大"V",可谓才人辈出,杰作纷呈。他们以不同的手法,从不同的视角,描绘那个时代的自然和社会,描绘个人的人生经历和感悟,表达个人的思想情怀。通过阅读他们的作品,我们可以在脑海里尝试着还原那个时代的自然景观和生活,由此获得审美的愉悦。我们也可以通过作品去领悟那个时代社会和个人的思想观念(包括审美观),由此获得人生启迪。

以唐宋两朝为经,以诗词歌赋作纬,本文对古诗词中涉及牙齿的内容进行简介、赏析,并从牙科的角度进行解说,主要包括以下四个方面:①古诗词中的牙齿与惜时感怀;②古诗词中的牙齿审美;③古诗词中的牙病;④古诗词中的牙齿保健。

一、古诗词中的牙齿与惜时感怀

无论是在民间生活中,还是在古诗词中,牙齿都和年龄有着密切的关系。根据牙齿的萌出、生长、替换、衰老和脱落来判断人的年龄,在古代文学作品里是常见的。当然,这些判断并不精确,但能看出大概的范围。

（一）暮齿

在古诗词中,常提到"暮齿"。暮,即傍晚,太阳落山,白天将尽,常用来比喻人步入晚年,故有"暮年"之说,例如曹操的"烈士暮年,壮心不已"。古代口腔保健技术尚未发达,人老掉牙确实很难避免,掉牙也就成为了人老的标志之一,"暮"和"齿"才常一起出现,表达牙齿频失,人老体衰矣。

出现"暮齿"的古诗词非常多,尤其是那些惜时感怀的作品。诗人对时光的流逝很敏感,年纪越大,岁月在身上留下的痕迹越明显,如发花白、眼模糊、耳变聋等,牙齿的变化也是其中的一点。牙渐次脱落,自然引发诗人对岁月不饶人的感慨,写出诸多的诗篇来描述时下境况,勉励自己珍惜时间,发奋努力。

王维(701—761),字摩诘,祖籍山西祁县,唐朝诗人,外号"诗佛"。今存诗400余首。王维精通佛学,佛教有一部《维摩诘经》,是维摩诘向弟子们讲学的书,王维很钦佩维摩诘,所以自己名为维,字摩诘。王维诗书画都很有名,多才多艺,精通音乐,受禅宗影响很大。他在《叹白发》中写道:"宿昔朱颜成暮齿,须臾白发变垂髫",以前青春年少时,容颜姣好,如今却人老珠黄,齿牙零落,怎么不令人悲叹心伤呢?

杜甫(712—770),河南巩县(今巩义市)人。字子美,自号少陵野老、杜少陵等,盛唐大诗人,现实主义诗人,世称杜工部、杜拾遗,代表作"三吏"(《新安吏》《石壕吏》《潼关吏》)、"三别"(《新婚别》《垂老别》《无家别》)。原籍湖北襄阳,生于河南巩县,初唐诗人杜审言之孙。唐肃宗时,官左拾遗。后入蜀,友人严武推荐他做剑南节度府参谋,加检校工部员外郎。故后世又称他杜拾遗、杜工部。他忧国忧民,人格高尚,一生写诗1500多首,诗艺精湛,被后世尊称为"诗圣"。他也在多篇诗作中提到"暮齿",如《写怀》两首其一中的"朝班及暮齿,日给还脱粟";《雨》中的"杖策可入舟,送此齿发暮";《上水遣怀》中的"孤舟乱春华,暮齿依蒲柳";《立秋雨院中有作》中的"穷途愧知己,暮齿借前筹"。在杜甫的作品中,"暮齿"是可以活用的,不仅能作为词组出现,还能说"齿发暮"、"齿多暮",用"暮"来形容牙齿的凋零。

白居易(772—846),字乐天,晚年又号香山居士,河南新郑(今郑州新郑)人,我国唐代伟大的现实主义诗人,中国文学史上负有盛名且影响深远的诗人和文学家,他的诗歌题材广泛,形式多样,语言平易通俗,有"诗魔"和"诗王"之称。官至翰林学士、左赞善大夫。有《白氏长庆集》传世,代表诗作有《长恨歌》、《卖炭翁》、《琵琶行》等。白居易故居纪念馆坐落于洛阳市郊。白园(白居易墓)坐落在洛阳城南琵琶峰。白居易也比较喜欢用"暮齿",比如《戒药》中的"早夭羡中年,中年羡暮齿。暮齿又贪生,服食求不死";《有感三首》之一中的"穷贱当壮年,富荣临暮齿";《把酒》中的"试数班行中,几人及暮齿?";《哭刘尚书梦得二首》中的"夜台暮齿期非远,但问前头相见无?";《渐老》中的"今朝复明日,不觉年齿暮";《新岁赠梦得》中的"暮齿忽将及,同心私自怜"。白氏的诗中可以看出当时的人寿命普遍不长,盛行长生不老的方法,而能够活到"暮齿"已经是不错的了。

韦应物(737—792),唐代诗人,长安(今陕西西安)人。今传有 10 卷本《韦江州集》、2 卷本《韦苏州诗集》、10 卷本《韦苏州集》。散文仅存 1 篇。因做过苏州刺史,世称"韦苏州"。诗风恬淡高远,以善于写景和描写隐逸生活著称。韦应物也有《题从侄成绪西林精舍书斋》中的"栖身齿多暮,息心君独少"。

方干(809—888)字雄飞,号玄英,睦州青溪(今淳安)人。为人质野,喜凌侮。每见人设三拜,曰礼数有三,时人呼为"方三拜"。爱吟咏,深得师长徐凝的器重。一次,因偶得佳句,欢喜雀跃,不慎跌破嘴唇,人呼"缺唇先生"。方干擅长律诗,清润小巧,且多警句。其诗有的反映社会动乱,同情人民疾苦;有的抒发怀才不遇,求名未遂的感怀。文德元年(888 年),方干客死会稽,归葬桐江。门人相与论德,谥曰"玄英先生",并搜集他的遗诗 370 余篇,编成《方干诗集》传世。《全唐诗》编有方干诗 6 卷 348 篇。宋景佑年间,范仲淹守睦州,绘方干像于严陵祠配享。方干也有"暮齿甘衰谢,逢人惜别离","古贤暮齿方如此,多笑愚儒鬓未斑"两句。

吴融(850—903),唐代诗人。字子华,越州山阴(今浙江绍兴)人。昭宗龙纪元年(889)登进士第。曾随宰相韦昭度出讨西川,任掌书记,累迁侍御史。一度去官,流落荆南,后召为左补阙,拜翰林学士,中书舍人。天复元年(901)朝贺时,受命于御前起草诏书 10 余篇,顷刻而就,深得昭宗激赏,进户部侍郎。同年冬,昭宗被劫持至凤翔,吴融扈从不及,客居阌乡。不久,召还为翰林学士承旨。吴融《和杨侍郎》中有"烟霄惭暮齿,麋鹿愧初心"。

韩愈(768—824),字退之,唐河内河阳(今河南孟州)人。自谓郡望昌黎,世称韩昌黎。唐代古文运动的倡导者,宋代苏轼称他"文起八代之衰",明人推他为唐宋八大家之首,与柳宗元并称"韩柳",有"文章巨公"和"百代文宗"之名,著有《韩昌黎集》四十卷,《外集》十卷,《师说》等。韩愈也有"暮齿良多感,无事涕垂颐"之句,因为暮齿而无事流眼泪,恐怕是多愁善感的老诗人常有的情况。

王安石(1021—1086),字介甫,号半山,封荆国公。临川人(今江西省抚州市区荆公路邓家巷人),北宋杰出的政治家、思想家、文学家、改革家,唐宋八大家之一。有《王临川集》《临川集拾遗》等存世。官至宰相，主张改革变法。诗作《元日》《梅花》等最为著名。王安石有《送赞善张轩民西归》中的"百忧生暮齿，一笑隔沧波"，《次韵酬龚深甫二首》中的"芳辰一笑真难值，暮齿相思岂久堪"，表达对人生忧虑的看法，认为忧虑可以让人衰老，如果老年还有诸多思虑，是不能忍受的。

文天祥(1236—1283)，吉州庐陵(今江西吉安县)人，南宋民族英雄，初名云孙，字天祥。选中贡士后，换以天祥为名，改字履善。宝祐四年(1256)中状元后再改字宋瑞，后因住过文山，而号文山，又有号浮休道人。文天祥以忠烈名传后世，受俘期间，元世祖以高官厚禄劝降，文天祥宁死不屈，从容赴义，生平事迹被后世称许，与陆秀夫、张世杰被称为"宋末三杰"。文天祥也留下《驻惠境第七十一》中的"北风吹蒹葭，送此齿发暮"，表达对时光流逝，人生易老的感慨。

（二）耆齿和耄齿

耆齿和耄齿，都是老人的意思。《南齐书·明帝纪》："日者百司耆齿，许以自陈。"明代的何景明有《还自别业》诗："成人匪故识，耆齿日凋丧。"

陆游(1125—1210)，字务观，号放翁，越州山阴(今浙江绍兴)人。南宋爱国诗人，著有《剑南诗稿》《渭南文集》等数十个文集存世，自言"六十年间万首诗"，今尚存9300余首，是我国现有存诗最多的诗人。陆游在诗中使用过"耆齿"和"耄齿"，例如《道室杂咏》中的"放翁耄齿犹朱颜，一物不留方寸间"；《陌上》中的"天将耄齿偿贫悴，身坐虚名掇谤伤"；《书南堂壁》中的"耆齿犹须几，羸然敢自期"；《书日用事》中的"耄齿尤当勉，常忧寸晷移"。虽然这些诗作都表明诗人已经是个耄耋老者，但作者仍然发奋图强，不愿意让时光白流。

（三）稚齿

稚齿，亦作"穉齿"，指年少、少年、儿童。在"稚齿"的注释中，可以看到它很早就出现了。《列子·杨朱》："穆之后庭，比房数十，皆择稚齿婑媠者以盈之"。《后汉书·郎顗传》："子奇穉齿，化阿有声"。《北史·隋纪下·炀帝》："回面内向，各怀性命之图；黄发稚齿，咸兴酷毒之叹"。清代王闿运《邓太夫人锺氏墓志铭》："于时赠通奉府君讳友煊，方在穉齿，相有厚福"。

元稹(779—831)，生活于唐代宗大历十四年至文宗大和五年间，字微之，别字威明，唐洛阳人(今河南洛阳)。父元宽，母郑氏。为北魏宗室鲜卑族拓跋部后裔,是什翼犍之十四世孙。早年和白居易共同提倡"新乐府"。世人常把他和白居易并称"元白"。元稹《杨子华画》诗之二:"故人断弦心,稚齿从禽乐"。

梅尧臣(1002—1060),字圣俞,世称宛陵先生,北宋著名现实主义诗人,宣州宣城(今属安徽)人。宣城古称宛陵,世称宛陵先生。初试不第,以荫补河南主簿。50岁后,于皇祐三年(1051)始得宋仁宗召试,赐同进士出身,为太常博士。以欧阳修荐,为国子监直讲,累迁尚书都官员外郎,故世称"梅直讲"、"梅都官"。曾参与编撰《新唐书》,并为《孙子兵法》作注,所注为孙子十家著(或十一家著)之一。有《宛陵先生集》60卷,《四部丛刊》影明刊本等。梅尧臣在《除夕与家人饮》中提到"穉齿"一词:"穉齿喜成人,白头嗟更老"。小孩子长大成人很高兴,老年白发却感叹年岁老去!

王维、白居易也有提及"稚齿"。例如王维的《哭祖六自虚》:"悯凶才稚齿,羸疾主中年";白居易的《小童薛阳陶吹觱篥歌》:"嗟尔阳陶方稚齿,下手发声已如此"。

(四) 壮齿

壮齿,就是青壮年的意思。左思《杂诗》:"壮齿不恒居,岁暮常慨慷"。南朝·宋·宗炳《明佛论》:"又苦其半生之美盛荣乐,得志盖益何几?而壮齿不居,荣必惧辱,乐实连忧。"《隋书·令狐熙传》:"昔在壮齿,尚不如人。况今年疾俱侵,岂可犹当重寄!"宋吴曾《能改斋漫录·记诗》:"器资诗略云:"翁行尚壮今老矣,儿昔未生今壮齿。"

从以上的记述,可以看到"壮齿"一词常用来反衬老年。人在壮年时,如果不能有所作为,就会担忧晚年一事无成。因此,应当趁年齿尚壮,及早大展抱负。白居易诗《曲江感秋二首》中曰"荣名与壮齿,相避如朝暮。时命始欲来,年颜已先去";《岁暮》中曰"穷阴急景坐相催,壮齿韶颜去不回"。感慨壮年时如果不能扬名立万,那么等到老年,即使有机会也无法把握了。

苏轼(1037—1101),字子瞻,又字和仲,号"东坡居士",世人称其为"苏东坡"。眉州(今四川眉山,北宋时为眉山城)人,祖籍栾城。北宋著名文学家、书画家、词人、诗人,美食家,唐宋八大家之一,豪放派词人代表。其诗、词、赋、散文均成就极高,且善书法和绘画,是中国文学艺术史上罕见的全才,也是中国数千年历史上被公认文学艺术造诣最杰出的大家之一。其散文与欧阳修并称欧苏;诗与黄庭坚并称苏黄;词与辛弃疾并称苏辛;书法名列"苏、黄、米、蔡"北宋四大书法家之一;其画则开创了湖州画派。苏东坡在《读仲闳诗卷,因成长句》中说"壮齿君能亲稼穑,异时我亦困耡耰",你青壮年时可以播种、可以收获,我那时候也被农业劳作所困,这自然是另一种心境了。

(五) 其他

古代古诗词关于惜时感怀的作品浩如烟海,与牙齿有关的当然也不仅限于内容包含"暮齿"、"壮齿"、"稚齿"等的作品。纵观诸多诗作,诗人们常常用牙齿来代表年龄。

欧阳修(1007—1073),字永叔,号醉翁,又号六一居士。吉安永丰(今属江西)人,自称庐陵(今永丰县沙溪)人。谥号文忠,世称欧阳文忠公,北宋卓越的文学家、史学家。他在《勉刘申》中有"吾子齿尚少,加勤无自轻";《依韵和圣俞见寄》中有"吾才已愧君,子齿又先我",都是以"齿"来代表年龄的。

苏洵(1009—1066),字明允,号老泉,眉州眉山(今属四川眉山)人。北宋文学家,与其子苏轼、苏辙合称"三苏",均被列入"唐宋八大家"。苏洵长于散文,尤擅政论,议论明畅,笔势雄健,有《嘉祐集》传世。苏洵的《答陈公美》中有"齿发俱未老,未至衰与颓",两个"未"字似乎有点庆幸尚未衰老的意思。

黄庭坚(1045—1105),字鲁直,自号山谷道人,晚号涪翁,又称豫章黄先生,洪州分宁(今江西修水)人。北宋诗人、词人、书法家,为盛极一时的江西诗派开山之祖。英宗治平四年(1067)进士。历官叶县尉、北京国子监教授、校书郎、著作佐郎、秘书丞、涪州别驾、黔州安置等。黄庭坚的《次韵正仲三丈自衡山返命舍驿过外舅师厚赠答》中的"乖离略十年,发白齿龃龉",说离开大概10年,头发苍苍,牙齿零落,令人感慨!

由于牙齿和年龄的密切关系,因为牙齿问题而感叹年岁已老的诗作就更多了。王安石的《酬冲卿见别》中的"同官同齿复同科,朋友婚姻分最多",《致仕虞部曲江谭君挽辞》中的"岂惜埋辞追往事,齿衰才尽独伤神";陆游的《夏日》中的"齿发凋零奈尔何!年光暗里易消磨",《晚春》中的"莫因齿发悲残景,且喜柴荆是故园",《幽居示客》中的"齿发虽俱弊,神明尚有余";苏东坡的《柏》中的"当年谁所种,少长与我齿",《与欧育等六人饮酒》中的"年来齿发老未老,此去江淮东复东",《满江红·和高子文春津道中》中的"底事年来常马上,不堪齿发行衰缺",也都以"齿"来比拟老态。

古代诗人由于牙齿随年龄衰老而总是发出各种感慨,那是落后的口腔保健水平决定的。如今,普通老百姓的口腔保健意识已经普遍提高,年老掉牙并非一定会发生的事情。不过也许正因为如此,我们再也无法回到那个诗歌光辉灿烂的鼎盛时期吧!

二、古诗词中的牙齿审美

作为牙医品读古诗词,我们会发现,古诗词不少作品涉及牙齿的审美,且有趣、有韵、有味、有启迪。很多描述牙齿与脸颊、唇部关系,牙齿外形、色泽等的诗句,无不细致入微,见牙如见其人。现从几个视角谈谈古诗词中的牙齿审美问题。

(一) 牙齿与容貌美

容貌美是人类精神活力的体现。作为人体唯一不受衣冠掩饰的面部,自然也就成为评价人体形象的最重要的部分。牙齿作为人体极小的构成部分,它在人的容貌美中占如何的地位和作用呢? 在古诗词中,牙齿审美有时是作为人体整体审美不可或缺的部分加以关注的。

张鷟(约660—740),字文成,自号浮休子,深州陆泽(今河北深县)人,唐代小说家。他于高宗李治调露年登进士第,当时著名文人骞味道读了他的试卷,叹为"天下无双",被任为岐王府参军。此后又应"下笔成章"、"才高位下"、"词标文苑"等8科考试,每次都列入甲等。调为长安县尉,又升为鸿胪丞。其间参加4次书判考选,所拟的判辞都被评为第一名,当时有名的文章高手、水部员外郎员半千称他有如成色最好的青铜钱,万选万中,他因此在士林中赢得了"青钱学士"的雅称。这个雅号后代成为典故,成了才学高超、屡试屡中者的代称。武后证圣(695)时,擢任御史。

张鷟的《咏崔五嫂》云:"奇异妍雅,貌特惊新。眉间月出疑争夜,颊上花开似斗春。细腰偏爱转,笑脸特宜嚬。真成物外奇稀物,实是人间断绝人。自然能举止,可念无方比。能令公子百重生,巧使王孙千回死。黑云裁两鬓,白雪分双齿……"读完这首诗,美丽出众、活脱可爱、魅力无穷的崔五嫂形象便跃然眼前了。中国文学中,比拟手法十分常用,常常是人物互拟,在比拟中,充分调动读者们丰富的想象力,并在想象中完成审美。这种手法很符合中国古典的审美趣味:强调味外之味、弦外之音、含蓄、回味。这首诗用了不少比喻来形容崔五嫂的容貌,其中"黑云裁两鬓,白雪分双齿"一句极为生动。用"黑云"形容崔五嫂两鬓头发之黑,用"白雪"形容她牙齿之洁白,"黑云"、"白雪"在每个人的脑海里都有极强烈的意象,往往与特定的自然景观联系在一起,如此比拟,实令人浮想翩翩、回味无穷! 这"裁"、"分"二字,也是匠心独运,"裁"字令人想到鬓发梳得一丝不乱,"分"之令人想到她在甜美的微笑中,皓齿上下分呈的动态美。此诗依次提到了"眉"、"颊"、"腰"、"脸"、"发"、"牙",同时也提及了当时人物之情态,读完后,脑海里基本上可以勾勒出崔五嫂的生动形象了,算是从人物整体上较全面地去描绘美了。在此,牙齿审美尽管出场较晚,然而是人的整体形象审美环节的重要组成部分。

(二) 牙齿与颜面审美呼应

容貌审美中,为强化某一审美意向(如漂亮、年轻等),牙齿审美往往与颜面其他组织器官的审美相互呼应。牙齿审美与眼眉审美相呼应的诗比较多,而这其中又以称赞年轻女性容貌之美为多,如杜甫《城西陂泛舟》中"青蛾皓齿在楼船,横笛短箫悲远天"句,《哀江头》中"明眸皓齿今何在,血污游魂归不得"句;韦应物《拟古诗十二首》其二中"娟娟双青娥,微微启玉齿"句;陆龟蒙《相和歌辞·陌上桑》中"皓齿还如贝色含,长眉亦似烟华贴"句;黄庭坚《以右军书数种赠邱十四》中"眼如霜鹘齿玉冰,拥书环坐爱窗明"句,等等,不一而足,皆是通过"眼、眉、齿"之间的相呼应的描绘,来增强对象美感的。在此值得一提的是,"青娥"、"青蛾"同义,皆指女性用青黛颜色将眉毛描出美丽的造型,这种眉毛化妆,早在西周时已十分流行,在《诗经》和《楚辞》中便有出现,包括唐宋以降直至现代,描眉一直都是女性容貌化妆的重要部分。古代女性眉的造型以柳叶状最为经典(男子则认为"卧蚕眉"最有魅力),后来"青蛾"或"青娥"用来指代美女。"明眸"指眼睛黑白分明而又明亮之意,"皓齿"指牙齿洁白,"明眸皓齿"也被指代为年轻美貌的女子。在此,白居易的诗有较大的反差,他在《秦中吟十首:不致仕》中"可怜八九十,齿坠双眸昏"句,读来颇有些感伤,读者一下子从对美丽年轻容貌的追想,跌入到耄耄之老的叹息!在此,"齿坠"与"双眸昏"又相呼应,相互强化,共同指向惆怅叹衰的审美意象。

古人除了经常将眼、眉、齿的审美一起加以关注外,也经常将牙齿与颜面部其他组织器官组合描述,以达到特定的审美效果。如牙齿也时常与头发一起描述,来代表年轻的容颜或年老的容颜。如白居易《赠鸟巢和尚诗》中"空门有路不知处,头白齿黄犹念经"句,是通过牙齿和头发的变老情形来表示人老的。韩偓《赠孙仁本尊师》中"齿如冰雪发如鬐,几百年来醉似泥"句,苏洵《答陈公美》中"齿发俱未老,未至衰与颓"句,倒是多了几分人犹年轻的宽慰,少了些伤感。至于牙齿与唇、颜、耳间相互呼应的描述(有的是功能性的、有的是审美性的),也有一些诗句,读来也易懂,如杜甫《复阴》中"君不见夔子之国杜陵翁,牙齿半落左耳聋"句,说明古人注意到牙齿脱落和耳聋在机体衰老中可能的并存现象。白居易《岁暮》中"穷阴急景坐相催,壮齿韶颜去不回"句,说明作者注意到,人年轻时"壮齿"与"韶颜"彼此的呼应关系。白居易《哭刘向书梦得二首》中"不知箭折弓何用,兼恐唇亡齿也枯"句,则是说明了唇齿之间相互依存的功能关系,而欧阳修《减字木兰花》中"樱唇玉齿,天上仙音心下事"句,则是说明了唇齿间存在的审美呼应关系。

(三) 牙齿色泽和质感的审美

牙齿的视觉特征,应包含牙齿的色泽、质感、形态、位置几个方面,但在所收集到的古诗词中,反映的是牙齿的色泽和质感方面的诗,未见有对形态和位置特征之描述者。由此可见,在中国古代,牙齿色泽和质感的审美,是牙齿审美的主要考虑的内容。

1. 以"皓齿"、"素齿"直接描述牙齿洁白的诗句　形容牙齿洁白的情形比较丰富,直接描述牙齿洁白者,有"皓齿"、"素齿"等,而以"皓齿"的描述最为多见,摘录如下:

> 骆宾王"莫言无皓齿,时俗薄朱颜";
> 李白"自古妒峨眉,胡沙埋皓齿";
> 韦应物"艳曲呈皓齿,舞罗不堪风";
> 张祜"皓齿娇微发,青娥怨自生";
> 温庭筠"皓齿芳尘起,纤腰玉树春";
> 陆龟蒙"皓齿还如贝色含,长眉亦似烟华贴";
> 柳永"皓齿善歌长袖舞";
> 苏轼"明眸皓齿谁复见,只有丹青余泪痕";
> 晁补之"青娥皓齿,云鬟花面";
> 王安中"美容哥皓齿,齿皓歌容美";
> 蔡伸"皓齿明眸娇态度";
> 辛弃疾"明眸皓齿,看江头,有女如云";
> 戴复古"欲登五侯门,非皓齿细腰";
> ……

至于称呼"素齿"者,则只有苏东坡一人,他在《琴枕》中有"清眸作金徽,素齿为玉軫"句。显然,素齿与皓齿具有同等的审美效应。

2. 以比拟手法形容牙齿的诗句　古人的文学作品,最擅长用比拟手法来描绘人和物,在这些涉及牙齿的作品中,用以物拟物的手法来形容牙齿色泽的,不在少数,被用以比拟的物有"雪、冰、玉、霜、贝"等。这些物象的共同特征是素洁,"冰、玉、贝"尚有晶莹光润而质坚的感觉,很容易让人联想到有类似特质的牙齿。显然,以物拟物的手法来形容牙齿,比直白描写牙齿色泽和质地,更有趣、生动,更富想象,审美效果也更佳。在此,摘录部分诗句与大家共享:

以雪拟牙者:张鷟"黑云裁两鬓,白雪分双齿";张祜"皓齿初含雪,柔枝欲断风"。

以霜拟牙者:苏轼巉巉玉为骨,凛凛霜入齿"。

以冰拟牙者:韩愈"君颐始生须,我齿清如冰";杜荀鹤"冰齿味瑶轴,只应鬼神知";苏轼"毗陵高山锡为骨,陆子遗味泉冰齿"。

以玉拟牙者:韦应物"娟娟双青娥,微微启玉齿";欧阳修"樱唇玉齿,天上仙音心下事";苏轼"堂中美人雪争妍,粲然一笑玉齿颊","汝从何方来,笑齿粲如玉";黄庭坚"佳人何时来,为天启玉齿"。

以贝拟牙者:陆龟蒙"皓齿还如贝色含,长眉亦似烟华贴"、张仲方"方口秀眉编贝齿,了然炅炅双瞳子"。

以冰和雪复合比拟牙者:韩偓"齿如冰雪发如鬒,几百年来醉似泥"。

以玉和冰复合比拟牙者:黄庭坚"眼如霜鹘齿玉冰,拥书环坐爱窗明"。

文人中以苏轼最值得称道,他形容牙齿的手法全面,拟物丰富,且不重复!

3. 牙齿其他描述　牙齿的颜色,尚有其他描述者,如白居易"头白齿黄犹念经",苏辙"日出曝焦牙"等。在此,牙齿显然是以老迈或病态的状态呈现的,与前述所描绘的牙齿相比,明显欠缺审美的愉悦感。

由此可见,容貌美离不开牙齿的健美,健美的牙齿促进人体美,洁白整齐的牙齿是人类健美身躯的重要组成部分,对维护容貌美起着不可忽视的作用。这就要求我们口腔医务工作者不断地进行对医学美学的研究和探索,加强自身的美学修养,使自己具有较强的鉴赏美和创造美的能力。爱美无疑是人类的天赋和永恒的追求,牙齿又恰恰是美的守门人,把美的光辉折射到每一位缺牙患者和要求改善容貌的人的身上,是我们口腔医务工作者神圣的职责和使命。

细细体味那些与容貌美相关的古诗词,从中领会诗人对牙齿美的描述,无

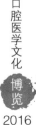

疑也是我们加强自身美学修养的绝佳途径之一！

三、古诗词中的牙病

在没有良好口腔保健知识和工具的古代,诗人们的牙齿当然也不会好到哪里去。在牙病的折磨下,诗人们忍着牙痛、冷汗涔涔地挥笔,给我们留下了很多与牙病有关的诗词歌赋,读之令人捧腹之余,也为诗人心胸之豁达、意境之高远而拍案叫绝。

(一) 牙酸

牙齿敏感,不是现代人才有的疾病。古代诗人也有饱受牙齿敏感之苦的,而且用生花妙笔将牙齿的敏感症状描述下来,读到那些诗句,仿佛看到老诗人捂住腮帮子、嘶嘶地呵着气的神态。虽然幸灾乐祸不值得鼓励,但是我们还是围观一下他们吧！

白居易的牙齿不好,前面已经说过了,你可知道他的牙齿也有敏感症呢？他在《新秋早起有怀元少尹》中写道"漆匣镜明头尽白,铜瓶水冷齿先知",秋天清早起床,看着镜子里满头白发,去漱口时牙齿酸软得要命,真是让人郁闷的事情。后来的苏轼有"春江水暖鸭先知",可能是化用了白居易的"铜瓶水冷齿先知"。白居易还有《不如来饮酒七首》之一中的"齿伤朝水冷,貌苦夜霜严",由于牙齿有伤病,早上的水觉得很冰冷,这应该就是一种敏感症状。可是,他的牙齿有什么伤病呢？从诗中我们无法猜测。从口腔医学的角度,可能是由于他年纪大了,牙龈退缩,牙根暴露,遇到冷刺激就会敏感。

杨万里(1127—1206),南宋诗人。他是个明显的牙齿敏感症患者,在《闲居初夏午睡起》中有"梅子留酸软齿牙,芭蕉分绿与窗纱",《怀古堂前小梅渐开四首》其三中有"老夫官满梅应熟,齿软犹禁半点酸",可见他挺喜欢吃梅子,虽然梅子会让他牙齿酸软,但是他仍然觉得自己可以忍受这点痛苦。另一首诗《和马公弼雪》中有"髯疏也被轻轻点,齿冷犹禁细细餐",还在《秋暑》中说"洗面凉已滋,漱齿痛仍逼",也能作为他牙齿敏感的佐证,而且症状还很明显,因为牙齿简直是疼痛了。当然,也可能这时他已经有牙髓炎的冷刺激疼痛症状。

韩偓(842—923),字致尧,一作致光,小名冬郎,号玉山樵人。京兆万年(今陕西西安附近)人。10岁即席赋诗,龙纪元年(889)始登进士第,一度出佐河中节度使幕府，回朝后拜左拾遗，迁左谏议大夫。后因忤触权臣朱温，贬濮州司马，于是弃官南下，这期间，唐王朝曾两次诏命还朝复职，皆不应。他《幽窗》中的"手香江橘嫩，齿软越梅酸"，说的是牙齿遇到酸酸的梅子而酸软。

周邦彦(1056—1121)，中国北宋末期著名的词人，字美成，号清真居士，钱塘(今浙江杭州)人。历官太学正、庐州教授、知溧水县等。徽宗时为徽猷阁待制，提举大晟府。精通音律，曾创作不少新词调。作品多写闺情、羁旅，也有咏物之作。格律谨严。语言典丽精雅。长调尤善铺叙。为后来格律派词人所宗。旧时词论称他为"词家之冠"。有《清真居士集》，已佚。他在《诉衷情》中有"出林杏子落金盘。齿软怕尝酸。可惜半残青紫，犹有小唇丹"，说的不是梅酸使牙齿敏感，而是杏子酸了。

陆游在《杂兴》中有"野果攒眉涩，村醪掜齿酸"一句，说明他的牙齿也是碰到酸性食物会敏感的。

(二) 牙痛

说到牙痛，白居易的牙痛是首先必须提到的。他在《病中赠南邻觅酒》中说"头痛牙疼三日卧，妻看煎药婢来扶。今朝似校抬头语，先问南邻有酒无？"可见他牙痛牵涉到头部疼痛，连日卧床，妻子帮忙煎药，侍婢来扶才能坐起；今天可以抬头说话了，开口一句就是南边的邻居有没有酒。这种明显的放射痛，有可能是急性牙髓炎的症状，随着病程进展，疼痛会有所缓解。虽然疼痛缓解不代表牙病痊愈，但是还是可以让诗人松一口气了。

苏辙(1039—1112)，字子由，眉州眉山(今属四川)人。唐宋八大家之一，与父洵、兄轼齐名，合称三苏。苏辙有一首《次远韵齿痛》，全诗如下："元明散诸根，外与六尘合。流中积缘气，虚妄无可托。敝陋少空明，妇姑相攘夺。日出暵焦牙，风来动危葇。喜汝因病悟，或免终身著。更须诵楞严，从此脱缠缚。"虽然苏辙有牙痛，但是他还是很高兴，觉得可以因为牙病而有所感悟，这也许是诗人才有的兴致。

牙病缠身的陆游当然免不了牙痛的遭遇。他在《齿痛有感》中说"眼暗头童负圣时，齿牙欲脱更堪悲"，眼花、掉头发辜负了圣明，牙齿快脱落更加令人悲伤啊！他又在《龋齿》中说"龋齿虽小疾，颇解妨食眠"，龋齿虽然是小病，但很妨碍饮食睡眠，可见他虽然认为牙病不是大问题，但还是被龋齿折磨得寝食难安了。另一首诗《贫病戏书》中的"头痛涔涔齿动摇，医骄折简不能招"就更能体现这一点，老诗人不但饱受牙病、头痛之苦，还因为贫穷而不能请大夫来看病,真是悲苦的事情。

（三）齿落

唐代的韩愈、白居易、王周,宋代的陆游等都写齿落诗或者落齿诗,记载了他们对牙齿脱落前后的看法。细细品读他们的"齿落"诗,有时候莞尔之时,不禁为诗人们的豁达乐观击节赞赏。下面让我们欣赏他们的作品。

韩愈《落齿》:"去年落一牙,今年落一齿。俄然落七七,落势殊未已。馀存皆动摇,尽落应始止。忆初落一时,但念豁可耻。及至落二三,始忧衰即死。每一将落时,懔懔恒在已。又牙妨食物,颠倒怯漱水。终焉舍我落,意与崩山比。今来落既熟,见落空相似。余存二十余,次第知落矣。倘常岁落一,自足支两纪。如其落并空,与渐亦同指。人言齿之落,寿命理难恃。我言生有涯,长短俱死尔。人言齿之豁,左右惊谛视。我言庄周云,水雁各有喜。语讹默固好,嚼废软还美。因歌遂成诗,持用诧妻子。"

白居易《齿落辞》:"嗟嗟乎双齿,自吾有之尔,俾尔嚼肉咀蔬,衔杯漱水;丰吾肤革,滋吾血髓;从幼逮老,勤亦至矣。幸有辅车,非无龈腭。胡然舍我,一旦双落。齿虽无情,吾岂无情。老与齿别,齿随涕零。我老日来,尔去不回。嗟嗟乎双齿,孰谓而来哉,孰谓而去哉? 齿不能言,请以意宣。为口中之物,忽乎六十余年。昔君之壮也,血刚齿坚;今君之老矣,血衰齿寒。辅车龈腭,日削月朘。上参差而下龁鼯,曾何足以少安。嘻,君其听哉:女长辞姥,臣老辞主。发衰辞头,叶枯辞树。物无细大,功成者去。君何嗟嗟,独不闻诸道经:我身非我有也,盖天地之委形;君何嗟嗟,又不闻诸佛说:是身如浮云,须臾变灭。由是而言,君何有焉? 所宜委百骸而顺万化,胡为乎嗟嗟于一牙一齿之间。吾应曰:吾过矣,尔之言然。"

王周,唐代诗人,其诗今以清康熙四十一年席启寓琴川书屋影刊宋本《唐诗百名家全集·王周诗集》为底本,校以清江标影刊宋书棚本《唐人五十家集·王周诗集》及《全唐诗》,另据《全唐诗外编》补诗一首。王周的《齿落词》:"己卯至庚辰,仲夏晦之暮。吾齿右排上,一齿脱而去。呼吸缺吾防,咀嚼欠吾助。年龠惜不返,日驭走为蠹。唇亡得无寒,舌在从何诉。辅车宜长依,发肤可增惧。不须考前古,聊且为近喻。有如云中雨,雨散绝回顾。有如枝上叶,叶脱难再附。白发非独愁,红颜岂私驻。何必郁九回,何必牵百虑。开尊复开怀,引笔作长句。"

陆游《齿落》:"昔闻少陵翁,皓首惜堕齿。退之更可怜,至谓豁可耻。放翁独不然,顽顿世无比,齿摇忽脱去,取视乃大喜。譬如大木拔,岂有再安理。咀嚼浩无妨,更觉龇肩美。"其实,陆游除了这篇专以"齿落"为题的诗作外,还有大量关于自己牙齿脱落的诗,比如《三齿堕歌》中的"一叶落知天下秋,三齿堕矣吾生休!"《衰叹》中的"十年三堕齿,久矣叹吾衰。"等。

除了唐宋诗人,明代吴俨也写过《齿落》诗:"我年六十一,已落第三齿。若更活数年,所存知有几。刚风着唇吻,利与剑戟比。岂待入腹中,而后疾病起。譬若建重门,一扉常自启。外侮窥其间,孰御而能止。又若筑长堰,隙穴不容蚁。今已决寻丈,不竭安肯已。或言生与死,其机不在此。不见张相国,齿尽乃食乳。"

从以上古诗词中,我们可以看到,牙齿脱落对古人来说是会引起很强烈感触的事情,然而诗人们常常能从感伤中有所感悟,从而保持积极乐观的人生态度。

四、古诗词中的牙齿保健

虽然古代诗人们并没有科学的口腔卫生宣教,但他们当中有些是很注重口腔保健的。在唐代诗人中,张籍在《赠辟谷者》中的"朝朝空漱水,叩齿草堂间",同时提到漱口和叩齿,证明这两项口腔保健措施早在唐代已经存在。

那些保健措施对于现在而言确实有些相形见绌,尽管如此,那些勤快地"漱齿"、"叩齿"的诗人们仍然值得我们鼓掌。

(一) 叩齿

白居易是个牙病不少的诗人,尤其是牙齿敏感很严重,也许正是如此,他在诗中多处提到"叩齿",例如《晨兴》中的"起坐兀无思,叩齿三十六",坐着发呆的时候,也可以叩齿保健牙齿;《味道》中的"叩齿晨兴秋院静,焚香冥坐晚窗深",早上起床就叩齿,晚上坐在窗下焚香冥想,也许是他的养生方法;《晚起闲行》中的"起来无可作,闭目时叩齿",这说明诗人对叩齿情有独钟。

贾岛(779—843),唐代诗人,字浪(阆)仙,唐朝河北道幽州范阳县(今河北省涿州市)人。早年出家为僧,号无本,自号"碣石山人"。据说在洛阳的时候因当时有命令禁止和尚午后外出,贾岛做诗发牢骚,被韩愈发现其才华。后受教于韩愈,并还俗参加科举,但累举不中第。唐文宗的时候被排挤,贬做长江主簿。唐武宗会昌年初由普州司仓参军改任司户,未任病逝。贾岛,就是那位骑在驴上推敲诗句"僧敲月下门"中的"敲"是否用"推"更好,竟然阻挡韩愈队伍的诗人,也在《过杨道士居》中写道"叩齿坐明月,支颐望白云",在皎洁的月光下坐着叩齿,托着下巴看天上的白云,多么悠闲自在的生活呀!

张祜(约782—852),字承吉,唐代诗人,清河(今邢台清河)人。张祜约公元782年出生在清河张氏望族,家世显赫,被人称作张公子,初寓姑苏,后至长安,长庆中令狐楚表荐之,不报。辟诸侯府,为元稹排挤,遂至淮南,爱丹阳曲阿地,隐居以终,卒于唐宣宗大中六年(公元852年)。他在《丹阳新居四十韵》中说"观心知不二,叩齿问罗千",可能这里的"叩齿"是一种表达虔诚的形式了。

李咸用,约公元873年前后在世,生卒年均不详,约唐懿宗咸通末前后在世。工诗,应举不第。尝应辟为推官。咸用著有《披沙集》六卷,《文献通考》传于世。他也在《临川逢陈百年》中写道"强争龙虎是狂人,不保元和虚叩齿",可能他的意思是争强好胜、太张狂的人,不懂得保存元气,那么叩齿也对牙齿没啥好处。

南宋诗人陆游饱受牙病折磨,不过他似乎也有坚持叩齿保健的,例如《一齿动摇似不可复留有感》中的"未害朵颐临肉俎,但妨叩齿读仙经",说明他叩齿读经的习惯,不过是不是牙齿松动了才有这样的想法呢?我们就不得而知了。

(二)漱齿

相对于"叩齿","漱齿"是诗人们更常用的口腔保健措施。

虽然白居易的牙齿敏感症状比较严重,但是他仍然坚持漱口保健牙齿。他有"绿宜春濯足,净可朝漱齿"之句,说明他日常"漱齿"是司空见惯的,看到清泉干净,就想到可以用来漱口。谈到漱齿的还有张祜《题陆敦礼山居伏牛潭》中的"泛心何虑冷,漱齿讵忘甘",和包佶《宿庐山,赠白鹤观刘尊师》中有"春飞雪粉如毫润,晓漱琼膏冰齿寒"。

柳宗元(773—819),字子厚,世称"柳河东",因官终柳州刺史,又称"柳柳州"、"柳愚溪",祖籍河东(今山西省永济市)。唐代文学家、哲学家、散文家和思想家,与韩愈共同倡导唐代古文运动,并称为"韩柳";与刘禹锡并称"刘柳";与王维、孟浩然、韦应物并称"王孟韦柳";与唐代的韩愈、宋代的欧阳修、苏洵、苏轼、苏辙、王安石和曾巩,并称为"唐宋八大家"。刘禹锡、白居易等都是他的好友，交往甚蕃。柳宗元一生留诗文作品达 600 余篇，其文的成就大于诗。其诗多抒写抑郁悲愤、思乡怀友之情，幽峭峻郁，自成一路。最为世人称道者，是那些清深意远、疏淡峻洁的山水闲适之作。骈文有近百篇，散文论说性强，笔锋犀利，讽刺辛辣。游记写景状物，多所寄托。哲学著作有《天说》、《天对》《封建论》等。柳宗元的作品由唐代刘禹锡保存下来，并编成集。有《柳河东集》《柳宗元集》。柳宗元在《晨诣超师院读禅经》中说"汲井漱寒齿，清心拂尘服"，从井中汲水，用来漱口，即使水冰冷，让牙齿感到寒冷，也要这么做，说明作者读禅的诚心。

宋代诗歌也有不少提到漱齿的，例如王安石《清凉寺送王彦鲁》有"莫将漱流齿，欲挂功名事"，《定林》中有"漱甘凉病齿，坐旷息烦襟"；苏轼《浣溪沙》有"清泉流齿怯初尝，吴姬三日手犹香"，《食柑》中有"清泉蔌蔌先流齿，香雾霏霏欲噀人"，《道者院池上作》中有"井好能冰齿，茶甘不上眉"，《待旦》中有"扬泉漱寒冽，激齿冰雪绕"；陆游《学道》中有"晨兴取涧水，漱齿读黄庭"；杨万里《试蜀中梁杲桐烟墨书玉板纸》中有"木犀煮泉漱寒齿，残滴更将添砚水"，《晨炊杜迁市煮笋》中有"可齑可脍最可羹，绕齿蔌蔌冰雪声"。

虽然我们不知道诗人们用"漱齿"、"叩齿"来保健牙齿有什么成效，但是这些诗作确实给我们提供了很多关于诗人当时的口腔保健状况。有些不见经传的口腔保健措施，可能就蕴藏在令读者齿颊留香的古诗词中。如果上面的例子还不够的话，这里还有一个很重要的记录，那是元代郭钰《静思集》中的一句："南州牙刷寄来日，去垢涤烦一金值"，证明在元朝，"牙刷"这种名称已在诗歌里出现。

结语

在大数据时代中，每一位诗人都无所遁形，每一句古诗词都可以搜索到，都可以进行分析、体味，从中我们可以获得大欢喜！诗无达诂，每个人对每句诗的见解都可能有所不同。在数千首与牙齿相关的古诗词中，笔者只是撷取其中小小的一部分，从口腔医学的角度进行解读，可能在某种程度上没有顾及全诗的意境，这是很遗憾之处。但愿假以时日，可以扩大视野，与大家分享更多相关古诗词，从中获取更多更有趣的内容！

第六章 中国口腔医学杂志的成长印记

吴友农

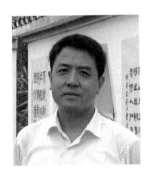

作者简介：吴友农,博士,浙江义乌人,1958年出生于西安。南京医科大学教授,研究生导师,南京医科大学附属口腔医院主任医师。中华口腔医学会牙体牙髓病学专委会委员,中国书画研究会会员,江苏省文德山水画研究会会员。

一、摇篮

1946年7月,中国历史上第一本口腔医学杂志,《华大牙医学杂志》在华西协合大学牙学院(现四川大学华西口腔医学院)诞生了！主编是中国现代口腔医学奠基人,来自加拿大的林则博士。编辑部成员有林则、戴天放、刘延龄、周少吾,出版委员会成员黄天启、吉士道、王顺靖、罗宗赛。中英文版,季刊。1948年,书法家于佑任先生为杂志题写刊名。该杂志后来更名为《华大牙医》,全英文出版。1950年3月31日,《华大牙医》杂志更名为《中华口腔医学杂志》,季刊,中文出版,总编辑是宋儒耀,后为肖卓然。

1953年10月5日,国家主管部门决定将《中华口腔医学杂志》迁至首都北京。同年12月15日,中华医学会在北京出版《中华口腔科杂志》。华西口腔主办的《中华口腔医学杂志》在走过7年的拓荒之路后,于1953年出版第4期后停刊,淡出了历史舞台。

20世纪70年代以来,四川大学华西口腔医学院编辑室先后出版了多本杂志,如《国外医学口腔医学分册》、《华西口腔医学杂志》、《中国口腔医学年鉴》、《中国口腔医学信息》、*International Journal of Oral Science*等。华西

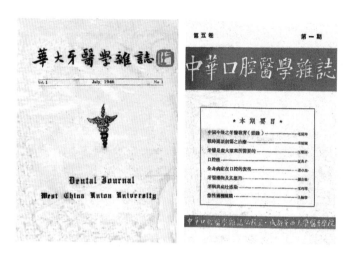

中国最早的口腔医学期刊

这块热土是中国口腔医学杂志的摇篮，诞生了中国口腔医学杂志的领跑者。

二、兴起

1949 年以后的 20 多年中，诺大的中国只有一本口腔医学杂志，还曾两度停刊。国外杂志更难读到。在那个信息极度贫乏的年代，我国口腔医学的落后程度可想而知。

20 世纪 70 年代，随着政治局势的稳定，经济、文化的复苏繁荣，情况有了转机。1974 年，《国外医学参考资料口腔医学分册》创刊，主办单位为四川医学院，主管单位为中华人民共和国卫生部（现中华人民共和国国家卫生与计划生育委员会）。这本杂志是我国新中国成立以来口腔医学界第一本情报类杂志，双月刊。主要刊登综述、译文和文摘。原始文献多源自欧、美、日、澳等口腔医学发达国家和地区。在没有网络、国外期刊奇缺的当时，这本杂志打开了了解外部世界的窗口，在研究生的选题、科研设计中起到了非常重要作用。1979 年更名为《国外医学口腔医学分册》。2005 年主管单位变更为中华人民共和国教育部，主办单位变更为四川大学。2006 年，该杂志又更名为《国际口腔医学杂志》，增加了论著，聘请了一些国际知名专家作为编委及审稿人，为期刊的国际化打下了基础。该杂志的历届主编为孙冠名、王大章、巢永烈教授。

20 世纪 80 年代，中国的口腔医学杂志的春天到来了。《口腔医学》《华西口腔医学杂志》、《临床口腔医学杂志》、《口腔医学纵横》(2002年更名为《口腔医学研究》)、《实用口腔医学杂志》、《中国医学文摘·口腔医学》(2010年更名为《口腔生物医学》,内容也由二次文献改为一次性文献为主的基础研究杂志)、《现代口腔医学杂志》等杂志在短短几年(1981—1987)间如雨后春笋般地相继问世。

刚刚摆脱了政治运动带来的枷锁,成为导师的教授们和成为研究生的莘莘学子们,在"把特殊年代损失的时间夺回来"豪言壮语的鼓舞下,以异乎寻常的热情在口腔医学贫瘠的土地上勤奋地耕耘着。课题确定阶段,他们如饥似渴地寻找并阅读着可以找到的所有纸质资料。中国的口腔杂志更是每本必读。经过艰苦实验获得的数据要用计算器做长时间的统计处理,坐标纸上绘图、暗室中洗照片……全部研究内容更是要一笔一划地写在方格纸上。然后,郑重地装入信封寄往心仪的杂志编辑部,最后就翘首企盼着能被录用发表的喜讯。如今,他们中的许多人虽已成了中国口腔界的有功之臣和某领域的领军人物。而作为那个时代的过来人,提到这些杂志时还是那么津津乐道:"中华"、"华西"、"纵横"、"实用"、"分册"……,多么亲切的简称!

20世纪90年代以后,随着口腔医学领域分科的日益细化,二级专科杂志应运而生。1991年,第一本二级专科杂志《牙体牙髓牙周病学杂志》创刊。这是中国历史上第一本口腔内科学杂志。创刊季刊(后来改为双月刊、月刊),(ISSN 1005-2593,CN 61-1254/R),主办单位为第四军医大学口腔医学院,主管单位为第四军医大学,主编为我国牙髓病学创始人史俊南教授。随后,预防、颌面外科、修复、正畸、种植、材料、老年、教育等期刊相继问世。更方便了读者的文献查找、撰稿者的针对性投稿。引导学科朝着更深更精的方向发展。

新世纪即将到来之际,面对电子计算机日益普及、英文杂志的读者群最大的现实,单凭传统的纸质形式和中文文章前面的英文摘要已不足以向世界展示我国的水平。于是,有远见、有能力的学者站了出来,使中国口腔医学杂志面向现代化,面向世界迈出了重要一步。

2007年2月,《中华口腔医学研究杂志(电子版)》创刊。这是中国历史上第一本电子版的口腔医学杂志,双月刊(SSN 1674-1366,CN 11-9285/R,新出音[2007]1412号)。该杂志由中华医学会主办,中华人民共和国卫生部主管,中华医学电子音像出版社出版。主编:中山大学光华口腔医院院长凌均棨教授。

2009年,*International Journal of Oral Science* 创刊。该杂志结束了几十年来,中国没有全英文出版的口腔医学类杂志的历史。是中国历史上,继短暂发行的《华大牙医》后，第二本全英文出版的口腔医学类杂志。全球发行，季刊(ISSN 1674-2818,CN 51-1707/R)，该杂志由四川大学华西口腔医学院主办，中华人民共和国教育部主管，首席主编：四川大学华西口腔医院院长周学东教授。

如今，国内的口腔医学杂志，不论数量、内容、质量、发行范围和数量都是盛况空前的。

中国大陆合法的口腔医学类期刊

刊名	创刊	主管单位	主办单位	第一主编
中华口腔医学杂志	1953	中国科学技术协会	中华医学会	王 兴
国际口腔医学杂志	1974	中华人民共和国教育部	四川大学	巢永烈
口腔医学	1981	南京医科大学	南医大口腔医学院	王 林
华西口腔医学杂志	1983	中华人民共和国教育部	四川大学	周学东
口腔医学研究	1985	中华人民共和国教育部	武大口腔医学院	樊明文
实用口腔医学杂志	1985	第四军医大学	四军大口腔医学院	赵铱民
临床口腔医学杂志	1985	湖北省科学技术学会	中华医学武汉分会	陈卫民
现代口腔医学杂志	1987	河北省卫生厅	河北医科大学口腔医学院	俞光岩
牙体牙髓牙周病学杂志	1991	第四军医大学	四军大口腔医学院	倪龙兴
口腔颌面外科杂志	1991	中华人民共和国教育部	同济大学	王佐林
上海口腔医学	1992	上海交通大学	上海交大口腔医学院	张志愿
口腔材料器械杂志	1992	浙江省卫生厅	浙江省人民医院	薛 淼
北京口腔医学杂志	1993	北京市卫生局	首医大北京口腔医院	孙 正
广东牙病防治	1993	广东省卫生厅	广东省口腔医院	章锦才
中华口腔正畸学杂志	1994	中国科学技术协会	中华医学会	傅民魁
中国口腔种植学杂志	1996	中华人民共和国卫生部	原卫生部口腔种植科技中心	王摸堂
中国口腔医学继续教育杂志	1999	中华人民共和国卫生部	中华口腔医学会	王 兴
口腔颌面修复学杂志	1999	北京市卫生局	首医大北京口腔医院	王邦康
中国口腔颌面外科杂志	2002	中华人民共和国卫生部	中华口腔医学会	邱蔚六

刊名	创刊	主管单位	主办单位	第一主编
中华老年口腔医学杂志	2002	解放军总医院	解放军总医院	刘洪臣
中华口腔医学研究杂志（电子版）	2007	中华人民共和国卫生部	中华医学会	凌均棨
中国实用口腔科杂志	2008	中华人民共和国卫生部	中国医师协会	路振富
Into J Oral Sci	2009	中华人民共和国教育部	四川大学	周学东
口腔生物医学杂志	2010	江苏省教育厅	南医大	陈 宁

注：①以上是同时拥有国际标准刊号 ISSN 和国内统一刊号 CN；②统计截止日期是 2010 年 12 月 31 日；③表中所列主管、主办单位和主编，皆是现任

除上杂志外，还有《中华口腔医学会通讯》《口腔设备及材料》、*The Chinese Journal of Dental Research*、《中国口腔医学信息》、《口腔健康导报》《口腔资源导读》《中国颌颌面外科杂志》等，有些是内部刊物，有的在国外发行，有的已经停刊。这些杂志也曾或正在为中国口腔医学的发展做出了贡献。

2006 年，在中国出现了第一本时尚资讯类的口腔刊物——《时尚牙医》。杂志为季刊，其印刷装帧精美，栏目设置活泼。该刊既有导向性信息、专业资讯，更有牙病知识的趣味描写、白大褂后面的精彩故事。创刊 10 年来，在普及口腔知识、缓解牙科畏惧、和谐医患关系等方面发挥了独特的作用。没有辜负中华口腔医学会名誉会长张震康教授的希望。张教授在创刊号的题词中是这样写的："口腔医学是科学和艺术的完美结合。希望《时尚牙医》杂志以独特新颖的方式使严谨的医疗添一点活泼，让焦虑的患者多一份轻松。愿她不仅存在于专业人员的枕旁案边，也能'飞入寻常百姓家'"。

总之，当今的中国口腔医学杂志，如同春天的花朵一样，在华夏大地盛开。

三、未来

以史为鉴，可以知兴替。从历史看，影响中国口腔医学杂志发展的主要因素有以下 3 点：

1. 政治因素　曾几何时，我国各行各业的生存和发展都受到政治因素的

影响。《中华口腔科杂志》两度停刊都与之有关。第一次(1960—1963)是"大跃进";第二次(1966—1978)是"文革"。停刊给中国口腔医学事业和国际声誉带来的负面影响是无法估量的。这种现象是特殊历史时期的产物。痛定思痛,我们的党、政府将从制度上保证我国的政治环境长期稳定,不会允许悲剧再次上演了。

2. 经济因素 衣食足知礼仪。经济发展了才谈得上高尚的追求,古今中外概莫能外。以下几个数据可以看出中国60多年来的巨大变化。1949年,我国居民的年人均收入是66元。1952年我国国内生产总值(GDP)总量679亿元,人均GDP 119元。2010年我国的GDP近乎40万亿(397 983亿元),人均可支配收入10 046元。中国经济的快速发展,提升了中国的国际地位,提高了全国人民的生活质量,推动了各项事业的发展,包括口腔医学杂志。改革开放后,我国的经济发展速度持续快速增长,即使在2008年国际金融危机的浪潮中,中国仍保持每年两位数的增长。中国的GDP世界排名不断前移,1978年第15名,2000年第6名,2010年第2名。未来的中国将在科学可持续发展的道路上更加自信地走下去。成为世界经济强国的日子不会太遥远了。而经济上的强大,是口腔医学杂志发展的正能量。

3. 学科发展 一旦被政治、经济环境允许,中国的知识分子总能"不用扬鞭自奋蹄",努力工作,推动学科发展。1949年,全国仅有5所院校设有牙科学系,本科生年招生数不足50人。目前,我国的口腔医学院校有138所,每年培养的毕业生5900人(本科毕业生约4700人,研究生1200人),是当年的118倍。1949年,口腔医师仅约600人,20世纪80年代中期达到1万人,2010年已达到15万人左右,是当年的250倍。1996年,口腔医学会成立,迄今已有牙体牙髓病学等二级分会24个,地方学会26个。我国获得了国际牙科联盟(FDI)的会员国资格,并于2006年在深圳成功举办了FDI大会,2010年,在厦门举办的全球华人口腔医学大会……这些成就的取得是空前的,振奋人心的。

然而,我们与发达的国家地区相比仍有很大差距:从牙医和患者的比例来看,美国、日本、北欧的医患比分别为1∶2000、1∶1000和1∶800。我国香港地区和台湾省也分别为1∶3500和1∶4000。而国内是1∶40 000。从其他方面看,我们与口腔医学强国间也存在很大差别。因此,我们的口腔医疗保障工作尚不完善;从科学研究来看,基础研究的许多思路和方法是借鉴国外的,前沿方面基本上处于追赶状态,突破性的创新特别是原创性的成果很少。临床研究中随机对照试验和前瞻性临床对照试验的文章数量比重还很低,设

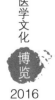

计水平也不够高。据我们对《口腔医学》2007 年全年文献的分析:临床研究文献中,属于观察性、分析性和试验性的文献分别为 97、9 和 60 篇。试验性文章比重为 36%(国外高水平的杂志这一比例在 50% 以上),60 篇试验性文献中,真正做到随机和盲法的分别只有区区的 4 篇和 2 篇。这些都说明,我国口腔医学杂志的刊文质量还有待提高,任重道远。

总之,中国的前途是光明的,中国口腔医学界和口腔医学杂志的前途也是光明的!

第七章 我国古代牙签的历史

李 刚

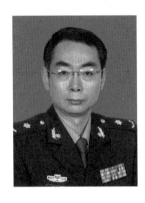

作者简介：李刚，博士，第四军医大学教授，硕士生导师。中华口腔医学会口腔预防医学专业委员会副主任委员。完成课题 40 项，在《Commun Dental Oral Eperdimeology》《中国社会医学杂志》《中华口腔医学杂志》等发表文章 587 篇，多篇论文被 SCI、Medline、CA 等国际权威检索收录。主、参编《口腔预防与社会医学》《口腔医疗安全管理》等 65 本专著。

使用牙签（toothpicks）清洁口腔，我国古代即已有之。

关于牙签使用的历史，可追溯到穴居人时代，古人用牙签清除牙间嵌塞食物，可以想见，当牙齿缝中嵌入食物残屑后，人们会随手找根小竹丝或细木条把它剔除，这种事必定很早以前就已发生。考古学家在商代殷人的头骨齿间发现有的有"剔牙痕迹"，且形成"光滑浅槽"。同时代的骨质的、牙雕的类似剔牙的东西，多有发现。其锋端菲薄若刃，其刃之厚与那"剔牙痕迹"相接。由于它的体积细小，制作的材料通常是木材或竹子，而且也很容易被化为灰烬，因此它的地位低微，历史上也确实很少留下关于牙签发明的证据。后来王侯贵族和有钱人使用制作精美的由金属、象牙和雕木做成的牙签。这种黄金牙签虽然属于少数的王族，而非平常百姓所有的，但依然可证明公元 3 世纪中国已有牙签了。

一、春秋战国

春秋战国时期(公元前770—221年)的《礼记》提到:"毋刺齿。"意思是与别人一起吃饭时,不要不懂规矩地剔牙齿,这也是我国最早的关于剔牙的文字描述。1954年,在洛阳市中州路的一座编号为2717的古墓里出土8枚骨质牙签。出土时,仍用织物包裹着。这些牙签形若针状,顶部平钝,长约5.8~6.9cm,为战国早期的遗物,这是我国最早的牙签实物。从而可知,中国人早在距今2300多年以前就有剔牙的习俗了。

二、汉代

清代曹庭栋所著《老老恒言》中引《华佗论》(公元25年)曰:"食后微渣留齿累,以柳木削签,剔除务净。"已开始有用柳木制作牙签清除牙齿间隙嵌入的食物残渣。1969年6月下旬,江西省博物馆在江西省南昌市阳明路南侧发现汉末三国东吴时代赤乌元年(238年)的高荣墓葬中有一个金制的长24.5cm的龙形器物。龙的口腔内突出长舌,舌背呈勺形,构成耳挖。尾部呈尖形,经考证认为此系墓主人生前用来剔除齿间食物残渣的口腔清扫用具。用金、银、骨等制作只有少数贵族才有条件,而大多数人则使用木枝削成的牙签。

三、西晋时期

我国较早的名称叫剔齿签,牙签的文字记载始见于西晋。见于晋朝文学家陆云(262—303年)的一封在致其兄陆机的《与兄平原书》家书中有:"一日案行,并视曹公器物,……疏枇、剔齿、纤綖皆在"之语。他在翻检"曹公器物"时,看到有冠帽、梳篦、剔齿纤等东西。"曹公",指汉末的曹操。"纤",通签,"剔齿纤",即剔齿签。可见曹操爱是使用牙签的。在另一封《与兄平原书》中则说:"近日复案行曹公器物,取其剔齿歼一个,今以送兄。""歼",通签,"剔齿歼",即剔齿签。床荐席具,有剔齿签。晋代的这一剔齿签制法虽不知其详,但从"今以送兄"一句可看出,此剔齿签不是用后就扔的那一种,而是金属(或就是黄金)制品,属罕见之物。此外,从陆云的这两封书信看来,牙签较早的名称叫剔齿或剔齿签。

四、唐代

唐代韩愈(768—824年)《送诸葛往随州读书》之"邺侯家书多,插架三万轴。一一是牙签,新若手未触","牙签"在唐代是藏书者、读书人为了便于翻检而置书中作为标志的牙制签牌,即今人称之"书签"的别谓。后来卷轴书进化成折装,牙签变薄了,用骨片或纸板制成,有的还在薄片上贴上一层有花纹的绫绢,于是卷轴内的牙签变成了夹在书内的书签。

五、宋代

剔齿签这一称谓一直延用至宋代,宋代书法家赵孟頫(1254—1322年)《松雪斋文集》卷五《老态》诗有"扶衰每借齐眉杖,食肉先寻剔齿签"句,意为怕吃肉会嵌入牙间隙,要事先备好剔齿签,说明在宋代使用牙签洁齿已较普遍了。宋代牙角竹木工艺也很发达。象牙、犀角系珍贵材料,一向从海外输入。皇家用于制作牙签,做工颇精良考究。此外,还出现了剔牙杖、牙杖、柳杖等称呼。而"牙签"一词则在宋代单单指作为标志系在书函上的一种象牙签牌,与剔除齿垢的牙具毫不相干。

六、明代

只是大概到了明代,"牙签"一词才又指今天我们所说的剔齿工具。我国木制牙签,过去多由柳木制成,据明代李时珍(1518—1593年)所著《本草纲目》记载:"柳枝去风消肿止痛,其嫩枝削为牙杖,剔齿甚妙。"古代多用的是柳木材料制成的牙签,因为柳木"柔不伤齿",故牙签又名柳杖。南京江宁殷巷沐辚墓出土的一件明代金制挂式牙签,錾刻着山水人物的小金筒长止8cm,一端有盖,另一端有一根金链贯穿其中,金链上系着金做的耳挖、剔牙、镊子和剔指刀,用的时候随着金链抽出来,用毕送入,然后扣上原同金链相连的盖子。明代嘉靖(1522—1566年)时严嵩倒台,抄没家产的单子里列出花梨木拜帖匣中的诸般清玩,其中便有"剔牙杖一副连牙筒"。而"银器"一项,尚令人惊讶的记录着"乌银各色剔牙杖一百一十七副,共重三十两零四钱"。

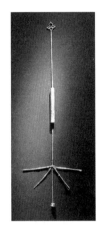
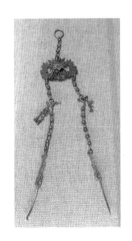
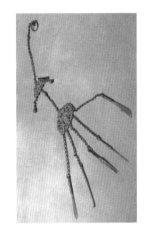

明代金制挂式牙签(南京市博物馆)　　清代银制挂式牙签(上海历史博物馆)　　清代银制挂式牙签(陕西中医学院历史博物馆)

七、清代

到了清代,还有动物牙齿制成的牙签,如獐牙牙签等,形态各异。清代高静亭著《正音撮要》(1810年)释云:"柳杖,柳木牙签。"清代王之春(1842—1906年)著《椒生随笔》卷三《剔牙签》条里载苏州有一对老夫妇,"削柳木为剔牙签,以此致小康",可见清代,已经有专门从事制作和售卖一次性牙签的个体户。而且好像销量不错,据《清朝野史大观》里提到:"席间之柳木牙签,一钱可购十数枚,……"。一文钱可以买十来支牙签,这表明牙签在当时的消耗量已经非常可观。清代道光年间李光庭著《乡言解颐》(1849年),行文机趣幽默借题发挥以讽世,在解说牙签时有这么一段,大意是:世上有那么一种人,当自己的缺陷漏洞尚未暴露时,一味地去讥笑别人的寻缺陷检漏洞,待到发觉自己也患有此病,而不得不寻缺陷检漏洞时,所用者就是牙签这个东西了。

牙刷编年史：从树枝到电动

保持口腔清洁、牙齿健康离不开牙刷。口腔专家曾指出，牙刷最好3个月一换，夏天容易滋生细菌，建议1个月换一把。如此算来，如果一个人从乳牙长出来开始刷牙，每2个月更换一次牙刷，那他到70岁至少需要400多把牙刷。照此推算，全球65亿人每年需要近390亿把牙刷。看似不起眼的小牙刷，不仅人人离不开，而且蕴含着悠久的历史，体现着口腔保健理念的发展。

柳枝揩齿是用牙刷刷牙的先驱

拥有健康洁白的牙齿，是从古至今许多人的追求。奥地利最漂亮的茜茜公主一辈子都为牙齿不白而苦恼。为了掩饰这个缺陷，她从来都没开口大笑过，连讲话都很少。茜茜公主专断的婆婆哈勃斯堡王朝的索菲王后也对此不满，她曾让茜茜公主"找把牙刷，好好刷刷自己的牙"。不过，在那个时期，真正意义上的牙刷还没有被发明出来。

中国是世界上最早重视保持口腔清洁、预防牙齿疾病的国家。据河南安阳殷墟出土的甲骨文记载，远在公元前13世纪的殷商奴隶制社会，古人就对口腔疾病有了比较详尽的记录，但限于当时人们的认识水平，把牙齿患病的原因统统归于鬼神所起的作用，自然也就不会想到用刷牙来防治牙齿疾病了。

进入封建社会，一些医生明确指出：受了风和吃了东西后不漱口，是引起龋齿的原因。于是，从公元2000多年前起，中国人就有了漱口的习惯。如《礼记》中就有："鸡初鸣，咸盥漱"的记载。不过，单凭漱口是不能将牙齿上的污垢、食物残渣等完全去掉的。因此，古人又想出了用手指或柳枝揩齿来清洁牙齿。

在敦煌壁画中有一幅《芳度叉头圣图》的画，上面画着一个和尚，为了清洁牙齿，正蹲在地上，左手拿着漱口的水瓶，用右手中指在揩他的前齿。这说明，至少在唐代，我国人民就有了揩齿这种卫生习惯。柳枝揩齿是用牙刷刷牙的先驱。在唐代，人们将柳枝的一端用牙咬成刷子状，然后蘸药水来揩齿。到了宋代，有人主张每天至少要揩齿两次，早晚各一次。考古发现，在辽代应历九年即公元959年的古墓中，有2排8孔的植毛牙刷，说明我国当时在口腔卫生方面的已经很先进。我国最早发现的这一牙刷，比欧洲的牙刷至少早600年。

公元1490年，中国制造的牙刷其清洁面垂直于刷柄，用从西伯利亚野猪肩胛部位割下的毛，植入竹柄上制成。当时的欧洲还处于用手指或亚麻布浮石粉擦牙的阶段。可见中国制造牙刷的工艺当时在世界上是非常发达的。直到清代,一名法国传教士来到中国,看到中国的牙刷大为惊奇,并将样本和制作工艺带回欧洲。

牙刷头,从布到猪鬃再到尼龙

在欧美国家的历史中,最早的牙刷是布头。曾有记载,古代学者亚里士多德曾劝告当时的帝王亚历山大用布头擦洗牙齿,防止牙病。美国开国总统华盛顿也曾经用布头来清洁口腔。

真正接近现代牙刷形状的刷牙工具是 1870 年左右的英国人发明的。英国人威廉·阿迪斯因煽动骚乱被关押在英国监狱里。一天早晨他洗过脸后,用一小块布擦牙。可是勤于思考的阿迪斯觉得这个方法不管用,便想出一个新主意:先在一块骨头上钻了一些小孔,然后向监狱看守要了硬猪鬃,切断绑成小簇,一头涂上胶,嵌到骨头上的小孔中去。这样,历史上第一把近代意义的牙刷就诞生了。出狱后,阿迪斯开办工厂生产牙刷。直到今天,他的后人还继承经营着祖辈留下的产业。

第一次世界大战期间,原本用来制作牙刷柄的骨头被军队买去生产肥皂,人们不得不寻找新的材料。20 世纪 20 年代,西方牙科医师发明了毛束间隙宽、毛面平齐、直柄、用天然鬃毛制成的牙刷。1930 年,日本侵华战争以及世界范围内的战乱,导致猪毛进出口贸易停止。此时美国人发明了尼龙,它能够更方便地生产出结实、规整的细毛刷头。这和刚硬、易脱落、不易晾干的旧式刷毛相比,是很大的进步。

而 1939 年爆发的第二次世界大战对牙刷的普及起到了至关重要的作用。数以万计被征召到战场上的各国士兵需要遵守统一的卫生规范。当他们回到家乡后,将这些习惯也带回了那里。1948 年有人提出了软尼龙设计的牙刷,尼龙丝较细软,直径 0.17mm,毛面平齐,毛束 3 行,每行 6 组,后来在这个基础上发展成所谓"多束软尼龙牙刷",毛束更密,排成 3~4 行,每行 12 束,这成为以后牙刷最常见的形态之一。

牙刷发展:一切为了方便健康

牙刷发展到今天,走过了上千年的历史。如今,牙刷的种类和式样日益繁多,新式牙刷不断推出。

德国人发明的波浪牙刷,使牙刷的两个末端呈 U 字形,上有扇形的刷毛,可同时将牙齿内外侧刷干净。电动牙刷在牙刷柄里安装有微型的电动机,通电后牙刷就可发生轻微而有规律的振动,每分钟可达 2000 次,可消除牙垢、菌斑,同时增强对牙龈的按摩作用,效果比普通牙刷好,方便了手臂活动困难的患者。

此外，不用牙膏的牙刷、没有刷毛的牙刷、不用漱口的牙刷等新发明层出不穷。可以说，牙刷从来没有停止发展的脚步。最近 35 年间共有 3000 项和牙刷有关的发明专利。小小的牙刷还在继续发展，方便、健康、保持口腔卫生，是牙刷发展过程中不变的理念。

第八章　互联网渗透下的移动医疗

刘　彧

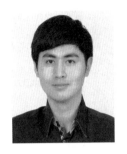

作者简介：刘彧，中国口腔互联网诊疗平台——贝致医生的创始人，曾任腾讯集团市场与公关部社交产品中心总监，9年互联网从业和3年半牙齿矫正经历触发了思考——如何借助互联网经验在已经充分市场化的口腔医疗领域更多地提升口腔诊疗的数字化和沟通效率，让医生更容易被患者发现，也让患者通过互联网找到合适的医生。

一、互联网渗透下的移动医疗

"互联网＋"和医疗分别是时下最为火爆的概念，一旦入手便会身价倍增。而当这两者结合在一起的时候，又会预示着怎样的前景？"互联网＋医疗"正在挑战着所有人的想象力。从2013年下半年开始，互联网医疗领域受到行业、资本和公众的关注，如何透过互联网平台解决就医难和看病难的问题，如何透过互联网提升患者的就医效率成了整个社会和行业讨论的问题。截止到2015年6月中国网民的总数规模达到6.68亿，互联网普及率达到48.8%，其中手机网民规模达到5.94亿，手机网民占整体网民比例上升到88.9%。超过60%的用户开始习惯通过互联网获取咨询和服务，从2010年开始，移动互联网的蓬勃发展更让用户的触网时间大大延长，智能手机的推出让手机成为人体感官的延伸，互联网作为连接器让用户与信息、服务、硬件快速的链接和交互，互联网＋通讯、互联网＋金融、互联网＋教育也从2010年开始逐步推出，陆续的改变着传统金融、传统教育和传统通信带给用户的体验和服务，正在以一种前所未有的革新方式呈现在世人的面前。

目前，在医疗体系里互联网在就医的前、中、后的各个环节都萌发了很多

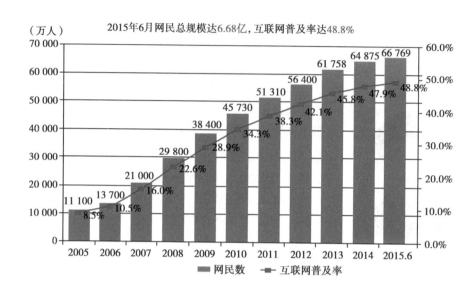

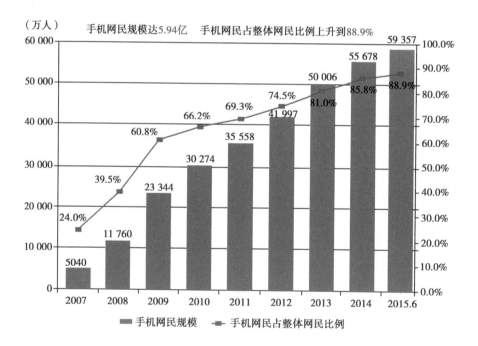

应用,我们也可以看到,通过互联网的方式解决预约效率、咨询平台等都有不错的成绩。口腔医疗服务作为用户在医疗消费领域中的相对高频服务,在"互联网＋医疗"中的机会和空间更大。目前中国的民营口腔行业正处于高速发展的阶段,在刚刚结束不久的北京国际口腔展上,我们除看到了依托于数字信息化技术的口腔医学影像和3D打印技术的蓬勃发展外,基于互联网服务的门诊管理系统、医患交互平台化应用等创新模式也在积极的推出,中国的口腔医疗服务也将迎来"互联网＋"时代的到来。

二、互联网口腔医疗新趋势

1. 移动医疗下的医患社交:连接与选择

在传统的口腔医疗服务中,经常发生在身边的是,民营机构的口腔医生为找到看诊的患者,而参加一些所谓的高端聚会、高尔夫会所活动以及酒吧来拓展自己的客源;公立医院的口腔医生特别是著名专家却一号难求。对于患者而言则更难了,一般而言,患者无从选择口腔医生,多数来自于朋友的推荐。医生分类接诊难,患者寻找医生难,价格和服务比对难等,长期成为医患互动的痛点。移动医疗服务未来则将发挥互联网连接能力的优势,打破医生、患者之间的信息不对称,填补互动中间的信息鸿沟,让医生可以在移动互联网上根据患者提供的问诊信息评估是否、如何进行医治或者推荐其他医生,而患者则可以根据移动互联网的社交评价、地理位置等综合信息进行服务的选择、价格的对比等,在整个的诊疗服务完成后,用户可以评价且评价内容可帮助更多的患者进行选择。

2. 远程帮助和社区医生异军突起:社群与互助

远程医疗对于公众不是一个崭新的概念,而作为继金融、教育之后的热门概念——"互联网＋"的互联网医疗以及远程医疗,随着去年BAT三大巨头的相继"掘矿",无疑成为人们备受关注的焦点。在远程医疗推动下,优质医疗资源突破区域分布限制,以网络数据形式重新配置,看病的繁、难、慢现状可大大缓解,按照病情轻重缓急科学分诊即将成为现实,远程医疗很可能成为我国下一步医改突破口。我们可以看到在大医疗平台的互联网应用已蓬勃的发展,在口腔领域以贝致互联网口腔诊疗平台为代表的应用也在为医生群体间的分享、交流、学习和提升做更多的尝试。

医生从孤岛作战走进社群时代。此前的医生从学校毕业走进医院和诊所后，就进入了自我独立操作阶段，除了少量的小范围培训外，医生在医学互助层面上鲜有交流，往往遇到疑难杂症或者无法解决的问题时，在内只能通过熟悉的人去寻求解决方案；在外，只好转院等。无论在内在外，本身难度都很高。而移动互联网开创的"社群时代"则可解决此类问题，如医生可以利用自己的碎片化时间在移动终端进行自主、有效的学术交流，不仅能学习到学术周刊、科室或院内研讨之外的案例和医生经验，还有助于在"医生社区"其他医生和患者的互动中建立自己不完全依赖医院和科室的独立品牌。

3. 口腔医生集团也将逐渐形成

医生集团又称为"医生执业团体"或者"医生执业组织"，有多个医生团队组成的联盟或者组织机构，英文名为"Medical Group"。"医生集团"可能属于医院，也可能是独立的"医生组织"，一般是独立法人机构，以股份制形式运作。医生集团的本质是医生执业方式之一——团体执业（medical group practice），这是相对于独立执业（independent practitioner）来说的。在团体执业下，2、3个医生结合起来就可以团体执业，团体执业的特点是他们共享彼此的收入、共同承担损失、共享设施设备，这是一个同进共退的执业团队。

"医生集团"对于医生而言，自身的价值将得到最大程度的尊重和体现；对于患者而言，意味着在家门口就能得到最优质的医疗

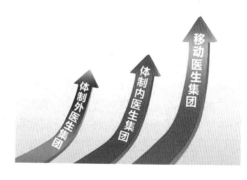

服务；而对于医疗机构而言，则有益于开展各种先进的技术合作，可谓一箭三雕，合作三赢。所以，与中国"医生集团"近2年才兴起的状况不同的是，在世界上大多数发达国家、地区签约"医生集团"早已是医生的一种主要自由执业方式，代表着医疗新趋势和最具投资价值的新风向。

美国的"医生集团"模式已开展了数十年，发展过程中遇到的很多问题都已有了详尽的制度安排，形成了稳定、高效的内部管理模式。因为在美国，医生与医院不是雇佣关系，而是合作伙伴关系，尤其是那些最顶尖的医生绝对不会成为医院的雇佣医生，而是自由执业者！所以在美国的一些医院里甚至没有医生，只是作为一个流动开放的平台，由自由执业医生通过签约"医生集团"到医院开展诊疗活动，而"医生集团"和医院的关系是平等的执业平台签约关系。据美国医疗协会（American Medical Association）2012年的报告统计，

目前仅有 5.6% 的美国医生直接受雇于医院,而高达 83% 的美国医生则加入了"医生集团"中。

在美国,"医生集团"不仅模式成熟,而且拥有多种不同的形式,可以提供各种不同商业运作模式的健康医疗服务,其中有些集团是单纯由医生组织成立、独立运营的,而有些则是医生、医院及其他供应商的共同联合。其中,常见的"医生集团"有 Group practice without walls、Independent practice association、Management services organization、Physician practice management company 等多种形式,很大程度上满足了医生、市场和患者的各种需求。

在政策的推动和医生们对于创新、创业的强烈意愿下,截至 2014 年底,北京市已有 3386 名医师办理了多点执业注册,形成互助联盟。只要加入到"医生集团"中,医生便可通过调配自己的时间和兴趣点进行排班,来满足不同医院特别是基层医院的需求,让医生资源充分流动起来,更具生命力。而今,随着多点执业注册程序进一步简化和人事薪酬制度的改进,今后北京地区甚至全国各地都将有可能产生更多医生集团,医生创业的风暴即将来临!

然而,中国的"医生集团"模式毕竟是这 2 年才兴起的,还是一个新鲜事物,以医生集团为纽带构建起来的新生态模式在理论层面尚待探索!加之目前国内的"医生集团"形式也较为单一,仅是单纯由医生组织成立,自己进行管理和运作的简单形式,并无明确的运营模式,也缺乏该领域真正管理人才,必然会遇到诸多问题,例如,医生集团如何与医院签约? 如何分配薪酬? 如何分担风险? 医生集团和保险公司又如何签约? 医生与医生、集团与集团之间转诊的规则又如何设立等等。所以,在中国,"医生集团"模式还仅仅只是一个开始,未来发展可谓任重而道远!